GICHT UND RHEUMATISMUS

EIN LEHRBUCH FÜR ÄRZTE UND STUDIERENDE

VON

Dr. F. GUDZENT

A. O. PROFESSOR AN DER UNIVERSITÄT BERLIN
Z. ZT. CHEFARZT DES KNAPPSCHAFTS-KRANKENHAUSES
STEELE / ESSEN

MIT 41 ABBILDUNGEN

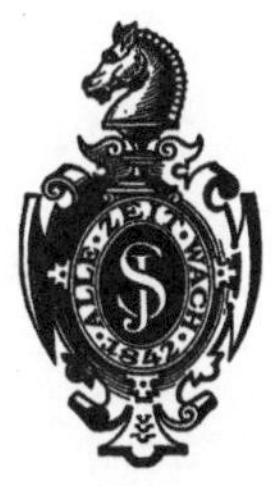

BERLIN

VERLAG VON JULIUS SPRINGER

1928

ISBN-13:978-3-642-89784-9   e-ISBN-13:978-3-642-91641-0
DOI: 10.1007/978-3-642-91641-0

MEINEM LEHRER

WILHELM HIS

IN DANKBARKEIT GEWIDMET

Geleitwort.

Lieber Gudzent!

Daß Sie mir Ihr Buch widmen wollen freut mich, und ich danke Ihnen dafür.

In jahrelanger gemeinsamer Arbeit haben wir so viele Kranke mit Rheumatismus und Gicht zusammen gesehen und besprochen, haben Symptome und Behandlung geprüft; Sie sind den Dingen experimentell sorgfältig nachgegangen und zu eigener Auffassung gelangt. Wie oft haben wir zusammen geseufzt über den Wust von Theorie und Hypothese und den Mangel an guter Krankenbeobachtung und klinischer Beschreibung. Wie haben wir bedauert, daß unsere Erklärungsversuche doch noch sehr in der Luft hingen. Das ist der Grund gewesen, der mich trotz des seit Jahrzehnten bestehenden Interesses abhielt, meine Erfahrungen zu sammeln und herauszugeben. Sie haben es mit dem Mute der Jugend gewagt und versuchen, einmal zu äußern, was nun ist und was wir uns jetzt vorstellen.

Das ist ein verdienstliches Werk, das um so mehr am Platz ist, als sich jetzt ein Interesse für die rheumatischen Krankheiten lebhafter als je äußert. Sollen die Bestrebungen zu mehr als einem leeren Betrieb führen, so wird Ihr Buch den festen Boden zeigen, auf dem weitergebaut werden kann. Ich wünsche ihm den besten Erfolg.

Berlin, im März 1928.

W. HIS.

Vorwort.

Es scheint wie ein Wagnis und wie eine Sünde gegen den Geist ärztlichen Denkens der letzten Jahrzehnte, zwei nach den heutigen Anschauungen so verschiedene Krankheitsgruppen unter einem gemeinsamen Titel zu fassen und nebeneinander darzustellen.

Unsere modernen Lehr- und Handbücher scheiden streng die Gicht ab vom Rheumatismus und betonen damit schon äußerlich, daß ein Zusammenhang zwischen ihnen nicht besteht. Die Gicht gilt als ein Typus einer Stoffwechselerkrankung wie der Diabetes und die Fettsucht. Sie hat entweder monographisch Bearbeitung erfahren oder wird in speziellen Lehr- und Handbüchern über Ernährungs- und Stoffwechselkrankheiten zusammen mit den hierzu gezählten Krankheiten dargestellt.

Wie der Rheumatismus einzugliedern ist, darüber besteht allerdings große Verschiedenheit der Meinungen und, wir wollen es ruhig sagen, bei den kritischen und erfahrenen Autoren Verlegenheit. Es sind eigentlich immer nur negativ formulierte Begriffe, die ihn gegenüber anderen Krankheiten kennzeichnen sollen.

Jedenfalls findet er gegenwärtig als ein Teilgebiet der Erkrankungen der Muskeln und Gelenke seine Bearbeitung und Einordnung.

Das war nicht immer so. Die Abtrennung liegt noch kein Jahrhundert zurück. Sie knüpft sich an die Namen zweier Klassiker der Gichtforschung, an THOMAS SYDENHAM und ALFRED BARING GARROD. SYDENHAM zeichnete 1681 in seiner berühmten Abhandlung über die Gicht in bis dahin nicht erreichter Weise das klinische Bild der Gicht.

GARROD vollendete in bis heute unübertroffener Weise die Klinik der Gicht in seinem in London 1859 erschienenen klassischen Werk „The nature and treatment of gout an rheumatic gout" und gab mit seiner Entdeckung mittels der nachmals so bekannt gewordenen Fadenprobe, daß das Blut der Gichtkranken *Harnsäure* enthält, dem klinischen Bild den stoffwechsel-pathologischen Unterbau. Damit wurde das Harnsäureproblem in der Medizin aufgerollt, das nun in der Folgezeit die wissenschaftliche Forschung aufs Eingehendste beschäftigte, in wirren Köpfen bizzarste Hypothesen über die unheilvolle Wirkung der Harnsäure auf den menschlichen Körper entstehen ließ, ich denke dabei an HAIG, in kritisch wissenschaftlicher Bearbeitung sich in der Theorie von BRUGSCH-SCHITTENHELM verdichtete, die in einer Störung des fermentativen Abbaues der Harnsäure die Ursache der Gicht sieht. Diese Anschauung, die weite Anerkennung fand, zieht den Trennungsstrich zwischen Gicht und Rheumatismus am auffälligsten.

Ich bin in eigenen Arbeiten zu anderen Resultaten gelangt. Ein zufälliges Ereignis in jungen Assistentenjahren hat das Interesse an gichtischen und rheumatischen Erkrankungen in mir erweckt, das mit der zunehmenden Zahl der in meine Beobachtung gelangenden Kranken wuchs und gegenwärtig einen wesentlichen Teil meiner wissenschaftlichen Denkarbeit in Anspruch nimmt.

Es war das eindrucksvolle klinische Bild des akuten Gichtanfalles, das mich damals fesselte. In dem Bestreben, es zu erklären, wurde es Ausgangspunkt experimenteller und klinischer Studien. Die Unmöglichkeit, die Ergebnisse dieser Studien den herrschenden Anschauungen über die Gicht anzupassen, brachte mich in Gegensatz zu dieser und führte mich darüber hinaus zu einer Vorstellung, die der Harnsäure nur eine sekundäre Rolle zuweist und das Wesen dieser Krankheit in einem konstitutionell bedingten krankhaften Gewebszustand sucht, dessen wesentliche Äußerungen zeitweilige Haftung der Harnsäure im Gewebe und Überempfindlichkeitsreaktionen gegen Stoffe der Innen- und Umwelt sind.

Damit wird die Genese der Gicht aus dem Prokrustesbett, in das sie die dogmatische Bindung an die Harnsäure hineinzwängte, befreit, und es werden Brücken geschlagen zu Anschauungen, die nie ganz aufgegeben und unter dem Begriff des Arthritismus vornehmlich in der Medizin Frankreichs immer wieder kritische Ärzte beschäftigt haben. Zwar ist der Begriff des Arthritismus überholt und, wie gezeigt werden wird, nicht mehr haltbar, aber sein Begründer BAZIN gab doch mit ihm der zweifellos richtigen Anschauung Ausdruck, daß die Gicht nicht ein einzig dastehender Baum unter den anderen Krankheiten ist, sondern nur ein Zweig einer bestimmten Krankheitsgruppe.

Freilich, das sei schon hier ausdrücklich gesagt, will ich damit keinen genetischen Zusammenhang mit dem Rheumatismus im heutigen Sinne konstruieren. Wir wissen von den Ursachen dieser Erkrankung viel zu wenig, vielleicht überhaupt noch nichts Richtiges. Aber Gicht und Rheumatismus sind Krankheiten, deren Erscheinungen sich lediglich an den Organen *mesodermalen* Ursprungs abspielen, an den Gelenken, Sehnen, Fascien, Muskeln, Gefäßen der Niere, des Herzens. Man ist durchaus berechtigt, beide unter den Begriff der „*Mesodermopathien*" zusammenzufassen. Über diesen morphologischen Zusammenhang hinaus scheinen aber neuere Forschungsergebnisse bei manchen der vielfältigen Formen des Rheumatismus auch im inneren Wesen begründete Beziehungen aufzudecken, die gleich wie beim akuten Gichtanfall als Überempfindlichkeitsreaktionen gedeutet werden können.

So scheint mir meine Aufgabe, Gicht und Rheumatismus nebeneinander darzustellen, nicht nur gerechtfertigt, sondern auch verlockend als Versuch, dem steril gewordenen Problem des Rheumatismus eine neue Fragestellung zu geben.

Führer bei meiner Darstellung war das klinische Krankheitsbild. Nur so glaube ich, kann man die Gefahr verringern, bestimmten aus der Laboratoriumsforschung erwachsenen theoretischen Anschauungen zuliebe, das Krankheitsbild umzubiegen. Am Krankenbett hat die experimentelle Forschung, deren Wert ich keineswegs gering schätze, Dienerin, nicht Führerin zu sein.

Ich hoffe, mit meinem Buch dem denkenden Arzt auf den in mancher Richtung noch so dunklen Pfaden der Gicht- und Rheumatismuserkrankung und -behandlung ein Wegweiser zu sein.

So glaube ich auch dem Gicht- und Rheumatismuskranken, dem allein letzten Endes alle Arbeit gilt, am besten zu dienen.

Es ist mir noch eine angenehme Pflicht, den Herren des Krankenhauses und meiner Sekretärin für die Hilfe beim Korrekturlesen und bei der Aufstellung des Sachregisters zu danken.

Z. Zt. Steele/Essen, Ostern 1928.

F. GUDZENT.

Inhaltsverzeichnis.

Die Gicht.

	Seite
I. Geschichtliche Vorbemerkungen	1
II. Einteilung und Definition	3
III. Das klinische Krankheitsbild	5
1. Die Anfälle	5
a) Der akute Gichtanfall und seine verschiedenen Verlaufsformen	5
b) Die anormal verlaufenden Formen	9
c) Vorerscheinungen und Begleiterscheinungen	11
2. Die Ablagerungen von harnsaurem Natrium	12
a) Klinik	12
b) Die Histopathologie	16
3. Die Gelenkveränderungen	23
4. Die Erkrankungen innerer Organe	28
a) Pathologische Anatomie	28
b) Die klinischen Krankheitserscheinungen	36
Kreislauforgane 36 — Viscerale Organe 38	
IV. Der Stoffwechsel bei der Gicht	39
1. Der allgemeine Stoffwechsel	39
2. Die Harnsäure, ihr Stoffwechsel und ihr Haushalt unter physiologischen Bedingungen	40
a) Chemie und physikalische Chemie der Harnsäure und einige ihrer Salze	40
b) Physiologische Chemie der Harnsäure	44
c) Verhalten der anderen Spaltprodukte, der Nucleotide, der Pyrimidinbasen und einiger Purinbasen in Harn und Faeces	53
d) Die Harnsäure und ihre Vorstufen im Blut, Gewebe und Gewebeflüssigkeiten und Drüsenausscheidungen	54
Im Blut 54 — Im Gewebe 57	
3. Die Harnsäure, ihr Stoffwechsel und ihr Haushalt unter pathologischen Bedingungen	64
a) Intermediärer Stoffwechsel und Haushalt	64
b) Haftungsbestreben der Harnsäure im Gewebe	69
α) Befunde beim Stoffwechsel-Gesunden	70
β) Befunde bei Gichtkranken	71
V. Das Vorkommen der Gicht	77
1. Geographische Verbreitung, Alter, Geschlecht, Erblichkeit, Alkohol, Blei	77
2. Vorkommen in Gemeinschaft mit anderen Krankheiten	81
a) Arthritismus	81
b) Gicht und Leukämie	83
c) Gicht und hämoyltischer Ikterus	83
VI. Wesen der Gicht und ihrer klinischen Manifestationen (akuter Gichtanfall, Tophusbildung, Gefäßsklerose)	83
VII. Differentialdiagnose	93
VIII. Therapie der Gicht	94
1. Behandlung des akuten Gichtanfalls	94
a) Das Colchicum	94
b) Das Atophan	97
c) Die Salicylsäure	98
d) Andere therapeutische Maßnahmen	99
2. Die Behandlung der Gichtkrankheit und der Folgezustände	99
a) Die Ernährungstherapie	100
b) Die Bewegungstherapie	102
c) Heilbäder und Radium	103
α) Physikalische und chemische Faktoren	103
β) Die radioaktiven Stoffe	105
γ) Zusammenstellung der wichtigsten radioaktiven Bäder des deutschen Sprachgebietes	108

Seite

    d) Die radioaktive Therapie außerhalb der Heilbäder. 113
        α) Radiumemanation 113
        β) Lösliche Radiumsalze 114
        γ) Radiumkompressoren. 114
        δ) Thoriumemanation 115
        ε) Thorium-X 115
        ζ) Radiophan 115
    e) Chirurgische Eingriffe 115
Literatur 116

Rheumatismus.

  I. Einleitung 121
  II. Der Muskelrheumatismus 123
    1. Die klinischen Erscheinungen 124
    2. Der Verlauf des Muskelrheumatismus 128
    3. Die häufiger vorkommenden Formen von Muskelrheumatismus und ihre
       Abgrenzung von anderen Erkrankungen 129
      a) Die Myalgia lumbalis (Lumbago) 129
      b) Die Myalgia cervicalis (steifer Hals, Caput obstipum) 132
      c) Die Myalgia capitis deltoides u. a. 132
    4. Ursache und Wesen des Muskelrheumatismus 132
    5. Therapie 135
  III. Der chronische Gelenkrheumatismus 136
    1. Einteilung 136
    2. Pathologische Anatomie und Biologie des erkrankten Gelenks 138
       Vorbemerkungen 138
      a) Der Gelenkknorpel 139
      b) Knochen und Periost 141
      c) Die Synovialis 142
      d) Die Sehnen, Sehnenscheiden und Schleimbeutel 144
      e) Die Muskeln 144
      f) Haut und Anhänge. 145
    3. Veränderungen des Stoffwechsels und der inneren Organe (allgemeiner Art) 145
      a) Stoffwechsel 145
      b) Körper-, Haut- und Tiefentemperatur am Orte der Erkrankung . . . 146
      c) Morphologische Blutveränderungen. 146
      d) Innere Organe 147
      e) Vasomotorische Veränderungen 147
    4. Das ätiologische Problem 148
      a) Akute Infekte 148
      b) Die chronische Sepsis 150
      c) Tierische Parasiten 152
      d) Hormonerkrankungen. 153
      e) Autointoxikationen und allergische Faktoren 156
      f) Einflüsse vom Zentralnervensystem 157
      g) Trauma, statische Belastung, Ernährungsschäden durch Gefäßsklerose 157
      h) Physikalische Ursachen 158
      i) Das konstitutionelle Moment 158
    5. Klinik der chronischen Arthritiden 159
      a) Sekundärer chronischer Gelenkrheumatismus 161
      b) Primäre Polyarthritis chronica 161
      c) Die ankylosierenden Wirbelsäulenversteifungen und ihre von PIERRE-
        MAIRE, BECHTEREW und STRUEMPEL beschriebenen Unterarten 165
      d) Arthritis deformans oder Osteo arthropatia deformans 168
      e) Die HEBERDENSCHEN Knoten 170
    6. Die Behandlung der chronischen Arthritiden 171
      a) Ätiologische Merkmale 171
      b) Antineuralgica und Antiphlogistica 173
      c) Indirekt wirkende Arzneimittel 174
      d) Proteinkörpertherapie. 174
      e) Die Strahlentherapie (Licht, Röntgen, Radium). 175
      f) Die Heilquellen- und Klimatherapie 176
      g) Die physikalische und Ernährungstherapie 177
      h) Orthopädische und chirurgische Therapie 179
Literatur. 180
Sachverzeichnis 184

Die Gicht.

I. Geschichtliche Vorbemerkungen.

Eine Geschichte der Gicht ist wiederholt von berufener Seite geschrieben worden. Ein hervorragendes vielleicht das beste Werk ist die Arbeit von ARMAND DELPEUCH. Paris 1900. Histoire des maladies. La goutte et le rhumatisme. In der deutschen Literatur ist besonders wertvoll die Darstellung von EPSTEIN und von MINKOWSKI. Dort finden sich auch ausführliche Literaturangaben. Ich beschränke mich deshalb auf die Wiedergabe einiger wichtiger Entwicklungsstufen, deren Kenntnis mir für das Verständnis der Krankheit von Wichtigkeit erscheint.

Die Kenntnis von der Gicht überhaupt reicht weit zurück. Der „Gichtbrüchige", zu dem allerdings damals auch der rheumatische Gelenkkranke zählte, wurde von den Ärzten bereits im 5. Jahrhundert v. Chr. in ihren Schriften als solcher gekennzeichnet und in den Tempeln des Äskulap behandelt.

HIPPOKRATES (geb. 460 v. Chr.), der unerreicht große griechische Arzt des Altertums und der Begründer der ersten klassischen Periode der Medizin, kennt den akuten Gichtanfall genau. In 6 Aphorismen gibt er eine Beschreibung des Gichtanfalls, einige Ratschläge für die Behandlung und entwickelt Gedanken über seine Entstehung.

Nach ihm sind es im wesentlichen Schriften römischer Ärzte, welche die Kenntnis der Gicht überliefern. Ich nenne hier nur den Bedeutendsten jener Zeit, GALEN (geb. 131 n. Chr.). Er gebraucht übrigens zum erstenmal die Bezeichnung „Arthritis", welche, wie auch heute noch, die Gelenkentzündung ganz allgemein kennzeichnen soll. Die Ärzte vor ihm hatten eine mehr lokalistisch orientierte Bezeichnungsweise durchgebildet; je nachdem das Fuß-, Hand-, Knie-, Schulter-, Schlüsselbein- und Ellenbogengelenk erkrankt war, sprachen sie von Ischiagra, Podagra, Chiragra, Gonagra, Omagra, Rachisagra, Cleisagra, Pechyagra. Freilich sind hierbei auch rheumatische, gonorrhoische, tuberkulöse und andere Entzündungen mit eingeschlossen worden. In heutiger Zeit sind diese Bezeichnungen aber nur der Gicht vorbehalten, wenn natürlich auch gegenwärtig Verwechslungen vorkommen können. GALEN hat auch den Gichtknoten, den Tophus, gut beschrieben.

Aus der byzantinischen Zeit ragt als Gichtkenner hervor ALEXANDER VON TRALLES (570 n. Chr.) ein Zeitgenosse des Kaisers Justinian. Er entwickelt in einer sehr ausführlichen Arbeit über das Podagra sehr beachtenswerte Behandlungsgrundsätze, die bis heute ihren praktischen Wert nicht verloren haben.

Aus dem späteren deutschen Kulturkreis sind zu nennen die Schriften der Äbtissin in Bingen, der HEILIGEN HILDEGARD (gest. 1179). Sie gebraucht bereits das Wort „gutta" und hält den übermäßigen Weingenuß für schädlich. „Homines, qui molles et perforatas carnes habent et forti vino in superfluis potationibus insudant, saepe de peste, quae dicitur *gutta*, concutiuntur."

Der große PARACELSUS (1493—1541) schafft für die alte Vorstellung, daß das Wesen der Gicht zu sehen sei in einem eigentümlichen Humor, der aus dem Blute in die Gelenke abgeschieden würde und überdestilliere, in seinem „Tartarus", „diesem schleimigen zähem Wesen voll erdiger Salze, welcher brennt wie höllisches Feuer", einen neuen Begriff und erfüllt ihn mit neuem Inhalt. Dieser Tartarus soll als Produkt einer *fehlerhaften Verdauung* die Gicht veranlassen und sich besonders gern auf die Knorpelverbindungen der Knochen werfen, indem aus seinem schleimigen, anfangs viscösen Wesen durch Verschwinden der feuchten Materie bald nur die erdigen Salze zurückbleiben.

Der im Jahre 1631 erschienene *Tractatus de Arthritide* von DANIEL SENNERT (gest. 1637), einem der gelehrtesten Ärzte des 17. Jahrhunderts, ist ein schöner Beweis für den ausgezeichneten klinischen Blick der alten Ärzte. Er zeichnet das klinische Krankheitsbild der Gicht ganz unverkennbar, konnte sich aber zu ihrer Abtrennung von anderen Gelenkerkrankungen noch nicht durchringen. Das war erst in einem mit seinen ärztlichen Anschauungen noch in die Zeit von SENNERT hineinreichenden englischen Arzt vorbehalten: THOMAS SYDENHAM.

THOMAS SYDENHAM (1624—1689), einem der genialsten Ärzte seiner Zeit, gebührt der Ruhm, eine klinische Beschreibung der Gicht, insbesondere des Gichtanfalles, gegeben zu haben, die in ihrer Vollständigkeit und kritischen Schärfe bis dahin nicht erreicht war. Im Jahre 1681, also schon im fortgeschrittenen Lebensalter, vollendet er seine Arbeit ,,Gicht und Wassersucht" und widmet sie seinem Freunde THOMAS SHORT, in welchem er einen tüchtigen, vielseitigen, dem überflüssigen und schädlichen Theoretisieren abgeneigten Praktiker verehrt. Erst mit ihm ist die Abtrennung der Gicht von anderen Gelenkerkrankungen als endgültig vollzogen zu betrachten.

Nach ihm setzt nun eine neue Epoche der Gichtforschung ein, die sich am zweckmäßigsten als die *chemisch-experimentelle* bezeichnen läßt und bis in die heutige Zeit hineinreicht. 1776 entdecken SCHEELE und BERGMANN die Harnsäure und 1787 führt WOLLASTON den Nachweis, daß die häufig bei der Gicht gefundenen merkwürdigen kreidigen Ablagerungen mit der Harnsäure identisch sind.

Aber erst der große Arzt ALFRED BARING GARROD erwirbt sich mit seinem berühmten Werk: The Nature and Treatment of Gout and Rheumatic Gout, London 1859, das Verdienst, diese Entdeckungen in inniger Beziehung zu der Gicht gebracht zu haben. Mit seinem nachmals so berühmt gewordenen ,,Harnsäure-Faden-Experiment" weist er nach, daß im Blute der Gichtkranken Harnsäure gefunden wird, während das Blut Gesunder davon frei ist. Er zog hieraus den Schluß, daß die Überladung des Blutes mit Harnsäure die Ursache der gichtischen Entzündung sei. Seit jener Zeit bildet das *Harnsäureproblem* den Mittelpunkt allen physiologischen und chemischen Forschens nach dem Wesen der Gicht und ist auch heute noch nicht zur Ruhe gekommen.

Diese Forschungen reichen hinein in unsere Zeit und werden deshalb bei den Einzelproblemen ihre Würdigung finden.

Über den Ursprung des Wortes ,,Gicht" lateinisch ,,gutta", französisch ,,goutte", italiensisch ,,gotta", spanisch ,,gota" bestehen trotz scharfsinnigster Untersuchungen durch Sprachforscher noch heute erhebliche Zweifel. Die einen wollen es von dem lateinischen ,,gutta" (d. h. Tropfen) herleiten. Es wird hiermit die Vorstellung verknüpft, daß die Krankheit durch einen eigentümlichen ,,Humor" im Blut bedingt ist, welcher tropfenweise in die Gelenke abgeschieden wird.

Andere führen das Wort auf das alte angelsächsische ,,Ghida" zurück, das soviel wie Gliederlähmung bedeutet.

Es erscheint mir ganz sicher, daß hiermit die Bedeutung des Wortes nicht erschöpft ist. Je weiter wir in der Geschichte der Medizin zurückgehen, desto größer wird der Bedeutungsumfang des Wortes, desto mehr erscheint es als Sammelname für eine Reihe ätiologisch grundverschiedener Krankheiten, die nur in ihren äußeren Merkmalen eine gewisse Ähnlichkeit aufweisen. Noch zu Anfang des 19. Jahrhunderts warfen ja Ärzte Gicht und Rheumatismus zusammen. Noch heute werden in den weitesten Schichten des Volkes selbst Nervenkrankheiten wie die Ischias, oder wie die Lähmung, die Zuckung (Veitstanz), Krämpfe, Hexenschuß, Epilepsie (Fallsucht), Rotlauf, Gliederreißen unter dem einen Wort ,,Gicht" miteinbegriffen, das so in diesen und wahrscheinlich auch anderen Bedeutungen in der Volkssprache fortlebt. Es sind die bedeutungsvollen, leider zu wenig bekannten Untersuchungen des Sprachforschers LESSIAK [1], die diese merkwürdige Vielseitigkeit des Begriffes ,,Gicht" aufhellen.

LESSIAK leitet den Krankheitsnamen ,,Gicht" aus den urzeitlichen Vorstellungen der volkstümlichen Heilkunst mit ihrem homöopathischen Zauber ab.

Das mittelhochdeutsche Wort *vergiht* = *vergicht* ist gleichbedeutend mit ,,Besprechung", d. h. jemand ein Übel zuzaubern, jemand behexen, so daß er ,,Anfälle", ,,Krämpfe" usw. bekommt, aber es bedeutet auch das Übel bannen, es abwenden, es besprechen. *Die ,,vergiht" muß durch ,,vergehen" wieder geheilt werden.* Die Doppelbedeutung dieser Form hängt innig zusammen mit dem Geist und dem Heilverfahren der Volksmedizin, die in dem homöopathischen Grundsatz ,,Similia similibus curantur" gipfelt und auch heute noch ihren ,,Zauber" nicht verloren hat.

Im Mittelalter ist in Deutschland das heute noch häufig gebräuchte ,,Zipperlin" für Fußgicht entstanden, wahrscheinlich abgeleitet von dem Verbum *zippern*, trippeln, ängstlich und mit kurzen Schritten gehen.

---

[1] Zeitschr. f. deutsches Altertum u. deutsche Literatur. Bd. 53. 1911.

Der große römische Arzt Galen gebrauchte zum ersten Male für Gelenkerkrankungen einschließlich Gicht den Sammelnamen „Arthritis".

Erst in unserer Zeit wurde durch die Einführung der Bezeichnung „Arthritis urica" oder „uratica" die gichtische Gelenkerkrankung aus jenen anderer Ursachen herausgehoben. Sie umgreift aber doch nur ein bestimmtes, wenn auch das auffälligste Einzelsymptom und sollte deshalb als Krankheitsname, wie es leider in der neueren Literatur häufig geschieht, nicht gebraucht werden.

II. Einteilung und Definition.

Erfassen wir das Krankheitsbild in seiner reinen Form, wie sie Sydenham so klassisch herausgearbeitet hat, so erübrigt sich eine Einteilung. Er kennt als Arzt, der die Krankheit vom klinischen Standpunkt aus sieht, nur eine einzige Krankheitsform, die gekennzeichnet ist lediglich durch die Anfälle in den Gelenken. Unter diesem Gesichtspunkt schildert er die verschiedenen Verlaufsformen und die Auswirkungen einerseits auf den Gesamtorganismus und andererseits auf die verschiedenen Organe.

Soweit klinische Gesichtspunkte für die Einteilung der Gicht herangezogen wurden, hat sich bei späteren Autoren im Prinzip nichts geändert. Man schuf allenfalls Unterabteilungen, die nach dem Grad der fortschreitenden Erkenntnis und nach der Auffassung des Autors mehr oder weniger an Bedeutung gewannen. So teilt Cullen die Gicht ein in die *reguläre* und die *irreguläre*, Musgrave in die *normale* und *anormale*, Scudamore in die *akute, chronische* und *zurücktretende* (akute Anfälle an inneren Organen) Form ein.

Garrod unterscheidet zwei Formen: 1. *Die reguläre Gicht,* die auf die Gelenke und ihre Umgebung beschränkt bleibt und sich in akuten Anfällen oder chronischen Veränderungen der Gelenke und ihrer unmittelbaren Umgebung äußert und 2. *die irreguläre Gicht,* die zu einer Beteiligung anderer Organe und zu chronischem Siechtum führt.

Minkowski schließt sich dieser Einteilung im großen und ganzen an. Die reguläre Gicht ist für ihn charakterisiert durch die typischen, sich periodisch wiederholenden akuten Anfälle, während sich die irreguläre Gicht auszeichnet durch das geringe Hervortreten dieser periodischen Erscheinungen, durch die allmählich auftretenden Gelenkveränderungen und Difformitäten, sowie durch das Auftreten von Funktionsstörungen und krankhaften Veränderungen in verschiedenen inneren Organen.

Charcot führt einen neuen klinischen Begriff ein, indem er neben einer regulären Gelenkgicht eine *viscerale* Gicht unterscheidet. Die letztere trennte er in die *larvierte* Gicht, die sich durch Affektionen der Eingeweide verrät, welche den typischen Fällen der Gelenkgicht vorausgehen und lange Zeit die einzige Äußerung der Diathese bilden und die *zurückgetretene* Gicht, bei welcher die visceralen Erkrankungen den Gelenkaffektionen zu folgen pflegen.

Eppstein verläßt zum erstenmal den klinischen Standpunkt und unterscheidet nach pathologisch-anatomischen Gesichtspunkten zwei Hauptformen der Krankheit:

1. die primäre Gelenkgicht und
2. die primäre Nierengicht.

Mit der letzteren Bezeichnung schuf er gewissermaßen eine neue Form der Gicht. Bei der primären Nierengicht ist nach ihm eine Nierenaffektion, welche durch die Harnsäure oder eine andere Noxe bedingt ist, das primäre. Die Schädigung der Nierenfunktion und die damit im Zusammenhang stehenden, oft recht heftigen Krankheitserscheinungen, eröffnen die Szene. Die weitaus am häufigsten in Betracht kommende Nierenerkrankung ist die Gichtniere. Die an primärer Nierengicht erkrankten Individuen erliegen dem gichtischen

Prozeß oft, ohne daß derselbe die Knorpeln oder ein anderes Organ als die Nieren ergriffen hat.

Wir werden später sehen, daß sich der Begriff der Nierengicht nicht aufrecht erhalten läßt. Die Gichtniere ist eine Teilerscheinung des Krankheitsbildes der Gicht, und Uratablagerungen an der Niere können vorkommen bei Nierenerkrankungen, die mit der Gicht nichts zu tun haben.

BRUGSCH und SCHITTENHELM kennen in ihrer Einteilung der Gicht eine *Stoffwechselgicht*, eine *Nierengicht* und eine *leukämische Gicht*. Sie wollen mit der Schöpfung des Begriffes der Stoffwechselgicht offenbar hervorheben, daß die Nierengicht und leukämische Gicht eigentlich keine Gicht im klinischen Sinne ist. Hierin ist ihnen zuzustimmen.

MAGNUS-LEVY, UMBER, STRAUSS, LICHTWITZ u. a. deutsche und ausländische Autoren weichen in ihren Einteilungen nicht prinzipiell von der klinischen Einteilung eines GARROD und MINKOWSKI ab. In neuerer Zeit gibt GOLDSCHEIDER dem wiederholt angewandten Begriff der *atypischen* Gicht einen Inhalt, der über alles bisher beobachtete Maß hinausgeht. Nach ihm sind bestimmte Einzelsymptome, wie sie bei der typischen Gicht *neben dem akuten Gichtanfall und der Tophusbildung* beobachtet werden, hinreichend, um das Individuum als „gichtkrank" zu bezeichnen. So wird für ihn die Gicht eine bei *beiden* Geschlechtern ungleich häufigere Krankheit, als man bisher annahm. Sein Standpunkt muß aber, wie an anderer Stelle noch gezeigt wird (s. S. 9), abgelehnt werden.

Meine eigene Einteilung von der Gicht wird sich als eine rein klinische erweisen und so sich im Prinzip der klassischen Auffassung anschließen.

Aber sie vermeidet die scharfe Trennung in reguläre oder irreguläre, normale und anormale, typische und atypische Formen, weil diese einerseits häufig genug nur Zustandsbilder bei ein und demselben Individuum sind, andererseits Krankheitsbilder in sich schließen, die meines Erachtens mit der Gicht im klassischen Sinne keinen Zusammenhang haben.

Dazu kommt, daß die chemisch-experimentelle Epoche der Gichtforschung die Kenntnis vom Wesen der Krankheit zwar ungemein gefördert, aber nicht nur zur Vernachlässigung der Beobachtung am Krankenbett, sondern auch manchen Orts unter dem Einfluß bestimmter theoretischer Vorstellungen, die sich aus gewissen experimentellen Befunden ergaben, zur Umbiegung und Verwässerung des Krankheitsbildes geführt hat. Wollen wir das Krankheitsbild der echten Gicht in seiner Reinheit erfassen, so müssen wir an die Tradition eines SYDENHAM wieder anknüpfen. Er gab der Gichtkrankheit in seiner klassischen Abhandlung das unbestritten wahrheitsgetreueste Gesicht. Nach seinem Vorbild werde ich versuchen, geleitet von vieljährigen Erfahrungen an etwa 200 echten Gichtkranken, die Klinik der Gicht wieder aufzubauen. Ich komme hiernach zu folgender Definition:

Die Gicht ist eine Krankheit, die gekennzeichnet ist durch anfallsweise auftretende Gelenkentzündungen. Diese akuten Anfälle sind ein sehr sicheres klinisches Symptom. In seltenen Ausnahmen können akute Gichtanfälle auch an anderen Orten auftreten.

Im Verlauf der Krankheit kommt es bei den meisten Gichtkranken — aber nicht bei allen — vornehmlich an den Gelenken, aber auch an anderen Organen wie Fascien, Sehnen, Innenhäuten, Muskeln, Haut, dann in den Nieren zu Ablagerungen von harnsaurem Natrium, zur Tophusbildung. Diese Ablagerungen sind aber ein weniger sicheres Zeichen, weil Ablagerungen von Urat vor allem in der Niere — auch bei anderen Krankheiten — wenn auch sehr selten — beobachtet werden.

Im Gefolge der Uratablagerungen an den Gelenken kommt es fast immer zu augenfälligen Formveränderungen und Funktionsbeschränkungen (Gichtbrüchig-

keit). Ob diese Deformitäten an den Gelenken auch ohne Uratablagerungen und ohne akute Anfälle zustande kommen, ist wohl möglich.

Häufig ist der Harnsäurespiegel im Blut erhöht. Diese Hyperurikämie ist aber ein ganz unsicheres Zeichen, weil manche Gichtkranke zu gewissen Zeiten keine Hyperurikämie haben und eine Hyperurikämie auch bei anderen Krankheiten vorkommt.

Im Gefolge der Gicht kommt es anscheinend immer zu einer Sklerose der Blutgefäße sowohl an den Nieren (Gichtniere) wie auch an den übrigen Gefäßen des Körpers (Gehirn, Herz, Aorta). Diese bestimmt je nach Sitz (Niere oder andere Organe) und Verlauf (maligne oder benigne) das Lebensschicksal des Gichtkranken.

III. Das klinische Krankheitsbild.

1. Die Anfälle.

a) Der akute Gichtanfall und seine verschiedenen Verlaufsformen.

Das augenscheinlichste, sicherste und für den Patienten wie den behandelnden Arzt eindruckvollste Symptom der Gichtkrankheit ist der akute Anfall. THOMAS SYDENHAM litt selbst an ihr und hat so eine eindrucksvolle Schilderung des akuten Anfalles gegeben. „Gesund geht der Patient zu Bett und überläßt sich dem Schlaf, aus dem er etwa in der zweiten Stunde nach Mitternacht von einem gewöhnlich die große Zehe, zuweilen auch Ferse, Sohle oder Knöchel erfassenden Schmerz geweckt wird. Dieser Schmerz gleicht dem, der bei einer Ausrenkung der genannten Knochen auftritt, wobei der Patient zugleich die Empfindung hat, als ob kaltes Wasser über die leidenden Teile gegossen würde. Es folgen bald danach Frostschauer und Fieber. Der anfangs gelinde Schmerz wird allmählich stärker und steigt von Stunde zu Stunde, während in gleichem Verhältnis der Frostschauer zurückgeht, bis er schließlich den höchsten Grad erreicht und sich, in den verschiedensten Knochen der Fußwurzel und des Mittelfußes sowie ihren Bändern fortsetzend, bald den Charakter einer heftigen Spannung annimmt, bald die Empfindung des Zerreissens der Bänder hervorruft, oder dem Biß eines nagenden Hundes, zeitweilig dem Gefühl des Druckes und der Einschnürung gleicht." An anderer Stelle sagt er, man könne jeden Paroxysmus von Gicht einen Anfall von Zorn nennen. SCUDAMORE findet für die eigene Art des Schmerzes den Vergleich „als ob geschmolzenes Blei auf das Gelenk geschüttet würde". Andere Ärzte, die ebenfalls selber an Gicht litten, fanden für den gewaltigen Schmerz noch andere Vergleiche. GARROD teilt folgende Angabe von WATSON mit: Denken Sie sich, Ihre Gelenke lägen in einem Schraubstock und die Schraube wird solange angezogen, bis Sie es nicht länger ertragen können, so haben Sie eine Vorstellung von rheumatischem Schmerz; lassen Sie aber die Schraube noch einmal umdrehen, dann haben Sie das Bild des Gichtschmerzes.

Nicht immer sind die Schmerzen so arg, aber sie bleiben doch in ihrer Eigenart das eindruckvollste Symptom. Jeder Druck, etwa durch die Bettdecke oder durch Umschläge und oft jede Erschütterung des Zimmers steigert den Schmerz. Der Patient versucht vergebens durch Lageveränderungen des Beines den Schmerz zu lindern. Unruhvoll wälzt er sich auf seinem Lager hin und her, und erst gegen Morgen pflegen die heftigsten Schmerzen etwas nachzulassen.

Das erkrankte Gelenk zeigt sichtlich auffallende Veränderungen, es ist geschwollen und hochrot, oft mit bläulichem Unterton, verfärbt; die benachbarten Venen sind verdickt und angeschwollen, die erkrankte Stelle fühlt sich heiß an und ist bei der geringsten Berührung äußerst schmerzhaft.

Nicht immer zeigt der Anfall dieses dramatische klinische Bild. Die Schmerzen sind geringer, das Allgemeinbefinden ist weniger gestört, es besteht kein Fieber. Der Patient hat nicht das Bedürfnis das Bett zu hüten. Auch wenn der Anfall in einem Fußgelenk sitzt, erlaubt ihm der geringe Schmerz, herum zu gehen. Ja manchmal können diese Anfälle von so geringem Schmerz und so geringer Dauer sein, daß sie der Patient zunächst gar nicht beachtet. Erst wenn ein schwerer Anfall ihn über seine Krankheit belehrt hat, werden auch diese kleinen Anfälle von ihm mit mißtrauischer Aufmerksamkeit verfolgt.

Handelt es sich um den ersten typischen Gichtanfall, so pflegt dieser in wenigen Tagen abzuklingen. Der Schmerz verschwindet, ebenso das Fieber; die Rötung geht zurück. Nur eine auffallend teigige Schwellung des Gelenkes und der Umgebung bleibt sehr lange bestehen; die darüber befindliche Haut zeigt fast immer Schuppenbildung. Nach einer gewissen Zeit, etwa nach 8 Tagen bis zu einigen Wochen, erinnert nichts mehr an diese schmerzhafte, in ihrem Verlauf so dramatische Erkrankung: Der Patient erscheint wieder vollkommen gesund.

Bei sehr wenigen Menschen bleibt dieser Anfall der einzige. Bei den meisten wiederholt er sich jedoch früher oder später; es können dabei Jahre, ja, Jahrzehnte vergehen, ehe er wiederkehrt. Bei manchen Kranken aber folgt dem abgeheilten Anfall der nächste gewissermaßen auf dem Fuße und es können viele Monate, selbst Jahre vergehen, ehe eine größere Ruhepause oder gar Heilung eintritt. Bei anderen Patienten kann die Erkrankung allmählich einen schweren Charakter annehmen: Die Anfälle heilen überhaupt nicht mehr aus, es folgt ein Anfall dem anderen, so daß sich ein chronischer Zustand heraus bildet, der allerlei später ausführlich zu besprechende Veränderungen an den Gelenken zur Folge hat. Diese bleiben für alle Zeiten unheilbar und stempeln nun den Leidenden zu einem schwer „gichtbrüchigen" Menschen.

Besonders qualvoll wird das Leiden, wenn die Anfälle in mehreren Gelenken zugleich erfolgen oder allmählich ein Gelenk nach dem anderen befallen. Es gibt dann ein langes, schmerzhaftes Krankenlager, wobei bei alten Menschen durch Lungenerkrankungen oder durch Schädigungen des Herzens das Leben bedroht wird. Doch ist dieser gefährliche Zustand nur sehr selten zu beobachten. Ganz allgemein läßt sich sagen, daß, so schmerzhaft und so unangenehm in ihrem Verlauf der akuten Gichtanfälle auch sind, sie doch immer wieder abheilen können und das Leben direkt nicht gefährden.

Das gleichzeitige Auftreten akuter Anfälle in mehreren Gelenken ist vielfach beobachtet worden. LECORCHÉ, KRÜGER aus dem Material von BRUGSCH, MAGNUS-LEVY u. a. haben derartige Fälle beschrieben. Ich selbst habe zwei Fälle beobachtet. Diese *polyartikuläre Form der Gicht* kann dann Veranlassung geben zu Verwechslungen mit dem akuten Gelenkrheumatismus.

Manchmal sind einige Besonderheiten im klinischen Bild und Ablauf des akuten Anfalls zu beobachten. Ich selber sah solche Besonderheiten unter etwa 200 Fällen nur einigemal und auch andere Autoren heben ihre Seltenheit hervor. Französische Autoren (BESANÇON, WEIL und LUCIEN DE GENNES) geben neuerdings eine gute Zusammenstellung.

Als wichtigste Form ragt jene hervor, die das Bild einer *eitrigen Gelenkentzündung* oder einer schweren Phlegmone macht. Da hierbei häufig auch die Temperatur eine sehr hohe ist, gibt sie in Verkennung der wahren Genese zu chirurgischen Eingriffen Veranlassung, die sich dann natürlich als Fehleingriffe herausstellen. In anderen Fällen wieder kommt es zu einer ganz ungwöhnlich starken Erweiterung, Schwellung und Rötung der Venen um das Anfallsgelenk herum, so daß das Bild einer *Phlebitis* und *Periphlebitis* entsteht.

Manchmal kommt es bei der Lokalisation eines akuten Anfalls in einem größeren Gelenk zu einem *Erguß* in die Gelenkhöhle, wodurch eine ganz außerordentlich schmerzhafte Schwellung des Gelenkes bedingt wird. Treten die entzündlichen Erscheinungen zurück und bleibt der Erguß mit einer Verdickung der Gelenkkapsel bestehen, so kann in späteren Stadien das Bild eines *Tumor albus* entstehen und zu diagnostischen Schwierigkeiten führen.

Unter den von der Gicht befallenen Gelenken wird merkwürdigerweise das *Grundgelenk der großen Zehe* eines Fußes besonders bevorzugt. Nach einer statistischen Zusammenstellung von SCUDAMORE waren bei im ganzen 1516 Anfällen beteiligt: die große Zehe allein 341 mal, die große Zehe mit anderen Gelenken 32 mal, die Fußwurzelgelenke allein 56 mal, zugleich mit anderen Gelenken 18 mal, die Sprunggelenke allein 52 mal, mit anderen Gelenken 23 mal, das Knie allein 12 mal, mit anderen Gelenken 4 mal, die Gelenke der oberen Extremitäten 13 mal, mit anderen Gelenken zugleich 5 mal.

Aber auch die anderen Gelenke bleiben nicht verschont. *Wenn man die Literatur genau durchsieht, so findet man, daß eigentlich kein Gelenk, auch das kleinste nicht, von Anfällen frei bleiben kann.* Ich selber sah einen Anfall in den Gelenken des Kehlkopfes, der infolge der Anschwellung der Stimmbänder und des Kehldeckels gefahrdrohende Erstickungszustände erzeugte. Dann sind Anfälle beschrieben am Kiefergelenk, in der Halswirbelsäule, die meningitisähnliche Erscheinungen machen können und im Ohrinnern an den Gehörknöchelgelenken. Sie bereiten diagnostische Schwierigkeiten, wenn sie als erste Anfälle auftreten oder das gichtische Leiden des Patienten nicht bekannt ist.

Es sind nun aber auch gichtanfallähnliche Erscheinungen an *gelenkentfernten* Stellen beobachtet worden. Zwar ist das wahrscheinlich so selten, daß man der Beschreibung derartiger Fälle mit größter Kritik gegenüberstehen muß. Glaubwürdig sind Anfälle an Sehnenansätzen und an Sehnenscheiden, wie beispielsweise am Handrücken. Derartige Lokalisation habe ich selbst häufig beobachtet. Sie erscheinen als nichts Absonderliches, wenn man in Betracht zieht, daß der Charakter des vom Gichtanfall befallenen Gewebes hier der gleiche wie am Gelenk ist; beide sind in gleicher Weise mesodermalen Ursprungs und Charakters. Auch Anfälle an Nervenscheiden wären so verständlich, wie etwa am Nervus ischiadicus. Es ist aber ALEXANDER zuzustimmen, wenn er davor warnt, Neuralgien und Ischias beim Fehlen der charakteristischen Symptome der Gicht als gichtisch zu bezeichnen.

Schwieriger zu bewerten sind Mitteilungen über Gichtanfälle am Gehörapparat. MARX beschreibt zwei Gichtanfälle über dem Warzenfortsatz, wo akute schmerzhafte Schwellung und Rötung der Haut auftrat bei Patienten, die an akuter Gicht litten. GRAVES und HARVEY beschreiben akute Anfälle an der Ohrmuschel.

Über einen weiteren interessanten Fall von gichtischer Gehörerkrankung berichtet BARTH:

Bei einem 63 jährigen Mann trat bei einer Antrumoperation wegen Otitis media eine Rötung und Infiltration der die Wunde umgebenden Weichteile ein unter Fieber, und zwar bei einem gleichzeitigen Gichtanfall im Großzehengrundgelenk. Beide Affektionen waren deutlich voneinander abhängig. Dabei zeigte die Operationswunde eine schlechte Heiltendenz. Bei späteren Gichtanfällen traten dieselben Erscheinungen wieder auf. Schließlich erfolgte die Heilung dennoch. Doch das Hörvermögen war danach nicht so gut wiederhergestellt wie sonst bei Antrumoperationen. BARTH nimmt daher auch eine gichtische Erkrankung der Paukenhöhle an.

GALLE, KALASCHNIKOW und vor allem KRÜCKMANN verdanken wir gute Mitteilungen über *okulare Gichtanfälle*. Schon ältere Autoren wollen akute Gichtanfälle im Auge beobachtet haben. KRÜCKMANN stellt aus seiner Beobachtung sechs Fälle zusammen. Ein akutes Glaukom war sicher auszuschließen. Gemeinschaftlich war allen sechs Fällen das plötzliche Auftreten von Schmerzen in der Nacht und die Abnahme während des Tages, ferner die starke Schwellung der Bindehaut, welche sich in einigen Fällen bis zur Chemosis steigerte, sowie die ausgesprochene Hyperämie des Bulbus namentlich der tieferen Gefäße. Besonders auffällig war auch die Schwellung der Lider und die *enorme Schmerzhaftigkeit*, welche sich mitunter schon bei der geringsten Berührung und sogar bei Kopfbewegungen einstellt. Trotz der starken Anfälle und der stürmischen Erscheinungen wurde eine ausgiebige, teilweise sogar völlige Heilung ohne jede Funktionsstörung beobachtet.

KRÜCKMANN diskutiert die Frage, ob zunächst die iritischen oder die skleritischen Erscheinungen auftreten, ohne sie sicher entscheiden zu können. Mir scheint aber nach der Kenntnis der Krankheitsbilder der Gicht doch die *Sklera* zunächst affiziert zu werden, was für einige Fälle auch KRÜCKMANN nicht von der Hand weist mit dem Hinweis darauf, daß manche Formen von starken Kopfschmerzen durch einen Gichtanfall zu erklären sind, dessen Sitz in der homolog gebauten Dura mater zu suchen ist. Wir wären in diesem Falle berechtigt, von einer „*Kopfgicht*" zu sprechen, müssen uns aber doch hüten, sie etwa mit der Migräne zu verwechseln. Auch diese wenn auch zunächst merkwürdig anmutenden Ausnahmen von Augengicht und Kopfgicht bieten dem Verständnis keine Schwierigkeiten, da ja Sklera und Dura mater gleich wie die Gelenkbekleidungen gleichen mesodermalen Ursprungs sind.

Äußerst kritisch müssen aber jene Angaben bewertet werden, die von akuten Gichtanfällen an inneren Organen, wie der Lunge, des Herzens, des Magen-Darms, der Niere, der Blase, der Genitalorgane und mancher drüsigen Organe berichten. Ich selbst verfüge über keine einschlägige Beobachtung, in der neueren Literatur finden sich aber einige Angaben.

So teilt ILLYÉS folgende Beobachtung mit: Es standen bei seinen Fällen im Vordergrund des Krankheitsbildes heftige kolikartige Nierenschmerzen, zu denen sich Blutungen gesellten. Bei der Operation wurde eine Perinephritis fibrosa festgestellt, die nach der Annahme des Verfassers verursacht sein sollte, durch die auf der Kapsel ausgeschiedenen harnsauren Salze. Der Autor konnte bei der Operation in der Kapsel und an der Nierenoberfläche die auch dem freien Auge sichtbaren glitzernden Harnsäurekrystalle nachweisen. Er deutet infolgedessen die kolikartigen Schmerzen als Gichtanfall.

Bemerkenswert sind die als *Parotitis urica* beschriebenen Gichtanfälle. DEGLOS beobachtete bei einer 64jährigen Dame, die seit 15 Jahren an typischer Gicht litt (Podagra), eine innerhalb von 24 Stunden aufgetretene symmetrische, druckschmerzhafte Schwellung der Parotisgegend beiderseits. Die Haut war über der Schwellung stark gespannt und gerötet. Nach purinfreier Diät schwanden die Schmerzen und die Schwellung war nach zwei Tagen vollkommen verschwunden.

Der Verfasser berichtet noch über zwei weitere Fälle und weist darauf hin, daß er in der Literatur noch zehn weitere Fälle beschrieben fand.

Ferner verdanke ich die Kenntnis eines Falles von *Gehirngicht der* mündlichen Mitteilung von HIS.

Ein Patient erkrankt akut an Encephalitis ähnlichen Erscheinungen. Er litt seit langem schon an Gicht, die durch gut beobachtete akute Anfälle gesichert war. Diese Encephalitis heilte nun unter Colchicum sehr schnell ab, so daß mit größter Wahrscheinlichkeit angenommen werden kann, daß an irgendeiner Stelle der Hirnhaut sich ein akuter Gichtanfall lokalisiert hatte.

Es dürfte unter diesen Umständen auch nicht wundernehmen, wenn sich Anfälle an Nervenscheiden lokalisieren, beispielsweise an jener des Nervus ischiadicus. Mir ist allerdings aus der eigenen Praxis keine Beobachtung bekannt, die als akuter Gichtanfall zu deuten wäre. Bei weniger kritischer Einstellung werden ja Neuralgien und Ischias sehr häufig mit der Gicht in Beziehung gebracht. Wenn aber die Merkmale des akuten Gichtanfalls fehlen, so ist das unberechtigt, worauf auch W. ALEXANDER ganz besonders hinweist.

Manche Autoren wollen auch kolikartige Schmerzen im Leibe bei sog. gichtischer Diathese, als akute Anfälle deuten. Natürlich ist das ganz hypothetisch. Das gleiche möchte ich behaupten für die beschriebenen Fälle von Lungengicht, Herzgicht und der Gicht anderer visceraler Organe.

Wenn auch rein theoretisch angenommen werden darf, daß überall im Körper, wo sich Gewebe mesodermalen Ursprungs findet, Gichtanfälle auftreten können, so darf doch nicht außer acht gelassen werden, daß der Gichtkranke gelegentlich auch an Gallenkolik, Nierenkolik, an Ulcus ventriculi oder duodeni, an Pleuritis, Perikarditis erkranken kann, ohne daß zwischen diesen Erkrankungen und der Gicht ein Zusammenhang zu bestehen braucht. Viel wahrscheinlicher ist der umgekehrte Fall, daß eine Gallen- oder Nierenkolik oder eine andere schmerzhafte oder fieberhafte Erkrankung bei einem Gichtkranken einen akuten Gichtanfall auslösen kann. Ich konnte bei einem meiner Patienten, der an chronisch rezidivierender Cholecystitis litt, wiederholt diesen Vorgang beobachten.

b) Die anormal verlaufenden Formen.

Von höchstem Interesse ist aber die Frage, ob es gichtische *Krankheitsformen ohne akute Anfälle* gibt.

Zwar ist die Literatur nicht arm an der Beschreibung solcher Fälle, aber erfahrene Gichtkenner haben sich doch immer sehr skeptisch verhalten. Die von früheren Autoren gebildete Gruppe der regulären und irregulären oder der normalen und anormalen Form, deckt sich nicht ganz mit der obigen Definition. Zu einem großen Teil wurden hierzu jene Gichtanfälle gerechnet, bei denen der akute Anfall nach Sitz, Ort und Ausmaß anormal verläuft.

Im vorigen Abschnitt sind diese Krankheitsbilder eingehend besprochen worden.

Aber es werden auch Fälle mitgeteilt, bei denen langsam entstehende Deformitäten und schmerzhafte Sensationen in den Gelenken als gichtisch bezeichnet werden.

In neuerer Zeit hat GOLDSCHEIDER den Begriff dieser von ihm als *atypische Gicht* bezeichneten Krankheitsbilder außerordentlich erweitert.

Da seine Auffassung vielenorts in der deutschen Klinik Eingang gefunden hat, muß zu ihr ausführlicher Stellung genommen werden.

Bekanntlich versteht GOLDSCHEIDER unter atypischer oder irregulärer Gicht ein Krankheitsbild, bei dem akute Gichtanfälle fehlen. Bei einem Teil der Fälle hält er die Diagnose gegeben durch den palpatorischen Nachweis harnsaurer Ablagerungen — Tophi — die seiner Meinung nach in der Praxis häufig übersehen werden. Diese Tophi werden als Knoten vorzugsweise im Schleimbeutel des Olekranon, in dem subcutanen Schleimbeutel vor der Kniescheibe, ferner neben der Kniescheibe, an den Malleolen, in der Gegend des Kreuzbeins gefühlt. Dem ist entgegen zu halten, daß nicht jeder an den genannten Orten fühlbare Knoten ein Gichttophus ist. Verschiedentliche Exstirpationen dieser Knoten haben mir gezeigt, daß sie aus Bindegewebe bestehen, ohne eine Spur von Harnsäure. Es muß deshalb zu ihrer Charakterisierung als Gichttophus in *jedem Falle* der Nachweis von Harnsäure durch chemische oder mikroskopische Untersuchung gefordert werden.

Aber GOLDSCHEIDER geht noch weiter, indem er auch ohne Tophusbildung beim Vorhandensein bestimmter klinischer Erscheinungen an den visceralen

Organen, insbesondere bei feinem Knirschen im Kniegelenk, an der Halswirbelsäule, am Metakarpophalangealgelenk des Daumens, im Schultergelenk, ferner
in der morgendlichen Steifigkeit der Gliedmaßen auf Gicht schließen will. Ich
kann diese Auffassung nicht anerkennen. Es ist nicht angängig, aus klinischen
Begleitsymptomen auf eine Krankheit zu schließen, bei der jene Kardinalsymptome fehlen, durch welche sie schlechthin charakterisiert wird. Dann
verläuft doch eine große Zahl von gelenkrheumatischen Erkrankungen mit
gleichen Symptomen, die von dem GOLDSCHEIDERschen Typus der atypischen
Gicht abzutrennen unmöglich sein dürfte.

Mit dieser scharf kritischen Einstellung soll natürlich die Existenz anormal
verlaufender Fälle keineswegs geleugnet werden. Schon SYDENHAM kennt sie,
aber das Leitmotiv bleibt immer der klinische Symptomenkomplex des Gichtanfalls, wenn auch in häufig ganz veränderter Form. Meine eigene klinische
Erfahrung zwingt mich, diese Anschauung als die richtige anzuerkennen. Sie
erhält eine Verbreiterung durch die Hinzunahme des Symptoms des Gichttophus, der Uratablagerung. Diese muß aber in zweifelhaften Fällen durch
chemischen oder mikroskopischen Nachweis sicher gestellt sein. Der palpatorische
Nachweis genügt nicht. Zwar ist eine Uratablagerung nach der heutigen Kenntnis
auch nicht mehr als absolut sicher für die Diagnose der Gicht zu verwerten,
weil, wenn auch nur selten, bei Leukämie und bei Nierenerkrankungen Uratablagerungen beobachtet werden, aber bei der Seltenheit dieser Fälle ist die
äußerlich sichtbare Uratablagerung doch ein relativ sicheres Symptom. Ganz
unsicher ist eine etwaige Blutharnsäurevermehrung. Es wird noch an anderer
Stelle ausführlicher gezeigt werden, daß Hyperurikämien bei manchen anderen
Krankheiten vorkommen, die mit Gicht nichts zu tun haben.

Als Beispiel für meine Auffassung anomal verlaufender gichtischer Krankheitsbilder bringe ich die Krankengeschichten einiger selbst beobachteter Fälle:

Fall I. Otto J., Gastwirt, 56 Jahre.

Vater litt an Gicht. Patient hat früher als Metallgießer mit Blei gearbeitet, nie aber
Anzeichen von Bleivergiftung beobachtet. Mäßig starker Alkoholabusus. Jetzige Krankheit:

Vor 18 Jahren, angeblich nach einer Erkältung, entzündliche Schwellung beider Kniegelenke. Patient lag damals 4 Wochen zu Bett und wurde mit Salicyl behandelt. Seitdem
häufig entzündliche Schwellungen an verschiedenen Gelenken, die sich zum Teil zurückbildeten, zum Teil aber chronisch wurden. *So besteht seit 5 Jahren dauernde Schwellung
und Schmerzhaftigkeit des rechten Großzehengrundgelenkes und beider Kniegelenke.* In beiden
Gelenken ist ein Erguß nachzuweisen. Die Handgelenke sind ebenfalls beiderseits
symmetrisch leicht verdickt, desgleichen die Gelenke am linken Ring- und am rechten
Mittel- und Zeigefinger. Im Urin findet sich geringer Eiweiß- und Zuckergehalt. Patient
ist stark fettleibig. Die Diagnose Gicht wird gesichert aus urathaltigen Tophi an den beiden
Handrücken und den Ellenbogengelenken.

Fall II. Wilhelm Sch., Bierbrauer, 61 Jahre.

Patient ist schwerer Potator, besonders hinsichtlich Bier. Vor 30 Jahren stellten sich
Schmerzen in den Fußgelenken ein, später Schmerzen in den Handgelenken und im Kreuz.
In letzter Zeit fanden sie sich auch im Genick. *Ein großer Teil der Gelenke des Patienten
zeigt geringe entzündliche Schwellung etwa wie bei manchen Formen des chronischen Gelenkrheumatismus.* Patient gibt an, niemals plötzlich einsetzende schmerzhafte Attacken gehabt
zu haben, wenn auch die Schmerzen in den Gelenken in ihrer Intensität gewechselt hätten.
Am Olecranon und vor allem an den beiden Ohrmuscheln finden sich typische Tophi, die
die Diagnose Gicht sichern.

Fall III. Boleslaw Z., Kaufmann, 56 Jahre.

Patient starker Potator, bis vor 7 Jahren trank er täglich bis zu 20 Glas Bier, in letzter
Zeit weniger. *Vor 20 Jahren traten zum erstenmal langsam einsetzende Schmerzen in Schultern
und Knien auf,* die die Beweglichkeit sehr behinderten. Eine Badekur in Warmbrunn
brachte Besserung, aber keine vollkommene Beschwerdefreiheit. Bald danach, etwa 5 Jahre
nach dem Auftreten der ersten nicht typischen Beschwerden, typischer Gichtanfall am
rechten Großzehengrundgelenk. Nach einer Kur in Wiesbaden Besserung und schließlich
Heilung auf weitere 4 Jahre, wo wieder Anfälle mit schmerzhafter Anschwellung der
Knie-, Hand- und Ellenbogengelenke eintreten. Seitdem in großen Zwischenräumen Anfälle von verschiedener Heftigkeit ohne vollständiges Schwinden der Beschwerden. Bei

der letzten Untersuchung zeigten die Finger-, Hand- und Kniegelenke druckempfindliche Verdickungen und Schwellungen. Die Diagnose Gicht ist hier durch die akuten Anfälle gesichert.

Fall IV. Ernst St., Schuhmacher, 40 Jahre.

Patient hat *immer mäßig gelebt, befindet sich in reduziertem Ernährungszustand und hat eine starke Kyphoskoliose.* Er gibt an, daß sich bei ihm vor 15 Jahren geringe Schmerzen in Schultern und Handgelenk ohne irgendeine äußere erkennbare Veränderung einstellten. Nach 2 Jahren zeigte sich insofern eine Verschlimmerung, als die Schmerzen nun anfallsweise, besonders nachts auftraten und dann allmählich wieder nachließen. In den folgenden Jahren waren die Beschwerden gering und die Schmerzanfälle selten. Seit den letzten $2^{1}/_{2}$ Jahren treten heftige Schmerzen auf in den genannten Gelenken, hin und wieder auch in den Fuß- und Kniegelenken. Finger- und Zehengelenke sind völlig frei geblieben. Die akuten Schmerzanfälle in den Gelenken machen die Diagnose Gicht schon wahrscheinlich. Sie wurde gesichert durch selbstbeobachtete Gichtanfälle im linken Handgelenk während der Behandlung.

Es sind also anomal verlaufende Gelenkerscheinungen, die diese Fälle als atypisch charakterisieren. Bei sehr kritischer Einstellung wäre allerdings nicht der Einwand von der Hand zu weisen, daß in diesen Fällen neben der Gicht eine Polyarthritis chronica bestanden hat, die den atypischen Verlauf vortäuschte. Für manchen in der Literatur beschriebenen Fall wird das sicher zutreffen. Aber bei meinem Fall 2 muß man doch anerkennen, daß hier eine Gicht ohne nachweisbar *akute* Anfälle vorliegt. Solche Verlaufsformen mögen hin und wieder vorkommen. Es gibt offenbar, wenn auch nur ganz selten, gewisse Gichtkranke, die auf die Gichtnoxe nicht mit akuten Reaktionen, sondern schleichend antworten, so daß das Bild einer Polyarthritis chronica resultiert.

c) Vorerscheinungen und Begleiterscheinungen.

Bei den meisten Gichtkranken setzen die Anfälle ohne irgendwelche Vorerscheinungen ein. Immerhin sind in vereinzelten Fällen solche beobachtet worden. Die Vielgestaltigkeit dieser Vorboten, wie sie in früherer Zeit beschrieben und von manchen heutigen Autoren kritiklos übernommen worden sind, sollte uns stutzig machen. Zweifellos werden viele davon anderen Krankheitserscheinungen, die mit der Gicht nichts zu tun haben, zugeschrieben werden müssen. Ich selbst habe nur bei ganz wenigen Gichtkranken feststellen können, daß bestimmte Anzeichen ihnen den nahenden Anfall ankündigten. Es waren das ganz unbestimmte Symptome wie psychische Verstimmungen, dann herumziehende Schmerzen und unangenehme Empfindungen in den Gliedern, ferner Herzklopfen und heißes Gefühl am Körper, dann unangenehmer Geschmack im Munde, Störungen des Appetits, Sodbrennen, Aufstoßen, Verstopfung, manchmal Durchfälle und Blähungen. Die Erscheinungen gerade von Seiten des Verdauungsapparates haben die neuere Gichtforschung vielfach beschäftigt. Es wird an anderer Stelle gezeigt werden, wie hier ein bemerkenswerter Zusammenhang zwischen den Anfällen und den Störungen im Verdauungsapparat zu bestehen scheint. Wiederholt ist auch beobachtet worden, daß bestehende Krankheitserscheinungen mit dem Einsetzen des Gichtanfalls plötzlich verschwinden können. Es handelt sich hierbei um Anfälle von Migräne, Asthma, Neuralgien, Lumbago u. dgl. Von älteren Berichten sind jene von SCUDAMORE, der eine Lungenentzündung und von MORGAGNI, der bei sich selbst schnell eine Augenentzündung abheilen sah, sehr bemerkenswert. Auch hier scheinen innigere Beziehungen zu dem Gichtleiden, die später noch Gegenstand der Erörterung werden sollen, zu bestehen.

Mit Einsetzen des schweren akuten Gichtanfalles übertäuben die örtlichen Schmerzen alsbald die oben besprochenen Vorboten, soweit diese überhaupt vorhanden sind. Zu ihnen treten die Beschwerden des fast immer vorhandenen Fiebers, das gewöhnlich etwa um 38 Grad herumliegt, nur selten 39 bis etwa

40 Grad erreicht. Der Puls ist beschleunigt und falls Schädigungen des Blut-kreislaufapparates bereits bestehen, häufig unregelmäßig. Unter diesen Um-ständen können auch Insuffizienzerscheinungen des Herzens auftreten, die das Leben des Patienten bedrohen. An anderer Stelle werde ich zeigen, welche aus-schlaggebende Bedeutung gerade der Blutkreislaufapparat bei der Gicht hat und wie letzten Endes vom Zustand der Gefäße, des Herzens, der Nieren das Schicksal des Gichtkranken abhängt.

Die schon als Vorboten beschriebenen Reizungen des Verdauungsapparates können sich in diesem Stadium steigern oder jetzt in Erscheinung treten. Es besteht fast immer Appetitlosigkeit, schlechter Geschmack im Munde, Übelkeit, Aufstoßen; die Zunge ist häufig belegt und der Stuhl angehalten. Die Leber ist häufig vergrößert; es machen sich schmerzhafte Empfindungen in der rechten oberen Bauchgegend bemerkbar, insbesondere ist die Gallenblasengegend auf Druck schmerzhaft. Eine auffallende Erscheinung findet sich im strömenden Blut. Untersuchungen in neuerer Zeit haben ältere Befunde dahin bestätigt, daß neben einer Leukocytose mit leichter Linksverschiebung die *eosinophilen* Zellen vermehrt sein können. Ich selber fand allerdings in einigen Fällen diese Vermehrung nicht, aber ich glaube, daß der Zeitpunkt der Untersuchung noch nicht hinreichend genau fixiert ist. Im Urin ist die Urobilinausscheidung ver-mehrt. Die Harnmenge pflegt im allegmeinen während des Gichtanfalls ver-mindert, nach Ablauf desselben gesteigert zu sein. Manchmal findet sich zu dieser Zeit etwas Eiweiß im Harn. Die Zusammensetzung des Harns an organischen und anorganischen Bestandteilen hat für das Gichtproblem die größte Bedeutung erhalten, weil sich hier vor allem ein mit der Gicht in innigstem Zusammenhang stehendes Ausscheidungsprodukt, die Harnsäure, in ihrem Verhalten außer-ordentlich bemerkenswert erwiesen hat. Kurz vor dem Anfall ist ihre Menge vermindert, im Anfall vermehrt. Es wird noch an anderer Stelle ausführlich hierauf eingegangen werden (s. S. 76).

Pathologisch-anatomisch zeigt die *akute* gichtische Entzündung nichts beson-deres. Man hat nur selten Gelegenheit gehabt, ein frisch befallenes Gelenk, autoptisch zu sehen, und zwar, wenn infolge Fehldiagnose ein chirurgischer Eingriff gemacht wurde. Es fand sich *starke Rötung und Schwellung der Gelenk-membran und ein mehr oder weniger reichlicher seröser, kein eitriger Erguß in die Gelenkhöhle.* Uratablagerungen wurden dabei, soweit die Literatur Auskunft gibt, nicht gefunden.

Über histologisch-mikroskopische Befunde ist leider nichts bekannt.

2. Die Ablagerungen von harnsaurem Natrium.

a) Klinik.

Eine zweite Erscheinung die neben dem akuten Gichtanfall die Gichtkrankheit kennzeichnet, sind die Ablagerungen von harnsaurem Natron in die Gewebe, die Gichtknoten oder Tophi (Tophus = Tuffstein, nach PASSOWS griechischem Handwörterbuch).

Diese Tophusbildung war bereits den alten klassischen Ärzten bekannt. So hat sie GALEN gut beschrieben. Sie entstehen nach ihm durch Eintrocknung von krankhaft angesammeltem Schleim, Galle und Blut. PARACELSUS sieht in ihnen schleimige zähe Wesen voll *erdiger Salze.*

TENNANT und PEARSON (nach EBSTEIN) haben gegen Ende des 18. Jahr-hunderts zuerst nachgewiesen, daß in den *Gelenk*ablagerungen der Gichtkranken *Harnsäure* vorhanden ist, nachdem die Chemiker SCHEELE und BERGMANN 1776 die *Harnsäure* entdeckt hatten. WOLLASTON hat den Beweis erbracht, daß — was vor ihm schon vermutet, von FORBES behauptet worden war — die *Tophi*

Harnsäure enthalten. SCUDAMORE gibt in seinem Buch an, daß sie nach BER-ZELIUS aus saurem harnsaurem Natrium — nach der heutigen Nomenklatur also aus *Mononatriumurat* — bestehen. In eigenen Analysen fand er neben der Harnsäure noch kleine Portionen von Kalk.

Seitdem sind eine Reihe von Analysen dieser Tophi ausgeführt worden mit gleichem Ergebnis. EPSTEIN und SPRAGUE geben von einem untersuchten Fall folgende Zahlen:

Harnsäure	59,7
Tierische Materie	27,88
Natriumoxyd	9,3
Kaliumoxyd	2,95
Calciumoxyd	0,17
Magnesia, Eisen, Phosphor, Schwefel	Spuren

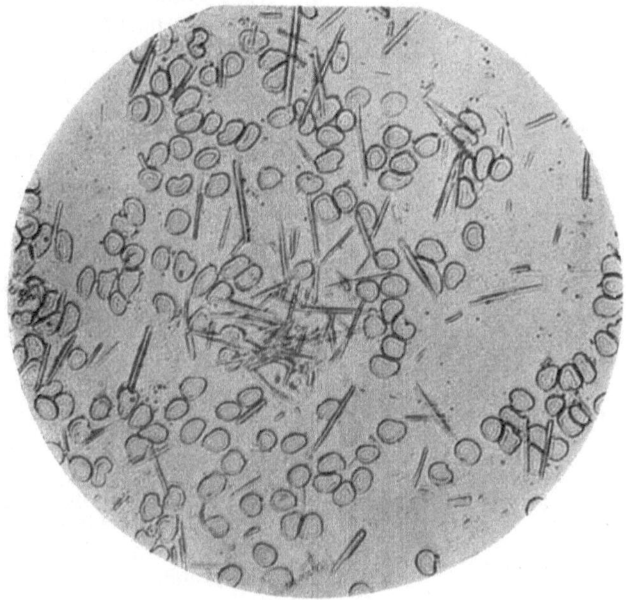

Abb. 1. Mononatriumurat-Krystalle aus dem Ohrtophus. Patient K.

Hieraus berechnet:

Saures harnsaures Natrium	57,00
Saures harnsaures Kali	12,93

Spätere Analysen haben eine ähnliche Zusammensetzung ergeben. Wiederholt wurde verhältnismäßig viel Kalk gefunden. Das kann darauf beruhen, daß bei der präparatorischen Entfernung des Tophus zur Analyse versehentlich Periost oder gar Knochen mitgefaßt wurden. Aber wenn die Tophusbildung unmittelbar am knöchernen Gewebe oder gar durch Einbruch in ihn erfolgt, oder wenn in der Umgebung des Tophus durch seinen reaktiven Reiz Gewebsumbildungen mit Kalkeinlagerung erfolgen — ein Vorgang, der auf S. 6 ff. genau geschildert ist — so muß nach physikalisch-chemischen Gesetzen, Verschiebung des Gleichgewichts von Natrium- und Kalkionen in der umgebenden Flüssigkeit erfolgen und so eine allmähliche Umwandlung eines Anteils des Mononatriumurats in das schwerer lösliche Calciumurat stattfinden.

CHAUFFARD fand als organischen Bestandteil in den Tophi, aber nicht in den Gelenkinkrustationen *Cholesterin*. Er hat hieraus und aus den Befunden im Blut eine Gichttheorie aufgestellt, die Hypercholesterinämie und Hyperurikämie in enge Beziehung bringen will (s. S. 39).

Die mikroskopische Betrachtung eines mit der Nadel oder einem spitzen Messer entnommenen kreidigen Teils des Tophus zeigt lange spitze Nadeln, die vornehmlich büschelförmig aber bei guter Verteilung auch einzeln im Blickfeld liegen. *Diese Nadeln sind identisch mit krystallinischem Mononatriumurat.* Niemals hat man eine andere Form der Ablagerungen gesehen; wir können daraus mit Sicherheit folgern, daß die Ablagerung der Harnsäure im Körper nur als krystallinisches nicht etwa als kolloides Mononatriumurat erfolgt (s. Abb. 1).

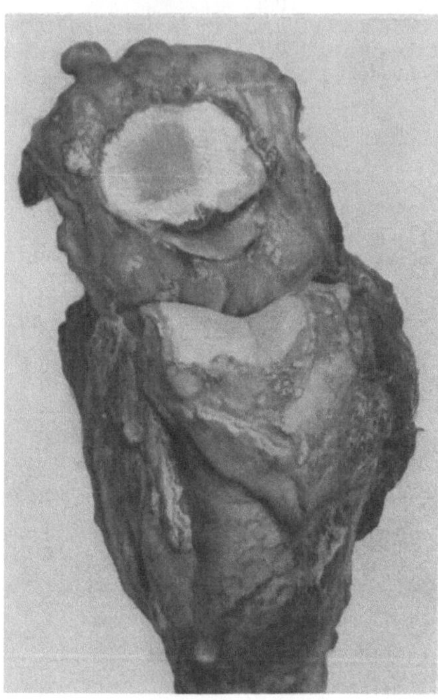

Abb. 2. Geöffnetes Kniegelenk mit zurückgeklappter Patella vom Patienten K. Uratablagerungen auf den Gelenkflächen, der Synovialis, in den Gelenkbändern und im subcutanen Bindegewebe.

Die Ablagerungen von *Urat* erfolgen an bestimmten offensichtlich bevorzugten Stellen. Es sind das zunächst die *Knorpelüberzüge* von Gelenkflächen, insbesondere der Großzehengrundgelenke und der Hand- und Kniegelenke. Aber wenn man die Literatur durchsieht, so scheint kein Gelenk, auch das kleinste nicht, von Ablagerungen verschont zu bleiben. So wurden solche gefunden an den Gehörknöchelchen und den Kehlkopfknorpelgelenken. Primäre Ablagerungen im Knochen und in der Marksubstanz scheinen nicht vorzukommen. Zwar hat MUNK aus seinen Schnitten eine solche zu beweisen versucht, aber durch die neuen Arbeiten von BROGSITTER ist diese Annahme wohl widerlegt. Nach ihm sind die Uratablagerungen in den Knochen und der Marksubstanz sekundär entstanden durch Einbrüche vom Knorpelüberzug oder dem umgebenden Gewebe (s. S. 16 ff.).

Das Bild einer mit Urat inkrustierten Knorpelfläche ist ein sehr charakteristisches (s. Abb. 2). Man sieht statt des normalen Bildes an einzelnen Stellen Flecke und Streifen von mattweißer Farbe, die an Ablagerungen von Kreide oder Gips erinnern. Manchmal kann in dieser Weise die ganze Knorpelfläche ohne jede Unterbrechung von Uratablagerungen durchsetzt sein. Dabei bleibt die Knorpeloberfläche teils glatt, teils erscheint sie uneben, körnig, rauh. Man sieht dann schon mit unbewaffnetem Auge, daß die Ablagerung *unter* der Oberfläche des Knorpels liegt, nicht etwa auf ihr. Doch findet man auch, offenbar in fortgeschrittenen Fällen, Zeichen der Knorpelzerstörung. Die Ablagerung liegt oben auf, der Knorpelüberzug ist teilweise oder ganz zerstört.

Es kann sich dann das Urat auch in die Gelenkhöhle hinein entleeren und diese mit einem gipsartigen Brei ausfüllen.

Weitere Orte für Uratablagerungen sind nun die das Gelenk umgebende *Gewebe:* Die *Synovialis,* die *Zoten,* die *Gelenkbänder,* das *Periost,* die *Sehnen* und ihre Ansätze, das *subcutane Bindegewebe.* Man beobachtet in den Bändern gichtischer Gelenke in den verschiedensten Übergängen kleine weißlich aussehende Knötchen, welche etwa die Größe eines Stecknadelkopfes haben und welche die Gelenkbänder und die Sehnen in der Nachbarschaft bedecken. In anderen Fällen dagegen ist die Inkrustation diffus in Form von Bändern und Plaques, welche nicht nur die Oberfläche dieser Teile umfassen, sondern in die zentralen Partien des Gewebes eindringen. Die Abb. 2 veranschaulicht das sehr gut.

Sind die Ablagerungen bis in das subcutane Bindegewebe vorgedrungen, so kommen sie der Hautoberfläche schon sehr nahe und verändern diese in sehr charakteristischer Weise. Die Haut bekommt über dem Uratherd einen spiegelnden Glanz, ist deutlich bläulich verfärbt, an umschriebenen Stellen wird sie schließlich weißlich, man sieht darunter deutlich breiige Massen, schließlich entsteht ein Defekt und aus diesem ergießen sich dann breiige und krümmlige Massen, die Urate.

Im höchsten Grade charakteristisch und von großer diagnostischer Bedeutung sind die Tophi in den *Schleimbeuteln* und vor allem am *Ohr*.

Insbesondere die *Schleimbeutel am Ellenbogengelenk* enthalten bisweilen

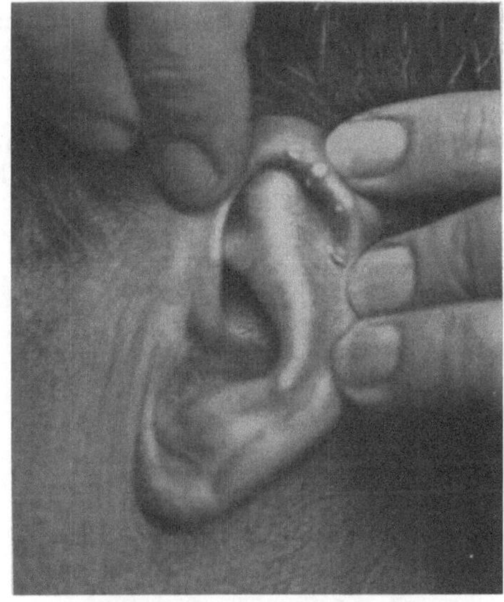

Abb. 3. Ohrtophus am Rande des Helix. Patient K.

sehr große Uratmassen. Gelegentlicher Sitz von Uratablagerungen sind auch die Schleimbeutel über der *Patella* und die noch anderen Orts.

Am augenscheinlichsten sind die *Ohrtophi*. Sie finden sich bei einer großen Zahl von Gichtkranken und sitzen am Rande des Helix, seltener auf dem Anthelix, am seltensten am Ohrläppchen, vereinzelt oder in größerer Zahl. Ihre Größe schwankt zwischen Stecknadelkopf- und Erbsengröße. Ihre Konsistenz ist verschieden, manchmal weich, manchmal hart. An der Oberfläche sind sie weißlich, am Rande oft ganz gering gerötet. Häufig entleeren sie sich, und es bleibt dann zuweilen eine kleine Narbe zurück.

In gleicher Weise auffällig, aber nicht so häufig sind Tophi an den *Augenlidern* (EBSTEIN, ERICH) und an den *Nasenflügeln*.

Sehr viel seltener sind Uratablagerung im *Unterhautzellgewebe* und in der *Haut*. Sie liegen dort im Gewebe in verschiedener Größe, etwa bis Bohnengröße, vielleicht manchmal auch darüber bis Walnußgröße. So beobachtete ich einen Fall mit Hauttophi

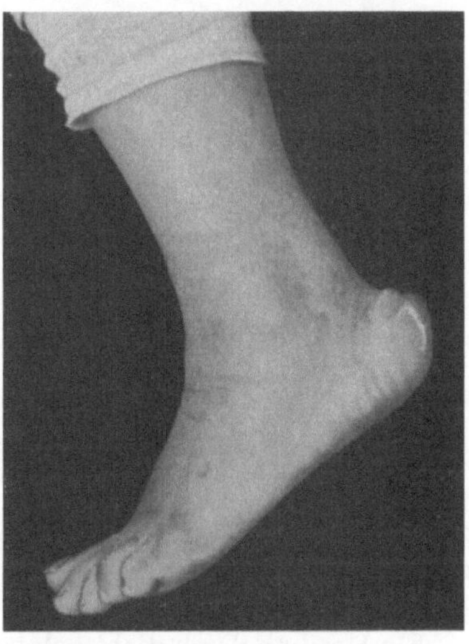

Abb. 4. Gichttophus über dem Ansatz der Achillessehne. Patient v. F.

an den Unterschenkeln, ferner in der Haut über dem Ansatz der Achillessehne (s. Abb. 4, 5 u. 6).

Es sind solche aber auch an anderen Stellen, beispielsweise an den Fingerspitzen, beschrieben worden. Manche Angaben erwecken aber doch Mißtrauen,

weil bei ihnen die Identifizierung durch den chemischen oder mikroskopischen
Harnsäurenachweis fehlt und deswegen Verwechslungen mit Kalkablagerungen
nicht ausgeschlossen sind.

Manchmal können die Tophi erweichen, so daß ihr Inhalt fluktuiert. Eine
Punktion mit der Nadel ergibt dann eine Aufschwemmung von krystallinischem
Mononatriumurat. Sie können gelegentlich auch durchbrechen und sich voll-
kommen entleeren.

Uratablagerungen sind schließlich auch gefunden worden an fast sämtlichen
Innenhäuten des Körpers, so auf den Meningen, auf der Pleura und auf dem
Endokard. Als Kuriosa sind beschrieben worden Tophi im fibrösen Gewebe des
Corpus cavernosum penis, am Praeputium und am Scrotum.

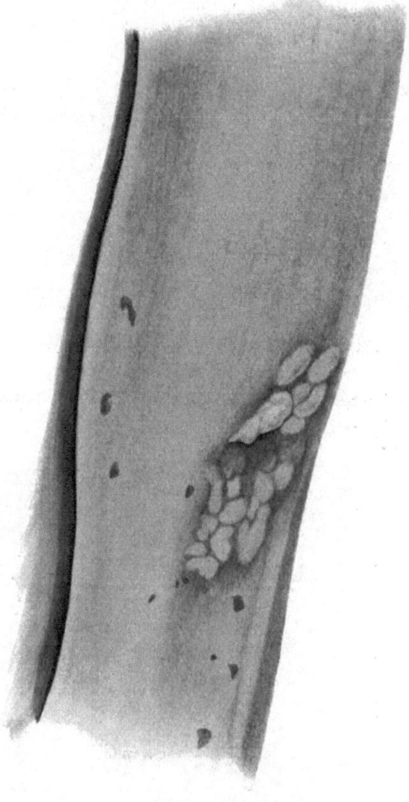

Überblicken wir die Orte über Ablagerungen von Mononatriumurat, so
ist anscheinend nur das *mesodermale* Gewebe geeignet, als Ort für die
Tophusbildung zu dienen. Hierbei steht an erster Stelle der gefäßlose,
in seinem Saftaustausch sehr träge Knorpel, ihm folgen dann die gefäß-
armen mesodermalen Gewebe, wie Sehnen, Ligamente, Bindegewebe,
Innenhäute.

Abb. 5. Uratablagerungen in der Haut.
(Nach einer Zeichnung.) Patient K.

b) Die Histopathologie.

Seit *Sydenham* ist mit außerordentlichem Fleiß an der Aufklärung der
feineren Vorgänge bei der Ablagerung des Urats und den dadurch bedingten
Folgeerscheinungen auf das umgebende Gewebe, vor allem das Knorpelgewebe,
gearbeitet worden. Hat man doch gehofft, hierdurch dem Wesen der
Gicht näher zu kommen. Die vorliegende Literatur ist von gewaltigem
Umfang.

Das anatomische Bild des Gichtknotens wurde zum erstenmal von
Garrod und seinem Mitarbeiter Budd genauer studiert. Ihm folgten eine
Reihe Autoren, die seine Befunde bestätigten und erweiterten. Ich nenne von deutschen Autoren Riehl,
Bennecke, Rindfleisch u. a. Hiernach bietet ein solcher Knoten folgendes
mikroskopisches Bild:

Ein Herd ungleich dicht gelagerter, meist zu Drusen geordneter Mononatrium-
uratkrystalle, ist umgeben von einer ziemlich breiten Kapsel, die in ihren
peripheren Teilen älteres, in den zentralen meist jugendliches Bindegewebe
führt. In diesem letzteren erkennt man vereinzelt große, mehrkernige unregelmäßige Zellen, sog. Riesenzellen, die manchmal den Harnsäurekrystallen dicht
anliegen, ja, sie umschließen (Abb. 7, 8 u. 9).

His und Freudweiler zeigten in experimentellen Untersuchungen, auf die
an anderer Stelle noch eingehender eingegangen werden wird, daß diesen Riesen-

zellen phagocytäre Eigenschaften zukommen, indem sie die Uratkrystalle ein-
schließen und zerstören (Abb. 8 u. 9). So kann der Tophus verkleinert, ja
manchmal vollkommen beseitigt werden. RINDFLEISCH, der selber an Gicht
litt, hat später an einem eigenen Tophus des Olekranon, den er sich exstir-
pieren ließ, diese Feststellung von HIS und FREUDWEILER bestätigen können.
Er fand ebenfalls vielkernige Riesenzellen, die Uratkrystalle eingeschlossen
hatten und nahm an, daß diese Riesenzellen, die er Freßzellen nennt, die
Verkleinerung des Tophus, die er an sich selbst beobachtet hat, besorgen.

Einige Autoren schieben diese Beobachtungen LITTEN zu und nennen diese
Freßzellen LITTENsche Freßzellen. Das ist ein Irrtum. LITTEN hat in seiner
Arbeit eine derartige Beobachtung nicht erwähnt.

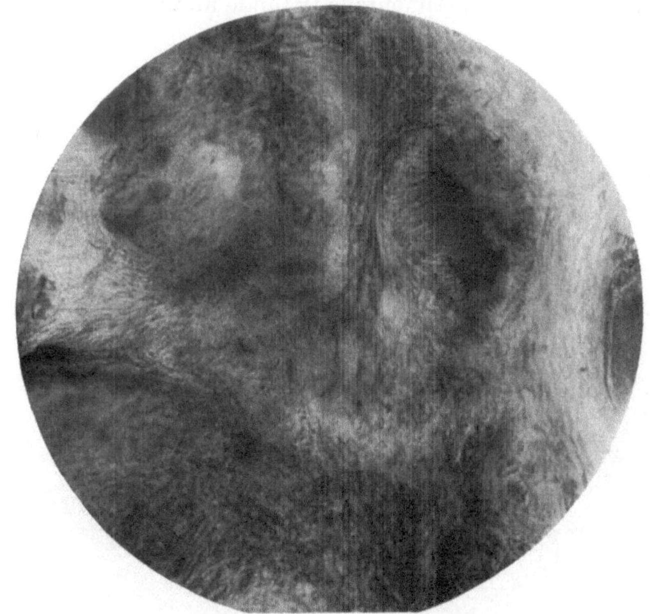

Abb. 6. Schnitt aus dem Hauttophus. Uratablagerungen im subcutanen Bindegewebe.
Vergrößerung 200 mal.

In der Umgebung des Herdes sieht man mehr oder weniger deutlich die Erscheinung einer entzündlichen Infiltration, vor allem an den Gefäßen. Werden
die Krystalle durch Säuren oder durch Wasser entfernt, so zeigt sich an den
Stellen dichter Krystalleinlagerung eine ausgesprochene schollige Gewebsnekrose,
während an anderen Stellen, wo die Krystalle weniger dicht liegen, eine durch
das Mikroskop wahrnehmbare Schädigung des Gewebes fehlt.

Mehr noch als die Vorgänge am Gewebstophus, interessiert das Verhalten
des Urats zum und im *Knorpel* und der Umgebung des Gelenkes, schon deswegen, weil diese Stellen ja beim Ausfallen des Urats besonders bevorzugt
werden.

Die erste umfassende Darstellung verdanken wir GARROD. Sie wurde
ergänzt durch CHARCOT, CORNIL und RANVIER, LECORCHÉ, ROSENBACH,
MINKOWSKI u. a.

Hiernach kommt es zum Ausfallen von Urat im krystallinischen Zustand
im *gesunden* Knorpelgewebe *unter* der Oberfläche (Abb. 10). Durch allmähliches
Wachstum oder durch Zusammenfließen kann die ganze Knorpelfläche bis an

die Epiphysen knochen inkrustiert werden. In den angrenzenden Teilen des
von Uraten durchsetzten Knorpels kommt es zu Reaktionserscheinungen,
welche Zellwucherungen und Zerklüftungen der Grundsubstanz bedingen.
Manchmal fehlen aber auch diese reaktiven Erscheinungen.

Ob die Ablagerungsstelle des Urats die Intercellularsubstanz des Knorpels
oder die Knorpelzelle selbst ist, blieb Gegenstand einer ausgiebigen Diskussion.
ROKITANSKI und andere sahen den Ort der Ablagerung in der Intercellularsubstanz, CHARCOT, CORNIL und RANVIER u. a. in der Knorpelzelle.

Diese Befunde schienen eine Zeitlang durch die Untersuchungen von EPSTEIN
und seinen Schülern erschüttert. Er behauptete, daß die Auskrystallisation von
Urat *niemals im normalen, sondern ausschließlich in vorher nekrotisiertem Gewebe
erfolge* und stützte sich auf experimentelle Befunde an Vögeln, bei denen er durch

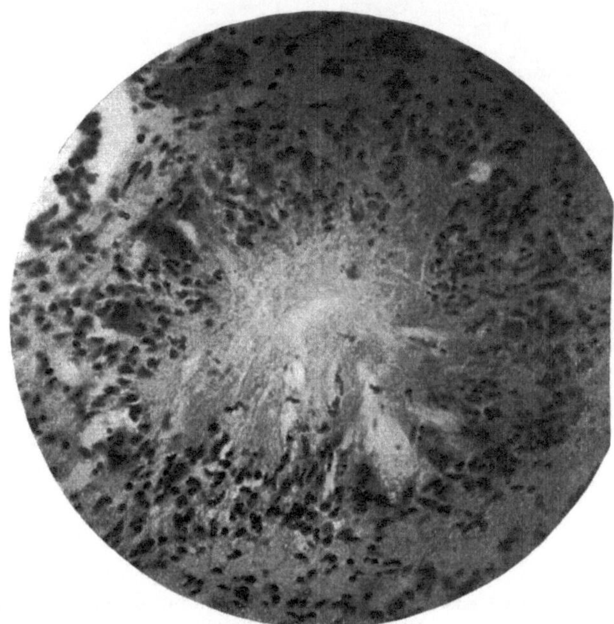

Abb. 7. Gewebstophus.

Unterbindung der Ureteren oder durch Verödung der Nieren mit chromsauren
Salzen, wie es früher schon GALVANI (nach EPSTEIN) gemacht hatte, eine Harn-
säurestauung erzeugte, die zur Ablagerung von krystallinischem Mononatriumurat in den verschiedensten Organen führte. Das gilt nicht nur für den Knorpel,
sondern für jedes Gewebe, in dem Uratablagerungen erfolgen. Die in der Nachbarschaft dieser Herde bisweilen nachweisbaren Entzündungserscheinungen
betrachtet er als den Ausdruck der reaktiven Entzündung, die zur Nekrose und
zur Demarkation der nekrotischen Herde führt.

Als Ursache der zur Nekrose führenden Ernährungsstörung nahm EPSTEIN
aber wieder die *Überladung der Gewebe mit harnsauren Salzen in flüssiger Form*
an. Durch Untersuchungen von RIEHL, MINKOWSKI, PFEIFFER, LIKHATSCHEFF
wurde diese Anschauung wieder überwunden. Nach ihnen ist der primäre Vorgang die Ablagerung von Mononatriumurat, erst sekundär treten Entzündungs-
und Nekroseerscheinungen im umgebenden Gewebe auf.

Eine besondere Vertiefung und Verbreiterung unseres Wissens über die Vorgänge in Gewebe- und Gelenken verdanken wir den experimentellen Untersuchungen von His und Freudweiler am Kaninchen und Meerschweinchen.

Sie spritzten eine Aufschwemmung von Mononatriumurat in die Bauchhöhle und das Gelenk dieser Tiere und kamen dabei zu folgendem Ergebnis:

Saures harnsaures Natrium in Bauch- und Gelenkhöhle von Kaninchen injiziert erzeugt eine mit Nekrose einhergehende Entzündung. Diese unterscheidet sich von der durch indifferente Fremdkörper hervorgerufenen durch

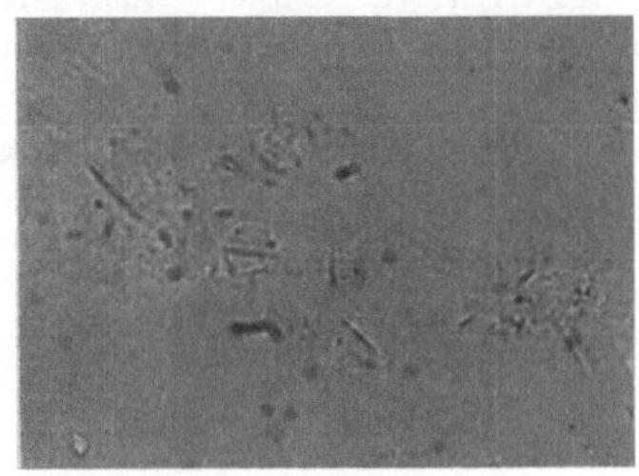

Abb. 8.

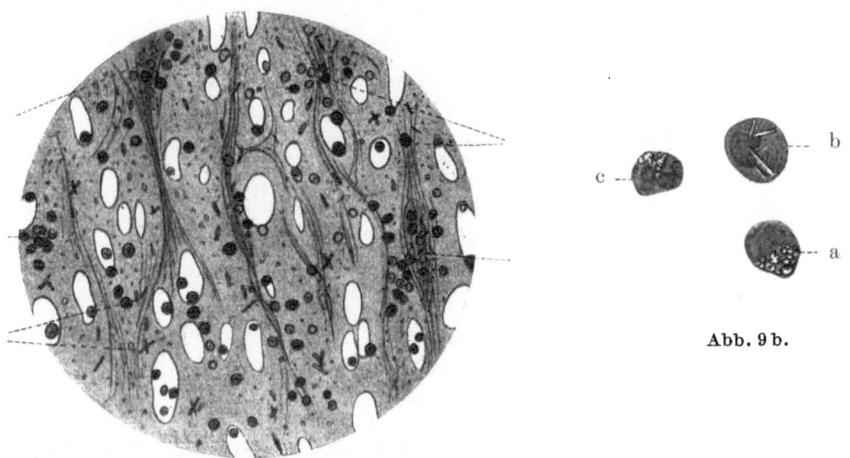

Abb. 9 a.

Abb. 9 b.

Abb. 8 und 9. Phagocytose von Uratkrystallen aus dem Netz eines Kaninchens.
(Nach His: Dtsch. Arch. f. klin. Med. Bd. 67.)

früheren Beginn, größere Intensität und Ausdehnung und durch das Übergreifen der Nekrose auf benachbarte Teile.

Bei Injektionen ins Gelenk bleibt der Knorpel intakt, die Synovialis und das periartikuläre Gewebe verfallen der Entzündung. Hierbei wirkt das saure harnsaure Natrium teils als Fremdkörper, teils als schwaches Gewebegift. Die Giftwirkung kommt der *Lösung* des Salzes zu.

Hieraus folgern sie, daß die von Ebstein beschriebene Nekrose im Gewebe nicht primär vorhanden sein kann, sondern erst infolge der Ablagerungen des Urats im Körper sekundär entsteht. Ihre Untersuchungen führten weiter zu sehr interessanten Ergebnissen über das Schicksal des krystallinischen Urats, wie schon auf S. 16 kurz erwähnt. Sie konnten beobachten, daß dieses in spätestens 8—10 Tagen in Bauch und Gelenken resorbiert wurde, wobei sich

an der Entfernung ın ausgedehnter Weise Phagocyten — ein- oder mehrkernige
Leukocyten, Granulations- und Riesenzellen — beteiligten.

Wie die klinische Erfahrung lehrt, erfolgt diese im Experiment so deutlich
zu zeigende Beseitigung von Uraten beim Gichtkranken selten vollständig.
Eine teilweise Beseitigung durch Freßzellen ist ja erwiesen und bei frisch
gebildeten Uratherden eine weitgehende und bei besonders günstiger Lokalisation
sogar eine vollkommene Beseitigung beobachtet worden. Aber es ist doch eine
unbestreitbare Tatsache, daß in den weitaus meisten Fällen einmal gebildete
Gichttophi nicht mehr verschwinden, sogar dauernd wachsen. His und
FREUDWEILER machen zunächst hierfür verantwortlich die Tatsache, daß der
Knorpel und vor allem jenes saftarme, fast gefäßlose, derbe Narbengewebe,
das alte Hauttophi umgibt, eine intensive Reaktion ausschließen. Ein zweiter

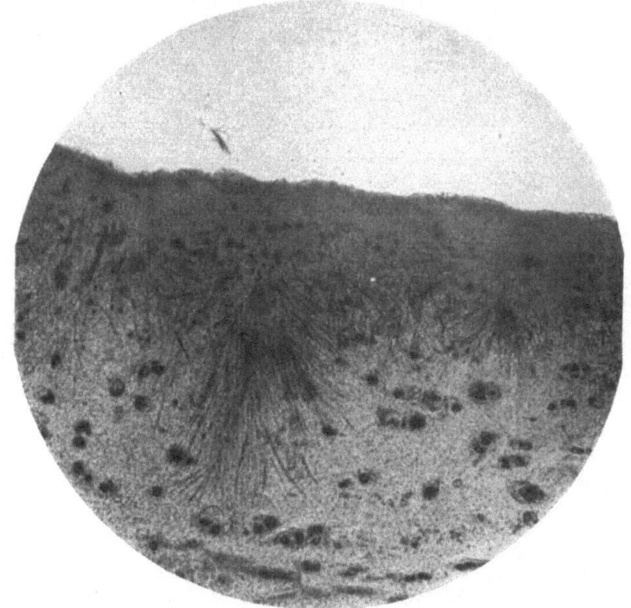

Abb. 10. Uratablagerung im Knorpel des Radiusköpfchens. Vergrößerung 125 mal. Patient K.

Grund für die mangelnde Reaktion des Körpers ist die Gewöhnung des Gewebes und der Gewebszellen an eine gewisse Uratkonzentration, da ja das
Blut harnsäurehaltig ist. Wenn nun an einem Ort eine konzentrierte Lösung
von saurem harnsaurem Natrium ausgeschieden wird, oder durch Lösung
fester Salze entsteht, so kann eine Wirkung nur nach Maßgabe der Kon-
zentrationsdifferenz des neuen gegenüber dem alten Zustand in Kraft treten
und wenn die Lymphe den Sättigungsgrad zuvor schon erreicht hat, so muß
die Wirkung gänzlich verschwinden und nur die geringere Fremdkörperwirkung übrig bleiben.

Neuerdings hat nun MUNK eine Anschauung über den Ort und die Vorgänge
bei der Tophusbildung propagiert, die der bisher erörterten vollkommen ent-
gegensteht. Nach ihm ist der Knorpel durch eine natürliche Widerstandsfähigkeit gegenüber der Harnsäure ausgezeichnet. Diese fällt weder im Knorpel-
noch im Knochengewebe oder den Zellen aus, sondern nur im saftreichen Gewebe,
wie im Gelenksaft, in der Synovialis, in den Schleimbeuteln, in den Sehnen-

scheiden, im Periost und endlich im Knochenmark. In die festen Gewebssubstanzen, d. h. in das Knorpel- und Knochengewebe dringt die Harnsäure nur sekundär bzw. gemäß ihrem Gehalt an Gelenksaft ein. BROGSITTER hat diese schon an sich unwahrscheinliche Annahme von den Vorgängen bei der Tophusbildung in ausführlichen Untersuchungen widerlegt. Er zeigt, daß die älteren Autoren durchaus richtig beobachtet haben, wenn sie den Beginn der Tophusbildung am Gelenk in den Knorpel verlegten. Von hier aus kann der Tophus zur Gelenkhöhle durchbrechen aber auch durch die Epiphysenknorpelgrenze hindurch ins Knochenmark einbrechen und durch reaktive Prozesse eingekapselt werden. So kann das Bild eines primären Tophus vorgetäuscht werden (Abb. 12).

In seltenen Fällen, wenn bei schwerer Gicht die Inkrustierung mit Urat besonders ausgedehnt ist, wird es auch zur Bildung von Marktophi kommen, aber aus dieser Ausnahme darf nicht ein allgemeines Gesetz abgeleitet werden.

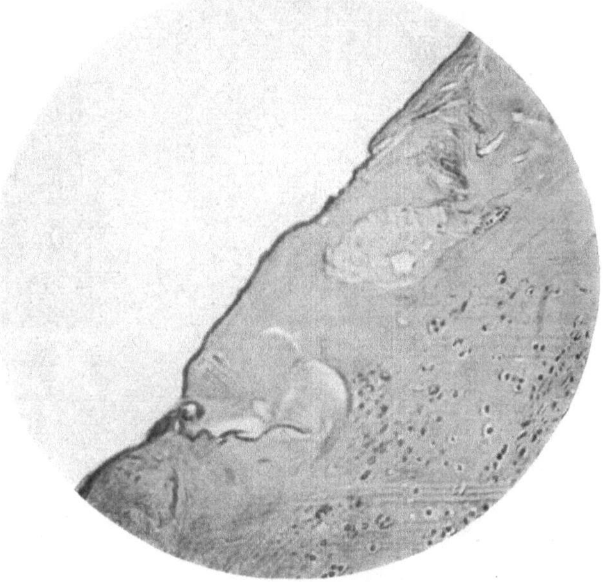

Abb. 11. Knorpelnekrose des Radiusköpfchens bei Gicht. Vergrößerung 80 mal. · Patient K

Auch sonst haben die eingehenden histo-pathologischen Studien von BROGSITTER unsere Kenntnisse von den Vorgängen am Gelenk ergänzt und vertieft, wenn allerdings seine mechanistische Theorie des akuten Gichtanfalls, die er aus seinen Befunden ableitet, aus klinischen Gründen unhaltbar ist.

Bei kritischer Abwägung der hier erörterten Vorstellungen über die Vorgänge bei der Bildung von Uratniederschlägen am Knorpel und seine Umgebung komme ich unter weitgehender Verwertung der Untersuchungen von BROGSITTER zu folgender Anschauung:

Zu irgendeinem Zeitpunkt kommt es *unter* der Oberfläche des Knorpels im oberen Drittel etwa sowohl in der Knorpelzelle als auch in der Knorpelgrundsubstanz zur Bildung eines krystallinischen Niederschlages von Mononatriumurat. Die Ursachen der Krystallisation hängen ab von physikalisch-chemischen und kolloidchemischen Gesetzen und sind weitgehend erforscht (s. S. 40).

Es entstehen zunächst Einzelherde, die aber wachsen und schließlich konfluieren können. Sie dehnen sich dabei nicht nur nach der Breite, sondern auch nach der Tiefe und der Höhe aus und können dabei den Knorpelüberzug nach der Gelenkhöhle und die Knorpelknochengrenze nach den Markräumen zu durchbrechen. Es kann dann zu oberflächlichen mechanisch bedingten Uratniederschlägen auf die Gelenkauskleidung und zu abgeschlossenen Uratherden in den Markräumen kommen, die unter gewissen Untersuchungsbedingungen primäre Tophi vortäuschen.

Im weiteren Verlauf kann es dann zur Bildung von Uratherden auch in dem das Gelenk umgebenden Gewebe, den Kapseln, Bändern, Sehnen, dem Periost und anscheinend durch Einbrüche, auch in der Knochensubstanz und bei sehr schwerer Gicht nunmehr auch primär im Knochenmark kommen.

Die Uratniederschläge bedingen nun Reaktionen des umgebenden Gewebes, die sich teils als Fremdkörperwirkung teils auch als Giftwirkung verstehen lassen.

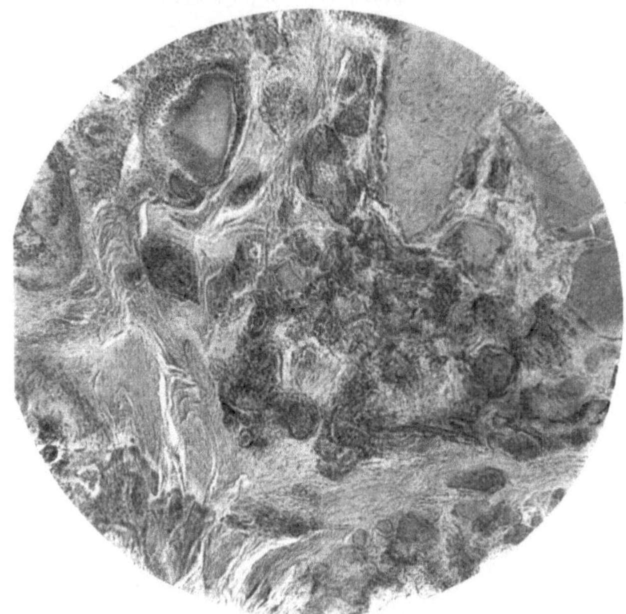

Abb. 12. Uratablagerungen im Knochenmark des Radiusköpfchens mit Riesenzellen. Vergrößerung 75 mal. Patient K.

In ihrem Ausmaß sind sie nicht überall gleich groß. Sie hängen ab von der Dauer der Einwirkung und der Mächtigkeit der Niederschläge, von ihrem Lageort und offensichtlich auch von der konstitutionell bedingten und individuellen Disposition.

Wo Urat auskrystallisiert, wird der Knorpel, wie überhaupt jedes Gewebe, nekrotisch (Abb. 11). Erreichen diese Nekroseherde die Oberfläche, so stoßen sie sich in die Gelenkhöhle ab. Dadurch entstehen Becherbildungen und röhrenartige Defekte im Knorpel, die ihn wie angenagt und aufgefasert erscheinen lassen. Um diese Becher herum bilden sich knochenwärts, wenn der Prozeß nicht zu stürmisch verläuft, bandartige Verdichtungen der Grundsubstanz. Manchmal lagert sich in diese Verdichtung Kalk ein. Es entsteht so eine Kalkschale mit den Kennzeichen echten Knochens.

Wo nun viele solcher Herde zusammenfließen, gehen größere Knorpelflächen zugrunde. Der Knochen tritt zutage und es bilden sich durch die Gelenkfunktion die bekannten Schliffflächen. Die Oberfläche sieht dann mikroskopisch so aus, als wäre sie mit einer grauweißen Masse eingeschmiert.

Diese degenerativen Prozesse gehen einher mit solchen produktiver Art. Sie sind nicht immer von gleicher Intensität. So zeigt der Knorpel in der Umgebung der Uratherde häufig lebhafte Zellwucherungen, manchmal fehlt aber jede Reizwirkung. BROGSITTER will diese Unterschiede erklären mit der individuell bedingten ungleichen Ansprechbarkeit des Gewebes auf toxisch wirkende Reize überhaupt.

Bei genügender Tiefe des Inkrustationsprozesses werden nun auch im subchondralen Teil produktive Prozesse angeregt. Aus den Markräumen dringen Gefäßneubildungen gegen die Verkalkungslinie vor, durchbrechen sie und steigen bis an die Basalregion des Knorpels hinauf. Nach BROGSITTER sind es die mit diesen Gefäßneubildungen einhergehenden Resorptionsprozesse, welche den Zusammenhang im Bereich der Knochenknorpelgrenze zerstören und dadurch den Einbruch der Uratherde in die subchondralen Markräume zustande kommen lassen.

Bei diesen starken Proliferations- und Resorptionsvorgängen bleiben Synovialis und Knochen meist nicht unbeteiligt. Teile der Synovialis schieben sich in Form neugebildeten Pannusgewebes von seitwärts her über die erkrankte Knorpeloberfläche. Zusammen mit bindegewebigen Umbildungsprozessen im nekrotischen Knorpel kann es dann zu bindegewebiger Ankylose kommen. Ich bemerke aber, daß derartige Vorgänge bei der Gicht höchst selten sind und ja nicht überschätzt werden dürfen. Noch seltener sind knöcherne Ankylosen.

In der Gegend des knorpligen Gelenkrandes kann es durch Knochenbildungsprozesse zu Wulstbildungen kommen, zu Randexostosen, ähnlich wie bei der Arthritis deformans; doch auch hier darf man nicht verallgemeinern. Nur in den sehr seltenen Fällen schwerster Gicht werden sie beobachtet.

Uratherde am Knochen können aber auch Resorptionsprozesse an ihm auslösen. Es kann dann zu cystenartigen Einbuchtungen und Löchern kommen, die als sog. Lochdefekte auf dem Röntgenbild imponieren. Da derartige Prozesse aber auch andere Entstehungsursachen haben können (s. S. 28) muß ihre Bewertung für die Diagnose der Gicht mit größter Vorsicht erfolgen. Nur die Klinik darf entscheiden.

3. Die Gelenkveränderungen.

In den vorangegangenen Kapiteln wurden zwei wichtige Krankheitserscheinungen der Gicht erörtert, der akute Gichtanfall und die Tophusbildung. Beide können nun, glücklicherweise nur in einer geringen Zahl von Fällen, das normale Bild der Gelenke verändern, vornehmlich an Händen und Füßen und ·das Bild eines schwer leidenden Menschen erzeugen, das auch dem Laien als Gichtbrüchigkeit erkennbar wird. Im allgemeinen heilen ja die durch den akuten Anfall gesetzten entzündlichen Veränderungen wieder vollkommen ab, es erfolgt eine vollkommene institutio ad integrum; das kann auch der Fall sein bei vielmals wiederholten Anfällen. Es ist von vielen Gichtkranken berichtet worden und auch ich kenne eine große Zahl, die bis ins hohe Alter hinein trotz vieler Gichtanfälle nicht die geringsten Spuren von Veränderungen an den Extremitäten zeigen. Aber in manchen Fällen pflegen zu irgendeiner Zeit die akuten Gichtanfälle nicht mehr vollkommen auszuheilen. An gleicher Stelle erfolgen neue Anfälle in schneller Folge, und zwar monatelang, ja jahrelang ohne Abheilung Dann kann es zu bleibenden charakteristischen Veränderungen in der Umgebung des Gelenkes kommen; die Gelenkbänder sind verdickt, die Haut darüber ist bläulich rot verfärbt, das ganze Gebiet ist schmerzhaft, manchmal besteht ein Erguß in der Gelenkhöhle.

Zu diesen chronisch entzündlichen Veränderungen treten nun häufig Ablagerungen von Mononatriumurat. Aus vielfältigen Beobachtungen wissen wir, daß einfache Ablagerungen auf der Knorpelfläche des Gelenkes zunächst keinerlei Beschwerden zu machen brauchen. Bei passiven Bewegungen, hauptsächlich des Kniegelenks, fühlt man bei Gichtkranken ein *feines Reiben oder Knirschen.* Es ist möglich, daß dieses Knirschen durch Uratablagerungen verursacht wird.

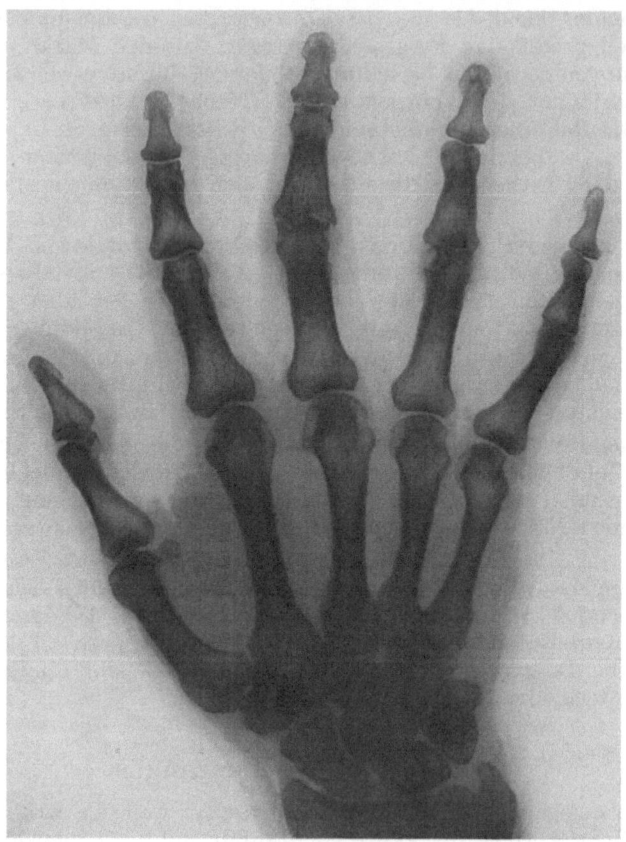

Abb. 13. Gichthand des Patienten H. Verschmälerung der Gelenkspalten im Mittelgelenk des atrophischen 3. und 4. Fingers. In der Grundphalange des Digiti IV seitlich scharf gestanzter Lochdefekt. In dem Knochen in der Nähe der befallenen Gelenke feine Anschwellungen.

Wenn aber GOLDSCHEIDER meint, daß dieses Zeichen für Gicht typisch ist, so muß dem entgegengehalten werden, daß nach vielfältiger Erfahrung ein gleiches Knirschen auch bei sicher gelenkrheumatischer Erkrankung festzustellen ist. Es ist nicht allzu selten, daß bei der Sektion Ablagerungen von Urat im Gelenk gefunden werden, die niemals Beschwerden gemacht haben. Die Tophi können aber wachsen, sich in der Umgebung des Gelenkes, in den Bändern, Ligamenten, Sehnen, im Knochenmark und Knochen lokalisieren und dieses durch buckelige Vortreibungen und merkwürdige Verzerrungen verunstalten. Am Knorpelrand bilden sich knöcherne Randwucherungen, Exostosen.

So entwickelt sich das charakteristische Bild der Gichthand oder des Gichtfußes. Es sind ja vornehmlich die Fingergelenke und die Zehengelenke an denen der geschilderte Krankheitsprozeß abläuft. Seltener sind die größeren Gelenke, Hand- und Sprung-, Ellenbogen- nnd Kniegelenke in der beschriebenen Weise verunstaltet. Am seltensten sind Veränderungen am Schulter- und Hüftgelenk gefunden worden (s. Abb. 15 u. 17).

Erstaunlich ist wie bei den erkrankten Gelenken im Gegensatz zu anderen arthritischen Prozessen die Funktion in hohem Grade erhalten bleibt. Die verunstalteten Finger vermögen feinere Verrichtungen zu erfüllen; so war Klavierspiel bei einem meiner Patienten ganz gut möglich. Gleich gute Funktionstüchtigkeit zeigen häufig auch stark verunstaltete Füße. Man hat von einem Tänzer mit stark deformierten Gichtfüßen berichtet, der in anfallsfreien Zeiten seinen Beruf sehr gut versah. Ich selbst kenne einen Stadtreisenden, der in anfallsfreien Zeiten mit ähnlichen Gichtfüßen sehr gut laufen konnte. Derartige Leistungen sind bei arthritischen Prozessen anderer Ursache kaum möglich.

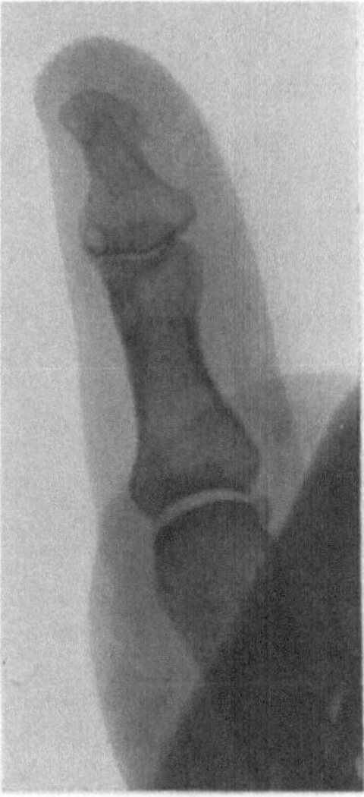

Abb. 14. Lochdefekt an der Basis der Entphalanx des Daumens bei typischer Polyarthritis chronica progressiva.
(Siehe auch Abb. S. 30.)

Wesentlich verschieden von den eben beschriebenen Gelenkveränderungen und ganz uncharakteristisch sind jene, wie ich sie in dem Kapitel über anomale Gicht erwähnt habe. Sie sind an sich sehr selten und in ihrem äußeren Bild nicht zu unterscheiden von chronisch arthritischen Prozessen, etwa von der Polyarthritis chronica und ihren verschiedenen Formen oder auch manchmal von der Arthritis deformans. In vielen Fällen handelt es sich hier zweifellos um eine Erkrankung nicht gichtischer Ursache; in den wenigen Fällen, wo ein

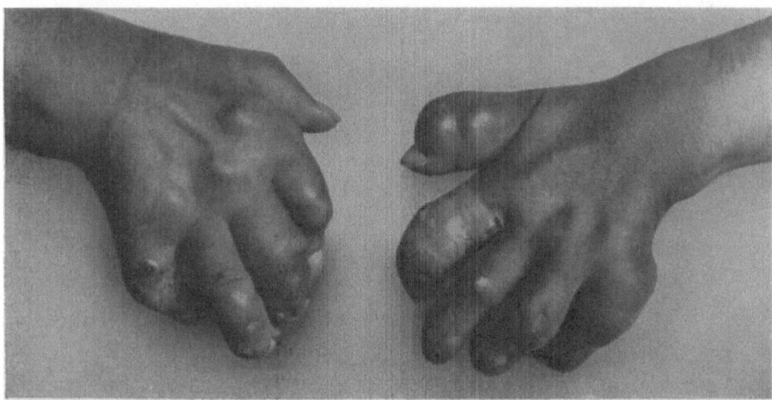

Abb. 15. Gichthände des Patienten K.

Zusammenhang mit der Gicht zu bestehen scheint, müssen sie angesehen werden als das Ergebnis einer Schädigung durch die gichtische Noxe bei einer hierfür gegebenen Konstitution.

Das *Röntgenbild* vermittelt uns bei der Gicht nicht allzuweitgehende Einblicke. Das Mononatriumurat ist ein Körper der aus Atomen sehr niederen Atomgewichts

zusammengesetzt ist, so daß es bei der Photographie kaum zu einer Kontrast-
bildung kommt.

So sieht man bei dem Bilde eines Gelenkes, dessen Knorpelüberzug mit

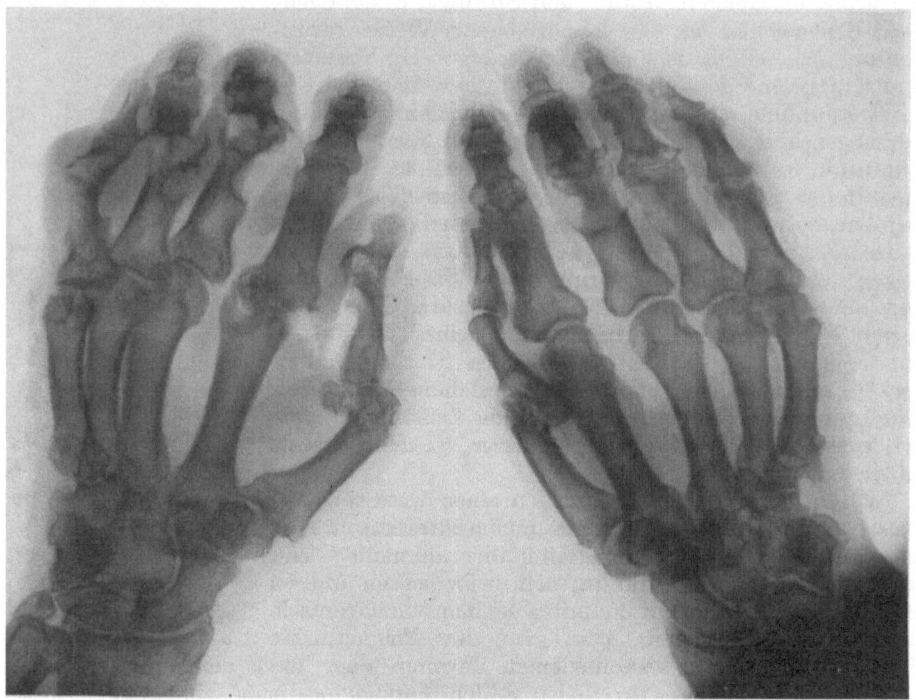

Abb. 16. Röntgenbild der Hände des Patienten K.

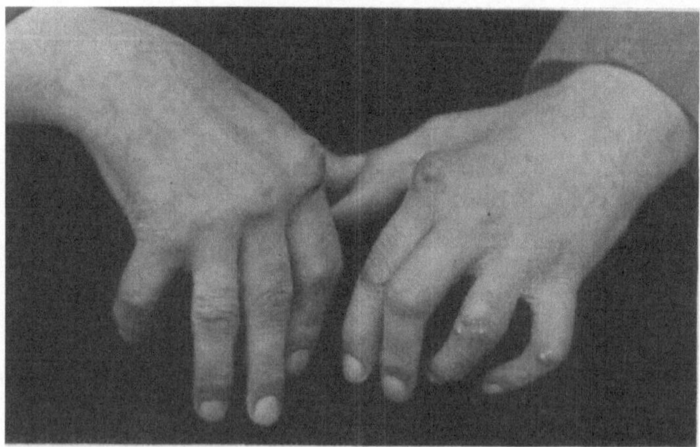

Abb. 17. Gichthände des Patienten v. F.

Urat inkrustiert ist, nichts Besonderes; selbst nicht bei allzu großen Ablagerungen
im umgebenden Gewebe.

Erst wenn Veränderungen am *Knochen* auftreten oder die Ablagerungen
größere Ausmessungen annehmen, ergeben sich charakteristische Bilder (Abb. 13,
16, 18 u. 19).

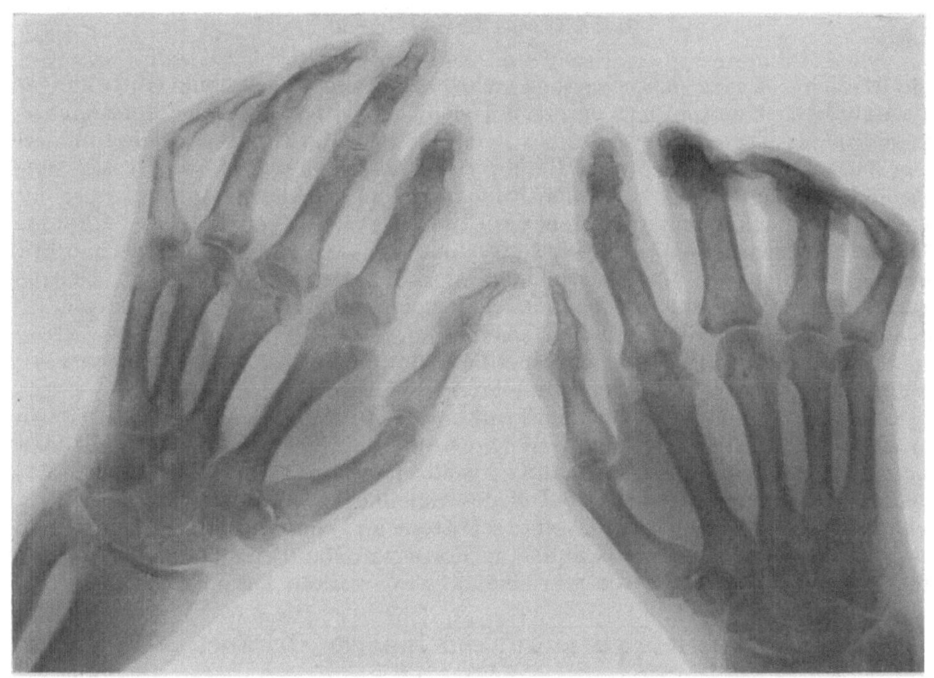

Abb. 18. Röntgenbild von den Händen des Patienten v. F.

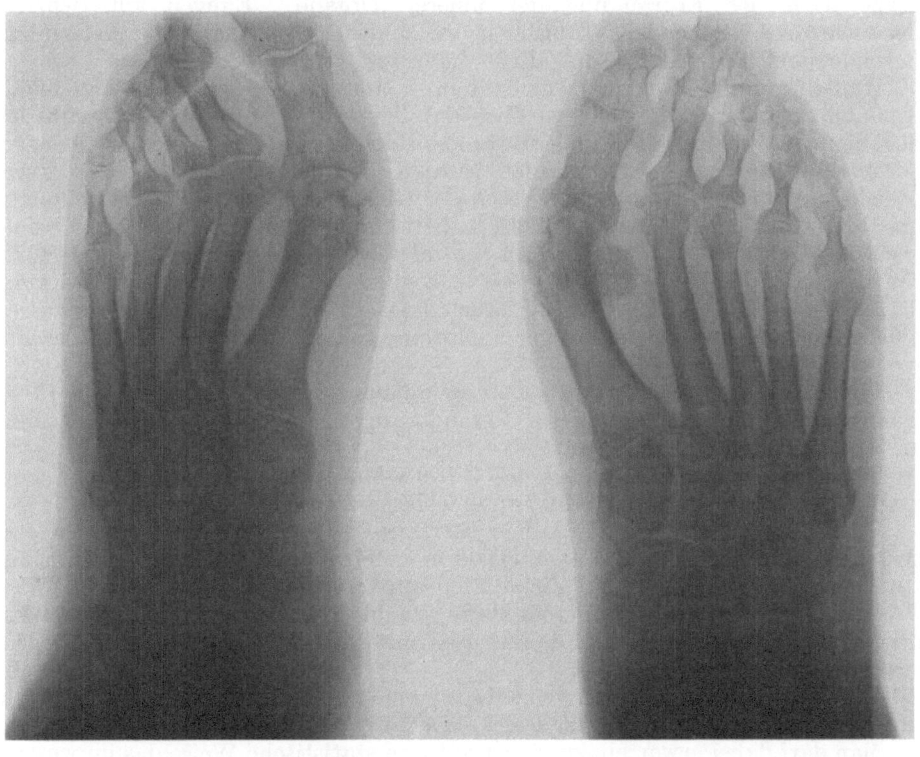

Abb. 19. Röntgenbild von den Füßen des Patienten v. F.

Man sieht dann im *Knochengebiet* mehr oder weniger kreisrunde Aufhellungen mit dunklerer Umrandung; manchmal sieht man auch seitliche Lochdefekte; sie stellen die Urateinbrüche in den Knochen und Markraum dar, die dunklere Zone entspricht der Zone der Bildung von Calciumurat. Diese „Cysten- und Lochdefektbildung" hat man spezifisch für Gicht erklärt (MUNK u. a.); wir wissen heute, insbesondere durch die Untersuchungen von KREBS, AMELUNG, B. SCHMIDT u. a., daß diese sog. „Cysten" der Lochdefekte keine Charakteristica für Gicht sind, sondern auch vorkommen bei chronischen Gelenkerkrankungen insbesondere bei den deformierenden Formen, die mit Gicht in keinem Zusammenhang stehen (Abb. 13 u. 14).

Ablagerungen im Gewebe von einer bestimmten Größe an zeigen eine gewisse, wenn auch unbestimmte Schattenbildung (s. Abb. 16).

Das Röntgenbild von Gelenkerkrankungen chronisch arthritischer Art, wie sie vielfach beschrieben worden sind und wovon ich einige Fälle mitgeteilt habe (s. S. 10), ergibt in keiner Beziehung irgend etwas Spezifisches für Gicht. Man sieht hier, sofern der knöcherne Teil des Gelenkes überhaupt erkrankt ist, die bekannten Aufhellungen des Knochenschattens und die produktiven und regressiven Prozesse an den Gelenkköpfen in Form von Randwülsten manchmal mit einer aufgehellten Partie, die wie eine „Cyste" wirken kann (Abb. 14).

4. Die Erkrankungen innerer Organe.

a) Pathologische Anatomie.

Wenn ein Gebiet in der Gichtlehre umstritten und unklar ist, so ist es die Frage nach der Erkrankung der inneren Organe. Einigen auf richtiger Beobachtung beruhenden Tatsachen steht viel Hypothetisches gegenüber. Besonders reich hieran ist die ältere Literatur

Hinzu kommt, daß man nicht immer auseinander gehalten hat lokale Schädigungen durch den akuten Gichtanfall und die Tophusbildung von den Schädigungen, die durch die Gichtkrankheit als solche, wir können auch sagen, durch die Gichtnoxe, hervorgerufen wurden. Schuld daran sind auch unsre unsicheren Kenntnisse über das Wesen der Gicht. Hypothetische Vorstellungen über diese bedingen unweigerlich hypothetische Vorstellungen über ihre Folgeerscheinungen. Ich erinnere nur an die maßlosen Übertreibungen eines HAIG, der fast alle Krankheiten auf die an sich ebenfalls hypothetische Giftwirkung der Harnsäure zurückführen wollte. Auch die GOLDSCHEIDERschen Vorstellungen hinsichtlich der Deutung klinischer Symptome gehen, wie schon auf S. 9 gezeigt, viel zu weit.

Wollen wir diese Fehler vermeiden, so müssen wir zunächst einmal die Frage diskutieren, welche tatsächlichen Veränderungen die pathologische Anatomie an den inneren Organen kennt.

Man weiß schon lange, daß der Zirkulationsapparat bei manchen Gichtkranken schwer geschädigt sein kann, insbesondere die Niere.

Gerade dieses Organ hat, seitdem EBSTEIN den Begriff der Nierengicht aufgestellt hat, zu immer erneutem Studium geführt. Aber die Zusammenhänge zwischen Gichtkrankheit und Zirkulationsapparat blieben doch noch in vielen Punkten unklar. In noch höherem Maße gilt das von anderen inneren Organen, dem Magen-Darm, der Leber, den Drüsen mit innerer Sekretion, dem Nervensystem.

Ich habe nun den Versuch gemacht, zu einem exakteren Wissen zu gelangen durch das Studium der Frage, *woran eigentlich die Gichtkranken sterben.*

Man darf dabei erwarten, zunächst auf rein statistische Weise das im wesentlichen beteiligte Organ zu erkennen. Das Studium der makro- und mikroskopischen Ergebnisse der Obduktion im Vergleich mit der Krankengeschichte muß dann weiteren Aufschluß über die Art der betreffenden Organerkrankung geben, ihren Beginn, Verlauf und Endzustand. Besonders wertvoll werden eigene Beobachtungen am Kranken sein, die Jahre hindurch unter eigener ärztlicher Kontrolle standen und dann zum Exitus kamen.

Soweit wir das Schrifttum übersehen, ist der Frage, woran eigentlich der Gichtkranke stirbt, nirgends besondere Aufmerksamkeit geschenkt worden. Immerhin finden wir bei den alten Autoren, von denen es dann manchmal die späteren übernommen haben, einige genauere Angaben, die sich teils auf Beobachtungen am Kranken, teils allerdings auch schon auf Sektionsergebnisse stützen.

SCUDAMORE schreibt, es sei bekannt, „daß die Gichtkranken bisweilen Schlagflüsse treffen, welche entweder mit dem Tode oder Lähmung enden". Bei CANTANI finden sich die Worte: „Sobald ein Gichtkranker infolge von Atheromasie der Cerebralarterien an Apoplexie wegen cerebraler Hämorrhagie stirbt, müssen wir sagen, daß bei ihm leicht eine cerebrale Hämorrhagie auftreten konnte, weil die Gicht zur Atheromasie der Arterien, und zwar zu einer *frühzeitigen disponiere*, welche wiederum bekanntlich leicht zur Hämorrhagie führe. Größtenteils sind jene Anfälle von Herzasthma und Angina pectoris oder Stenokardie, an denen die Gichtkranken so oft zugrunde gehen, die Folge von Hypertrophie oder fettiger Degeneration des Herzmuskels mit oder ohne Atherose der Coronararterien. Auch jene Fälle von Ruptur des Herzens, welche der Gicht zugeschrieben werden, sind einzig und allein von jener Herzhypertrophie mit Dilatation abhängig, die von den Klinikern fettige Degeneration (Fettherz) genannt wird, eine Hypertrophie mit Verdünnung der Wände und fettiger Degeneration der Muskelfaser. Unter den anatomischen Läsionen, welche der cerebralen Gicht zugeschrieben werden, würde die häufigste die gichtische Apoplexie sein, welche bisweilen auf plötzliche Weise töten würde." EBSTEIN äußert sich in der Besprechung der Todesursachen und zitiert STOKES, der ausdrücklich der Dilatatio cordis gedenkt, infolge derer die Kranken in einem schweren Gichtanfalle, an sog. Gicht im Herzen, aber auch häufig an Hydrops sterben. Ferner führt MINKOWSKI an, daß STOKES mit Bezug auf die rasch tödlich verlaufenden Fälle, welche als Gicht des Herzens bezeichnet werden, meint: „Der Kranke stirbt nicht an der Gicht des Herzens, sondern an der schlechten Behandlung der Gicht, und die Ursache seines Todes ist der übersehene Schwächezustand seines Herzens." MINKOWSKI selbst nimmt eine direkte Einwirkung der gichtischen Schädlichkeit auf Herz und Gefäße an. Auch CHARCOT sagt: Man hat es miterlebt, daß Gichtkranke einen Herztod sterben. Genauer gibt er später an, daß QUAIN 83 Fälle von fettiger Degeneration des Herzmuskels zusammengestellt habe, wobei der Tod 54 mal unerwartet, 28 mal durch Ruptur des Herzens und 26 mal durch Synkope eingetreten sei; mehrere dieser Beobachtungen seien bei Gichtkranken gemacht worden. Es sei offenbar, daß zahlreiche Fälle, bei denen der Tod der Herzgicht zugeschrieben würde, nur Fälle von fettiger Degeneration dieses Organes seien.

Die einzige Arbeit, die sich mit Sektionsergebnissen bei Gichtkranken beschäftigt und ausgesprochene pathologische Veränderungen bei Gichtkranken bespricht, stammt von NORMAN MOORE. NORMAN MOORE hat bei seinen Sektionen auffallend starke atheromatöse Degenerationen des Gefäßsystems oder wenigstens einzelner Gefäßgebiete in 67,5% ausdrücklich erwähnt. Auch schon bei jüngeren Individuen waren vorgeschrittene arteriosklerotische Veränderungen vorhanden.

Im Alter 20—40 Jahre unter 16 Fällen 8 Arteriosklerosen = 47%
„ „ 40—60 „ „ 46 „ 32 „ = 79%
„ „ 60—80 „ „ 15 „ 14 „ = 93%

Wenn auch aus den an sich spärlichen Literaturbefunden unzweifelhaft hervorgeht, daß bei Gichtkranken Herz- und Gefäßerkrankungen auffallend häufig sind, so sind doch die Unterlagen ungenügend, um daraus für die Todesursachen allgemeine Schlüsse zu ziehen.

Ich selbst hatte Gelegenheit, eine große Zahl von Gichtkranken in den letzten 15 Jahren zu untersuchen und ihren Lebensverlauf zu beobachten. Von diesen sind 8 verstorben. Dabei zeigte sich, daß die Kreislauforgane für Lebensdauer und Todesursache entscheidende Bedeutung hatten.

Sechs Patienten verstarben an einer Herz- bzw. Gefäßerkrankung, zwei an Speiseröhrenkrebs. Aber auch bei diesen beiden Patienten hat schon längere Zeit vor dem Tode klinisch eine Erkrankung des Herzens und der Niere festgestellt werden können; in dem einen Falle war eine Sektion möglich, die die klinische Beobachtung vollkommen bestätigte.

Im Zusammenhang mit diesen Fragen erschien es mir von Interesse, einmal das *Verhalten des Blutdruckes* bei Gichtkranken zu überprüfen. Die Literatur ergibt spärliches Material. Es liegt aus früherer Zeit (1905) nur eine Angabe von F. GEISBÖCK vor, der bei seinen untersuchten Gichtkranken *normale* Blutdruckwerte feststellte. Dieser Befund ist von späteren Autoren wiederholt ohne Nachprüfung übernommen worden und steht mit *Einzel*beobachtungen anderer Autoren im Widerspruch.

Ich verfüge über 78 genau untersuchte und *dauernd* kontrollierte *typische* Gichtkranke: akuter Anfall, Tophi. (Andere Zeichen, wie Hyperurikämie, sog, „*typische* Röntgenbilder", feines Knirschen im Kniegelenk, werden nicht anerkannt.)

Bei allen wurde der Blutdruck gemessen, bei 17 von ihnen konnte er zum Teil Jahre hindurch verfolgt werden.

Es hatten von den 78 Fällen (ausschließlich Männer) bei der ersten Untersuchung 31, also rund 40%, eine Hypertonie. Wir gewinnen eine größere Anschaulichkeit und einen tieferen Einblick, wenn wir eine Ordnung nach dem Lebensalter vornehmen:

Lebensalter	20—30	30—40	40—50	50—60	60—70	70—80 Jahre
ohne Steigerung . . .	1	7	11	15	5	1 „
mit „ . . .	—	—	6	19	13	1 „

Wir sehen, wie bereits im 5. Lebensjahrzehnt die Hypertonien beginnen, im 6. Lebensjahrzehnt bereits überwiegen. Von diesen 31 Patienten haben nur 5 Albuminurie, 3 des 6. Jahrzehnts und 2 des 7. Jahrzehnts.

Besonders Interesse beanspruchen jene 17 Kranke, die wir zum Teil über Jahre hindurch beobachten konnten. Von diesen hatten bei der *ersten* Untersuchung 12 normale Werte, 5 eine Hypertonie. *Von diesen 12 Kranken mit normalen Werten entwickelte sich in der Beobachtungszeit bei 7 eine sich allmählich steigernde Hypertonie.*

Aus unseren Beobachtungen erscheint uns hinreichend erwiesen, daß bei Gichtkranken die Hypertonie ohne nachweisbare Nierenerkrankung eine auffallend häufige und frühe Erscheinung ist.

Es soll hier nicht auf das schwierige Problem der Hypertonie, ihre Ursachen und ihre Bewertung eingegangen werden. Sie ist aber doch zweifellos als Ausdruck einer Erkrankung der Kreislauforgane anzusehen, sei diese nun in bestimmten Anfangsstadien zunächst rein funktionell oder in weiterem Verlauf durch morphologisch nachweisbare Gefäßveränderungen bedingt.

Eine Ergänzung unserer eigenen Beobachtungen und Ergebnisse durfte ich durch das Studium möglichst vieler Sektionsprotokolle von verstorbenen Gichtkranken erhoffen, die ich in Gemeinschaft mit meinem Schüler HOLZMANN durchführte. Unsere Absicht, dieses Studium durch Vergleichung mit etwaigen vorhandenen Krankengeschichten zu vervollständigen, scheiterte leider an technischen, nicht zu überwindenden Schwierigkeiten. Wir haben nun das Sektionsmaterial der Charité zu Berlin von 1901—1925 durchgesehen (32 089 Sektionen).

Verarbeitet wurden 77 Fälle, und zwar nur solche, bei denen die Diagnose „Gicht" durch den Befund harnsaurer Ablagerungen in den *Gelenken* hinreichend gesichert erschien. Es schieden vor allem Fälle aus von sog. „Nierengicht" (137 Fälle), weil Ablagerungen von Urat in den Nieren auch bei anderen Krankheiten, die nichts mit Gicht zu tun haben, wie bei primärer Nierenkrankheit, bei Leukämie, bei Bleivergiftung vorkommen können.

Ordnen wir zunächst die Fälle nach der vom Obduzenten angegebenen unmittelbaren Todesursache, so finden wir unter den 77 Sektionen:

Geschwülste . . . . 8 mal
Erkrankungen der Luftwege . . . . 5 „
Tuberkulöse Erkrankungen mit tödlichem Ausgang 7 „
Operative Fälle (Hernien, Unfälle usw.) . . . . . . 4 „
Leukämie . . . . 1 „
Darmerkrankungen . . . . 2 „
Leber . . . . 3 „
Sepsis . . . . 3 „
Lues . . . . 1 „

Zusammen ergibt das 36 Fälle, d. h. rund die Hälfte der Fälle. Diesen stehen gegenüber:

Schrumpfniere . . . . 16 mal
Herz- und Gefäßerkrankungen . . . . 22 „

darunter 11 Apoplexien. Bleivergiftung 1 mal.

Nur bei 2 Kranken ist als Todesursache „Gicht" angegeben.

Hierbei ist im höchsten Grade auffällig, daß in $50^0/_0$ Herz- oder Niereninsuffizienz, wobei die Nierenerkrankung ausnahmslos durch eine Schrumpfniere bedingt wird, den Tod herbeiführten.

Das genauere Studium der Protokolle ergibt, daß die Ursache der Herzinsuffizienz fast ausnahmslos *Gefäß*erkrankungen sind. Die Schrumpfniere der Gicht, das wissen wir heute, ist der Endzustand einer Nierengefäßerkrankung.

Damit traten die *Gefäßerkrankungen* in den Horizont unserer Aufmerksamkeit. Wir mußten also der Frage nachgehen: Wie oft wurden bei den verstorbenen Gichtkranken überhaupt Veränderungen am Gefäßapparat vom Obduzenten aufgezeichnet, welcher Art sind sie und wie ist ihre Abhängigkeit vom Lebensalter.

Sehen wir die Sektionsprotokolle zunächst daraufhin durch, wie häufig der Obduzent Herz-, Gefäß- und Nierenveränderungen oder eines von diesen gefunden hat, so stellen wir die bemerkenswerte Tatsache fest, daß dies *ausnahmslos* bei jedem verstorbenen Gichtkranken der Fall ist, einschließlich jener $50^0/_0$, die an interkurrenten Krankheiten zugrunde gegangen sind.

Dieses grob statistische Ergebnis bedarf naturgemäß einer Auflösung nach gewissen Gruppen und Richtlinien.

Wir erkennen alsbald, daß sich zwei große Gruppen bilden lassen, Gruppe 1, bei der die Gefäßerkrankung der Niere, Gruppe 2, bei der die Gefäßerkrankung des übrigen Körpers und des Herzens im Vordergrunde steht. Die Vermittlung zwischen beiden Gruppen geben jene Fälle ab, bei denen anscheinend Körper- und Nierenblutgefäße gleichmäßig erkrankt sind. Gewissermaßen an den beiden Polen stehen Fälle, bei denen nur eine Nierengefäßerkrankung bzw. nur eine Herz- und Gefäßerkrankung *ohne* Beteiligung der Niere gefunden wurde.

Drei Fälle von Gicht und Lues (32, 33 und 34 der Tabelle) müssen wir aus unserer statistischen Betrachtung herausnehmen, weil hier die Gefäßerkrankungen ausdrücklich als luesch bezeichnet wurden. Ein gleiches gilt von dem einen Fall von Bleivergiftung (27 der Tabelle). Wie weit das Blei, wie weit die Gicht die Gefäße geschädigt hat, ist naturgemäß nicht zu entscheiden. Wir wollen auch den einen Fall von Leukämie nicht mitrechnen (6 der Tabelle), weil erfahrungsgemäß bei dieser Krankheit Ablagerungen von harnsaurem Natron erfolgen können, ohne daß Gicht vorzuliegen braucht.

Dieser Einteilung entsprechend haben wir nun die Sektionsergebnisse bei den 77 Gichtfällen tabellarisch geordnet. Die Protokolle bringen wir wegen ihres Umfanges nicht zum Abdruck.

Die folgende Tabelle bringt nun aneinandergereiht sämtliche Sektionsfälle von Gichtkranken der Charité aus den Jahren 1901—1925. In der ersten Rubrik steht das Lebensalter des Verstorbenen. Die ersten 5 Stäbe enthalten die Veränderungen des Herz- und Gefäßsystems, und zwar erstens Sklerose mit den Unterabteilungen „Coronargebiet" und „allgemeines Gefäßgebiet", zweitens Myokarditis mit den Unterabteilungen, „fettige Degeneration" und „Schwielen", drittens Endokarditis mit „Aorten"- und „Mitralklappen", viertens sind Größenveränderungen des Herzens im Sinne der Hypertrophie oder Dilatation angegeben. Im 6. Stab sind die Nierenerkrankungen vermerkt. Stab 7 gibt das Bestehen einer Arthritis urica, Stab 8 vorhandene gichtige Tophi an.

Die +-Zeichen bedeuten pathologische Veränderungen in mittlerem Ausmaße, ++ in hohem Grad bei vorliegendem Fall.

1. Nur Nierengefäßerkrankung.

Alter in Jahren	Todesursache	Sklerose		Myokard.		Endokard.		Hypertrophie	Dilatation	Nieren-schädigung	Arthritis urica	Tophi	
		Gefäße	Kranzgebiet	Fettige Degen.	Schwielen	Aorta	Mitralis						
52	Oesophagus-Ca.									+	+		1. Fall
70	Bronchitis									+	+		2. „
54	Phthise									+	++		3. „
55	Miliartbc.									+	+		4. „
65	„									+	+		5. „

2. Blutgefäßerkrankung sowohl an der Niere wie an den übrigen Gefäßen und am Herzen, wobei die Nierengefäßerkrankungen aber stark hervortreten.

Alter in Jahren	Todesursache	Gefäße	Kranzgebiet	Fettige Degen.	Schwielen	Aorta	Mitralis	Hypertrophie	Dilatation	Nieren-schädigung	Arthritis urica	Tophi	
46	Leukämie			+		+		+		+	+		6. Fall
55	Unfall	+								+	++	++	7. „
64	Gicht	+				+	+			+	++	+	8. „
68	Lebercirrhose	++	+		+			++ l.		+	+		9. „
70	Blasen-Ca.								+ r.	+	+		10. „
65	Hernie					+	++	+		+	++		11. „
35	Schrumpfniere	+						++	++	+	+		12. „
42	„	+						+ l.	+ l.	+	+		13. „
42	„							+ l.		+	+		14. „
43	„					+		+		+	+		15. „
46	„							++		+	+		16. „
50	„	+	++	+		+		++ l. + r.	+	+	+		17. „
50	„				+			+ l.		+	+		18. „
52	„	++						++ l.	+ r.	+	+		19. „
53	„	++	+		+			++	++ r.	+	+	+	20. „
54	„					+		+		+	+		21. „
55	„	+						+ r.		+	+		22. „
55	„	+				+		+ l.		+	+		23. „
56	„					+		+		+	++		24. „
57	„	+	+			+		++	+	+	+		25. „
62	„							+		+	+		26. „
51	Schrumpfniere (Blei)							+	+	+	+		27. „

Alter in Jahren	Todesursache	Sklerose: Gefäße	Sklerose: Kranzgebiet	Myokard.: Fettige Degen	Myokard.: Schwielen	Endokard.: Aorta	Endokard.: Mitralis	Hypertrophie	Dilatation	Nierenschädigung	Arthritis urica	Tophi	Fall

3. Keine Nierengefäßerkrankungen, nur sonstige Gefäß- und Herzerkrankung.

Alter in Jahren	Todesursache	Sklerose: Gefäße	Sklerose: Kranzgebiet	Myokard.: Fettige Degen	Myokard.: Schwielen	Endokard.: Aorta	Endokard.: Mitralis	Hypertrophie	Dilatation	Nierenschädigung	Arthritis urica	Tophi	Fall
49	Phthise	+									+	+	28. Fall
63	Herzklappenfehler	+					+	+	++		+		29. „
67	Herzmuskelentartung	++	++		++						+	+	30. „
80	Apoplexie	++									+		31. „

4. Fälle von Gicht und Lues.

Alter in Jahren	Todesursache	Sklerose: Gefäße	Sklerose: Kranzgebiet	Myokard.: Fettige Degen	Myokard.: Schwielen	Endokard.: Aorta	Endokard.: Mitralis	Hypertrophie	Dilatation	Nierenschädigung	Arthritis urica	Tophi	Fall
42	Lues		++	++		+		+ r.	+ r.		+		32. Fall
52	„		+	+		+	+	+	+		+		33. „
62	„		+	++		+		++ r.	+ r.	+	++	+	34. „

5. Blutgefäßerkrankung sowohl an den Nieren wie an den übrigen Gefäßen und am Herzen, wobei aber die Körpergefäß- und Herzerkrankungen stark hervortreten.

Alter in Jahren	Todesursache	Sklerose: Gefäße	Sklerose: Kranzgebiet	Myokard.: Fettige Degen	Myokard.: Schwielen	Endokard.: Aorta	Endokard.: Mitralis	Hypertrophie	Dilatation	Nierenschädigung	Arthritis urica	Tophi	Fall
44	Endokarditis	+	+	+	+	+	+	+		+	+		35. Fall
48	Sepsis	+	+	+			+	+ l.		+	+		36. „
50	Pneumonie	+	+	+				+	+	+	+		37. „
52	Idiopathische Herzhypertrophie	+	++					++	++	+	++		38. „
59	Ureter-Carcinom	+								+	+	+	39. „
60	Otitis media	++	++					+ l.		+	+		40. „
60	Kolitis	+	+							+	++	+	41. „
60	Unfall	++	+	+	+			+		+	+		42. „
62	Gicht	+	++		++	+	++			++	+		43. „
79	Bronchitis	+		+				+	+	+	+		44. „
68	Apoplexie	+			+			+		+ l.	+		45. „
70	„	+		+	+	+	+	+	+	+	+		46. „
77	„	+								+	+		47. „
52	„	+	+					+		+	+		48. „

6. Blutgefäßerkrankungen, wobei Nierengefäße und die übrigen Gefäße sowie Herz etwa gleichstark betroffen sind.

Alter in Jahren	Todesursache	Sklerose: Gefäße	Sklerose: Kranzgebiet	Myokard.: Fettige Degen	Myokard.: Schwielen	Endokard.: Aorta	Endokard.: Mitralis	Hypertrophie	Dilatation	Nierenschädigung	Arthritis urica	Tophi	Fall
56	Phthise	+		+				+ l.		+	+	+	49. Fall
56	Lebercirrhose	+	+	+		+	+	+		+	+		50. „
56	Oesophag.-Carcinom	+			+			+		+	+		51. „
57	Kolitis	+	++			+	+			+	++	++	52. „
59	Pleuritis	+	+							+		+	53. „
59	Herzerkrankung	+						++ l.	+	+	+		54. „
61	Hernie	++								+	+		55. „
63	Phthise	+						+		+	+		56. „
66	Erysipel	+	++			+		+	+	+	+		57. „
67	Larynx-Carcinom	+	+		+	+	+	+ l.	+ l.	+	+		58. „
69	Lebercirrhose	+			+					+	++		59. „
70	Phthise	+								+	+		60. „
73	Larynx-Carcinom	+	+	+						+	+		61. „
44	Arteriosklerose	+						++	++	+	+		62. „
52	„	+						+ l.	+ l.	+	+		63. „
53	„	+			+	+	+	++	++	+	+		64. „
55	„	+						++	++	+	+		65. „
59	„	+	+		+			+		+	+		66. „
62	„	+			+	+				+	+		67. „
63	„	+	++		+			++ l.		+	+		68. „
65	„	++			+		+	+		+	++		69. „
68	„	+	+		+	+	+	++ l.		+	+		70. „
71	„	+						+	+	+	+		71. „
83	„	++	+							+	+		72. „
48	Bleivergiftung	+	+					+	+	+	+		73. „

Alter in Jahren	Todesursache	Sklerose		Myokard.		Endokard.		Hyper-trophie	Dilatation	Nieren-schädigung	Arthritis urica	Tophi	
		Gefäße	Kranz-gebiet	Fettige Degen.	Schwie-len	Aorta	Mitralis						
51	Herzerkrankung . .		+		+			++		+	+		74. Fall
56	Oesophagus-Ca.. . .			+					+	+	+		75. „
67	Sarkom			+						+	+		76. „
50	Bronchitis					+		+		+	+		77. „

7. Blutgefäßerkrankungen, wobei aber neben der Erkrankung der Nierengefäße Myokardschädigungen hervortreten.

Wir sind uns dessen sehr wohl bewußt, daß derartige tabellarische Zusammenstellungen niemals den Inhalt des pathologisch-anatomischen Geschehens in vollkommener Klarheit wiedergeben können. Sie zwingen der Einzwängung in die Rubriken zu Liebe zu einer nicht gewollten Schematisierung. Wir haben durch strenge Kritik eine solche nach Möglichkeit zu vermeiden gesucht.

Wir wissen auch, daß die Sektionsprotokolle nicht immer den wahren Status in aller Vollständigkeit wiedergeben; das gilt häufig von den Sektionen aus den ersten Jahrzehnten. Jene des letzten Jahrzehnts sind viel umfassender und ausführlicher.

Stellen wir nunmehr nach den vorher erörterten Gesichtspunkten unsere in der Tabelle aufgeführten Fälle zahlenmäßig zusammen, so ergibt sich folgendes Bild:

1. Es hatten nur *Nierengefäßerkrankung*, keinerlei sonstige Gefäß- und Herzerkrankung . . . . 5 Fälle (1—5)
2. Es hatten Blutgefäßerkrankung sowohl an *der Niere, wie an den übrigen Gefäßen und am Herzen*, wobei die *Nierengefäßerkrankungen aber stark hervortraten* (ausgesprochene Schrumpfniere) . . . . . 20 „ (7—26)
3. Es hatten Blutgefäßerkrankungen, sowohl *an den Nieren wie an den übrigen Gefäßen und am Herzen, wobei aber die Körper-, Gefäß- und Herzerkrankungen stark hervortraten* . . . . 14 „ (35—48)
4. Es hatten Blutgefäßerkrankungen, wobei *Nierengefäße und die übrigen Gefäße sowie Herz etwa gleich stark betroffen waren* . . . . 24 „ (49—73)
5. Es hatten Blutgefäßerkrankung, wobei aber *neben der Erkrankung der Nierengefäße Myokardschädigungen* hervortraten . . . . 4 „ (74—77)
6. Es hatten *keine Nierengefäßveränderungen* (auch sonst keine Nierenschädigung) aber sonstige *Gefäß- und Herzerkrankungen* . . . . . 4 „ (28—31)

Das Ergebnis unserer Untersuchungen ist die Feststellung, daß ausnahmslos bei allen zur Sektion gekommenen Gichtfällen als führende und sogar fast immer als einzigste pathologisch-anatomische Erkrankung — ganz allgemein ausgedrückt — eine Sklerose und Atheromatose der Blutgefäße, sei es an der Niere, sei es an den Gefäßen und am Herzen, oder an beiden Organsystemen zugleich gefunden wird.

Im folgenden soll nun gezeigt werden, welche Bedeutung dies Blutgefäßerkrankung für Schicksal und Lebensdauer des Gichtkranken hat.

Zunächst sei ganz allgemein festgestellt, wie alt hier unsere Gichtkranken wurden. Hierbei wollen wir jene Fälle herauslassen, die an interkurrenten Krankheiten zugrunde gingen. Es wäre zwar reizvoll, zu untersuchen, welchen Einfluß die Blutgefäßerkrankung auf den Ablauf der interkurrenten Krankheit hatte, doch führt diese Fragestellung uns zu weit aus dem Rahmen unserer Arbeit heraus.

Es kommen für unsere Betrachtung 43 Fälle in Frage.

Es starben zwischen 35—44 Jahren 6
  „   „   „   45—54   „ 13
  „   „   „   55—64   „ 13
  „   „   „   65—74   „ 7
  „   „   „   75—84   „ 4

Zwar überschreiten 4 Gichtkranke nach das 75. Lebensjahr, aber mehr als $^2/_3$ starben vor Beendigung des 65. Lebensjahres, und fast die Hälfte stirbt schon vor Erreichung des 55. Lebensjahres. Hiernach hat zweifellos die Gefäßsklerose bei der weitaus größeren Zahl unserer Fälle das Leben verkürzt.

Ein Vergleich der Lebensdauer mit der als Todesursache angegebenen Krankheit ergibt folgendes Bild:

Von den 19 Gichtkranken, die nur das 55. Lebensjahr erreichten, starben 11 an „Schrumpfniere" und 3 an Sklerose der Gefäße mit etwa gleich starker Nierengefäßerkrankung.

Von den 4 Fällen, bei denen der Obduzent *keinerlei* Nierenveränderungen fand, starb einer an *Phthise* mit 49 Jahren (er scheidet bei unserer Beobachtung wegen der interkurrenten Krankheit aus). Die übrigen 3 erreichten ein Alter von 63, 67 und 80 Jahren.

Wir erkennen, daß die Lebensdauer unserer Gichtkranken im wesentlichen von der ·Beteiligung der Blutgefäße der Nieren an der allgemeinen Gefäßerkrankung abhing, und wir dürfen auch im Hinblick auf eigene klinische Erfahrungen ganz allgemein folgern, daß die Manifestation einer gichtischen Nierengefäßerkrankung die Prognose für die Lebensdauer des Gichtkranken recht ernst gestaltet.

Es könnte noch gegen unsere Ergebnisse der Einwand erhoben werden, daß das Primäre bei einer Gicht immer eine Nierengefäßsklerose ist und die Gefäß- und Herzerkrankungen nur eine sekundäre Folgeerscheinung hiervon seien. Dagegen sprechen die zahlreichen, bereits in früherer Zeit mitgeteilten Befunde, nach denen bei zweifelsfreier Gicht die Niere gesund gefunden wurde und auch unsere 4 Fälle, die keine Nierensklerose, überhaupt keine Nierenschädigung hatten, und doch zum Teil sehr starke Gefäßsklerose aufwiesen, und die hohe Zahl von 42 Fällen, wo die Gefäßsklerose im Vordergrund stand oder doch in gleichem Ausmaß vorhanden war.

Doch noch wäre der Einwand möglich, daß die Gefäßsklerose eine einfache Alterserscheinung sei, da ja ein großer Teil unserer Fälle ein höheres Alter, über 60 Jahre, und 4 Fälle sogar ein Alter über 75 Jahre erreicht hätten.

Aber wir finden unter den 4 Fällen mit gesunder Niere einen an Phthise gestorbenen Mann von 49 Jahren mit lipoidsklerotischen Flecken in der Brust- und Bauchaorta und unter den 4 Fällen, bei denen die Nierenerkrankung gegenüber der Gefäßsklerose sehr zurücktritt, einen 44-, einen 48- und einen 50jährigen Mann mit Gefäßsklerose.

Dieser Befund läßt den Einwand nicht zu, die Gefäßsklerose der Körperarterien einfach als ordinäre Alterssklerose aufzufassen. Allerdings und glücklicherweise bedingt sie nicht derartig in den Stoffwechsel des Menschen einschneidende Funktionsstörungen, wie die gichtische Schrumpfniere; sie kann, wie unsere Statistik und vielfältige klinische Erfahrung zeigt, viele Jahre ertragen werden, aber in allen Fällen, die nicht an Schrumpfniere oder interkurrenter Krankheit zugrunde gingen, ist sie die Todesursache gewesen.

So starben an *Apoplexie* 5 Fälle, der Jüngste war 52 Jahre, der Älteste 80 Jahre, an *Arteriosklerose* 11 Fälle, der Jüngste war 44 Jahre, der Älteste 83 Jahre.

Wenn auch unsere Feststellungen in bisher nicht gekannter Weise den innigen Zusammenhang zwischen Gicht und Blutgefäßerkrankung aufgedeckt haben, so vermögen sie naturgemäß noch nichts über Spezifität und ursächliche Bedingtheit auszusagen.

Hinsichtlich der Spezifität vom pathologisch-anatomischen Standpunkt aus ist bisher nur das Verhalten der Nierengefäße studiert worden. Während die führenden Pathologanatomen eine Differenz zwischen gichtischer Nierensklerose und anderen Sklerosen nicht anerkennen, kommt in einer neueren Arbeit

BROGSITTER zu dem Ergebnis, daß das starke Hervortreten der entzündlichen Prozesse in den Nieren die Gichtniere (und auch der Bleiniere) bis zu einem gewissen Grade von anderen Schrumpfnieren sondert. Das kann aber doch nicht allgemeingültig sein. BROGSITTER hat nur Nieren von an Urämie gestorbenen Patienten untersucht. Wie sind aber die feineren pathologisch-anatomischen Veränderungen bei jenen Gichtkranken, wo klinisch (nach der Todesursache zu urteilen) und anatomisch die Nierenerkrankung nicht im Vordergrund stand? Zwar liegt hier auch eine Nierensklerose vor, aber ob auch diese den stark entzündlichen Einschlag hat, wie die Fälle von BROG-SITTER, ist jedenfalls nicht erwiesen. Ganz unbekannt ist es noch, ob die Gefäßsklerose der anderen Organe bei Gicht sich irgendwie pathologisch-anatomisch unterscheidet von der ordinären Arteriosklerose.

Es sei hier auch Stellung genommen zu der Gepflogenheit der pathologischen Anatomen, Schrumpfnieren, in denen Harnsäure abgelagert gefunden wird, als Gichtniere zu bezeichnen. Wir wissen heute, daß derartige Ablagerungen bei Nierenerkrankungen *ohne* Gicht vorkommen können. Es darf also nur eine Gichtniere angenommen werden, wenn klinisch Gichtanfälle beobachtet worden sind, da es zunächst keine sicheren morphologisch-spezifische Zeichen an der Niere gibt, die sie als gichtische Nierenerkrankung aus Erkrankungen anderer Ursachen heraushebt.

Die hier wiedergegebenen Untersuchungen haben das eine ganz eindeutig ergeben, daß die Gichtkrankheit vom pathologisch-anatomischen Gesichtspunkt aus in ihrer Einwirkung auf die inneren Organe eine Schädigung des *Blutgefäß-systems* zur Folge hat, wobei die Nierenblutgefäßerkrankung, die sog. „Gicht-niere", nur ein Teilsymptom ist, in ihren funktionellen Auswirkungen allerdings von ausschlaggebender Bedeutung für die Lebensdauer der Gichtkranken.

Es ist also abwegig, aus dem einheitlichen Komplex des pathologisch-anatomischen Geschehens ein einzelnes, wenn auch wichtiges, Syndrom herauszugreifen, und eine besondere Form der Gichtkrankheit, die Nierengicht, zu konstruieren, zumal jedes charakteristische *klinische* Element fehlt. Die alte Lehre EBSTEIN von dem selbstständigen Syndrom der Nierengicht, die in einigen Lehr- und Handbüchern (BRUGSCH, LICHTWITZ und STEINITZ) fortlebt, kann nicht anerkannt werden.

b) Die klinischen Krankheitserscheinungen.

Folgen wir manchen Lehr- und Handbüchern, so gibt es kaum ein inneres Organ, dessen funktionelle oder organische Erkrankung nicht irgendwie mit der Gichtkrankheit in Zusammenhang gebracht worden ist. Häufig ist es, wenn man versucht, bis zur Originalarbeit vorzudringen, so, daß ein Autor die Angaben von früheren übernommen hat, wobei aus Vermutungen des Originalautors oft Tatsachen des nächsten Autors wurden. Sichte ich die Angaben kritisch und bringe sie in Vergleich mit meinen eigenen Erfahrungen, so sind es fast ausschließlich Funktionsstörungen der *Kreislauforgane* und der *Niere*, die im Gefolge der Gicht zu klinisch wahrnehmbaren Krankheitserscheinungen führen. Das deckt sich ja auch mit den pathologisch-anatomischen Befunden. Sehr viel seltener und ausschließlich funktionell nachweisbar sind Störungen des Digestionsapparates, des Nervensystems, der Sinnesorgane, der Blutmorphologie. Bemerkenswert sind einige Veränderungen an den Fascien und der Haut, bei denen es aber zweifelhaft bleibt, ob die Gichtkrankheit als solche die Krankheitserscheinungen verursacht hat.

1. Kreislauforgane: Gichtkranke in jüngeren Jahren haben bis auf wenige Ausnahmen überhaupt keine Erscheinungen an Herz und Gefäßen. Unter meinen

Patienten habe ich nur bei etwa 3—4% feststellen können, daß sie vor dem akuten Anfall und in ihm allerlei Sensationen am Herzen beobachteten, wie Herzklopfen, Extrasystolien und Beklemmungs- und Angstgefühl. Paroxysmale Tachykardien, von denen berichtet wird, habe ich niemals im jüngeren Alter gesehen.

Eine nicht ganz geringe Zahl von Gichtkranken bleibt auch bis ins höhere Alter von Herzbeschwerden verschont. Viele sterben an interkurrenten Krankheiten, ohne je Herzbeschwerden gehabt zu haben.

Bei einem anderen, dem größeren Teil, ändert sich aber das Bild mit fortschreitendem Lebensalter.

Zwar wird auch hier der akute Anfall selten von besonderen Herzsensationen begleitet, wie es ja überhaupt nicht bekannt ist, daß ein Gichtkranker im akuten Gichtanfall und als Folge davon plötzlich gestorben ist. Aber es tritt bei Anstrengungen nicht besonderer Art Dyspnoe auf; häufige Beschwerden sind Druck über der Brust, Druck im Kopf und Kopfschmerzen, Angstgefühl, Schlafstörung, Erschöpfungsgefühl.

Als erster objektiver Befund, der die Erscheinungen erklärt, wird dann eine *Blutdrucksteigerung* mit mäßiger Hypertrophie des Herzens festgestellt und bei einem Teil der Patienten bereits *Albumen* im Urin.

In diesem Zeitpunkt kann sich bereits dem kundigen Arzt das Schicksal des Gichtkranken offenbaren.

Findet er *konstant* Eiweiß im Urin, womöglich mit Zylindern, so liegt bereits eine Nierenerkrankung vor. Diese Nierenerkrankung nimmt nun einen Verlauf, wie er sich in keiner Weise unterscheidet von jenem der *arteriosklerotischen Schrumpfniere.* Sie macht keine besonderen Erscheinungen, solange sie suffizient ist. In einer großen Reihe von Fällen, vielleicht bei den meisten, tritt diese Erkrankung erst im höheren Alter auf und bleibt so auf die Lebenserwartung von nicht allzu großem Einfluß; aber auch bei jüngeren Patienten kann sie einen so gutartigen und langhingezogenen Verlauf nehmen, daß das Leben nicht wesentlich verkürzt zu werden braucht.

Bei einem anderen Teil aber, glücklicherweise dem geringeren, schreitet die Nierensklerose fort und kommt bald in das Stadium der Insuffizienz mit präurämischen Erscheinungen. Der Blutdruck ist konstant hoch, der Konzentrations- und Verdünnungsversuch ergeben Störungen, der Reststickstoff ist oft erhöht. In dieser Zeit steigt auch der *Harnsäuregehalt im Blute über seinen früheren Wert an,* der, wie wir heute wissen, bei der Gicht nicht immer erhöht zu sein braucht. Merkwürdig ist die von mir wiederholt gemachte Beobachtung, daß die akuten Anfälle sich in diesem Stadium nicht häufen. Dagegen wuchsen und vermehrten sich auffällig die Tophi, die dann durch ihre Massigkeit außerordentlich imponierten. Durch die Nierenerkrankung nähern sich offenbar die Verhältnisse den experimentell studierten Bedingungen bei Ureterenunterbindung oder Schädigung der Niere durch chromsaure Salze, wobei es zu ausgedehnten Ablagerungen von Urat kommt.

Von einem bestimmten Zeitpunkt ab, der nun auch wieder sich mehr oder weniger lang hinausschieben kann, treten verstärkte Erscheinungen der Urämie auf, der der Patient schließlich erliegt. Von den in der Charité zur Sektion gekommenen 38 typischen Gichtfällen, die nicht an interkurrenten Krankheiten zugrunde gingen, starben 16 an den Folgen der gichtischen Nierenerkrankung. Hiervon überschritten nur 5 das 55. Lebensjahr. Die gichtische Nierenerkrankung stellt also den prognostisch ungünstigsten Verlauf der Gichtkrankheit überhaupt dar.

Bei einem anderen Teil der Patienten machen sich klinische Erscheinungen bemerkbar, die auf eine fortschreitende *Sklerose der Körpergefäße* hindeuten.

Hier stehen Kopfschmerzen, Schwindel und allerlei nervöse Erscheinungen im Vordergrund. Die klinischen Erscheinungen einer etwa vorhandenen Nierenerkrankung treten zurück. Aber der Blutdruck kann auch hier sehr hohe Werte aufweisen. Dieser Zustand kann mit wechselnder Intensität sich jahrelang hinziehen. Dann zeigen sich aber bei einigen Gichtkranken Erscheinungen von *Herzinsuffizienz:* Dyspnoe, Leberschwellung, Ödeme und andere Zeichen. Objektiv findet sich Erweiterung des Herzens, manchmal mehr Aorten-, manchmal auch vom Mitraltyp. Es gelingt häufig durch eine geeignete Herztherapie die Insuffizienz, manchmal für viele Jahre, zu beseitigen, aber schließlich führt sie den Exitus herbei.

Ein anderer Teil geht plötzlich an *Apoplexie* zugrunde. Meine Charitéstatistik ergibt unter 38 Fällen 22 Todesfälle an Herz- und Gefäßerkrankungen, davon zwei an Apoplexie.

Bei einer nicht zu kleinen Zahl nimmt aber auch die Gefäßsklerose einen so gutartigen und langhingezogenen Verlauf, daß die Grenze der normalen Lebensdauer erreicht wird. So wurden unter meinen Charitéfällen 11 über 65 Jahre alt, darunter 4 zwischen 75 und 84 Jahren.

2. Viscerale Organe. Was klinisch über Erkrankungen der visceralen Organe bei Gicht geschrieben worden ist, muß mit größter Vorsicht bewertet werden. Gerade hier kommt die Neigung zum Ausdruck, unklare Krankheitserscheinungen als Ausdruck der Gicht anzusehen. Es wird dabei übersehen, daß auch der Gichtkranke an Pneumonie, an Magen-Darmgeschwüren, an Gallen-Nieren-Blasensteinbildungen erkranken kann, ohne daß dabei ein Zusammenhang mit der Gicht zu bestehen braucht.

Die pathologische Anatomie kennt keine spezifisch gichtischen Veränderungen an den visceralen Organen. Das gleiche muß ich, wenn ich die kritisch geschriebene Literatur vergleiche mit eigenen Erfahrungen von der Klinik behaupten.

So sind Pneumonien beschrieben worden, bei deren Beginn oder in deren Verlauf es zu akuten Gichtanfällen im Gelenk kam. Man hat daraus auf eine Lungenentzündung gichtischer Natur geschlossen. Das ist ganz hypothetisch. Der umgekehrte Schluß, daß die Pneumonie den Gichtanfall ausgelöst hat, ist viel wahrscheinlicher. Ein gleiches gilt von Magen-Darmstörungen, in deren Gefolge es zu einem akuten Gichtanfall am Gelenk kam. Auch ich habe bei einer sehr geringen Anzahl meiner Patienten derartige Magen-Darmstörungen beobachtet. Sie äußern sich in Dyspepsie, in abnormen Gärungen, in Flatulenz, manchmal auch in Verstopfung und pflegen dem akuten Gichtanfall unmittelbar vorauszugehen. Nach dem Abklingen des Anfalls pflegen sie restlos zu verschwinden. Ich werde an anderer Stelle zeigen, daß wir in diesen Erkrankungen nicht etwa eine spezifische Folge der Gichtkrankheit zu sehen haben, sondern, daß sie in den wenigen Fällen, wo sie wirklich zu beobachten sind, die Vorbedingungen zur Auslösung des akuten Gichtanfalls geben.

Häufig wird im akuten Anfall eine Leberschwellung beobachtet. Ich sah einmal bei einem typisch Gichtkranken während eines akuten Anfalls im linken Großzehengrundgelenk eine schmerzhafte Gallenblasenentzündung, die mit dem akuten Gichtanfall wieder abklang. Die Anamnese ergab, daß der Patient früher unabhängig von der Gicht, an Gallenkoliken gelitten hatte. Es lag wohl also auch hier eine Gallenkolik vor, die entweder zufällig mit dem akuten Gichtanfall zusammentraf, oder durch die reaktive Wirkung des Gichtanfalls ausgelöst wurde.

Auf die Steinbildung in den Harnwegen soll noch an anderer Stelle eingegangen werden. Es sei aber schon hier gesagt, daß bis jetzt eine Abhängigkeit der Steinbildung von der Gicht nicht erwiesen ist. Objektiv nachweisbare Veränderungen des Nervensystems und der Sinnesorgane sind ebenfalls nicht zu erweisen.

Es wird berichtet über Bindehautkatarrhe und in manchen Fällen über das Auftreten von Schnupfen vor oder im akuten Anfall. Ich kenne unter meinen Patienten nur zwei mit diesen Erscheinungen:

Ein Architekt leidet an einem chronischen Bindehautkatarrh, der sich nach einem akuten Gichtanfall bessert und ein bekannter Anwalt bekommt kurz vor dem Anfall Kribbeln in der Nase, Absonderung wäßriger Flüssigkeit und starken Niesreiz. Er leidet außerdem an Heuschnupfen. Ich werde an anderer Stelle zeigen, daß diese Erscheinungen nicht als Folge der Gichtkrankheit aufzufassen sind, sondern als Überempfindlichkeitssymptome, die mit dem akuten Gichtanfall parallel gehen können.

Eine bemerkenswerte Erscheinung, die ab und zu bei Gichtkranken beobachtet wird, ist die DUPUYTRENsche Kontraktur, die sich bekanntlich darstellt als eine Erkrankung der Palmarfascie und infolge Verkürzung dieser Fascie zu Verkrümmungen einzelner Finger der Hand führt. Diese Erkrankung ist selten, ich habe sie bei meinen Gichtkranken nur zweimal beobachtet. Ich habe sie aber sehr viel öfter bei anderen älteren Männern gesehen, bei denen eine Gichtkrankheit sicherlich nicht bestand. Ihr Zusammenhang mit der Gicht ist im höchsten Grade zweifelhaft (LEDDERHOSE, KROGIUS, LÖWY). Ein gleiches gilt wohl für mancherlei Veränderungen der Haut, die mit der Gicht in Zusammenhang gebracht worden sind. Daß *Ekzeme* mit der Gicht direkt in Zusammenhang stehen, wird heute wohl kaum noch behauptet, allerdings, das sei schon an dieser Stelle bemerkt, können gewisse Ekzeme, die wir heute als Überempfindlichkeitsreaktionen erkennen, in Familien alterierend mit Gicht vorkommen. Auch hierauf wird noch in einem späteren Kapitel eingegangen werden.

Eine von mir in den Charitéannalen beschriebene Nagelerkrankung, die ich mit der Gicht in Beziehung brachte, ist bis heute der einzige mitgeteilte Fall geblieben. Aber ob diese Nagelerkrankung wirklich direkt mit der Gichtkrankheit zusammenhängt, erscheint mir heute nach der viel größeren klinischen Erfahrung doch zweifelhaft.

IV. Der Stoffwechsel bei der Gicht.

1. Der allgemeine Stoffwechsel.

Der Grundumsatz bei der Gicht, von MAGNUS-LEVY erstmalig geprüft, zeigt keinerlei Abweichung von der Norm. Der *Fett-* und *Kohlenhydrat*stoffwechsel ist ebenfalls nicht gestört. CHAUFFARD will zwar bei Gichtkranken eine Hypercholesterinämie gefunden haben und daraus eine Störung seines Abbaues herleiten, doch muß bei dem häufigen Vorkommen von Hypercholesterinämie auch bei anderen Krankheiten eine Nachprüfung abgewartet werden. Der *Eiweißstoffwechsel* zeigt ebenfalls keinen in seinem inneren Gefüge irgendwie gestörten Ablauf. Es besteht dagegen in Anfallszeiten insofern ein Parallelismus mit der Harnsäure (s. S. 76), als auch die N-Ausscheidung vor dem Anfall vermindert, im und nach dem Anfall vermehrt ist. Aber es handelt sich hierbei nicht um eine intermediäre Störung im Eiweißstoffwechsel, sondern nur um vermehrte Zurückhaltungs- und vermehrte Ausscheidungsvorgänge von an sich normal abgebauten N-haltigen Substanzen. Parallel hiermit geht auch die Harnmenge.

Der *Mineralstoffwechsel* zeigt keine Veränderung. Zwar fanden COATES und RAIMENT den Calciumgehalt des Blutserums bei Gicht vermehrt (im

Anfall 16,4—16,8 mg-$^0/_0$, im Intervall 16,4—20,4 mg-$^0/_0$), aber andere Autoren konnten den Befund nicht bestätigen.

Auffällige Störungen dagegen zeigt der vom Eiweißstoffwechsel unabhängige Zellkernstoffwechsel, dessen Endprodukt, wie wir heute wissen, die *Harnsäure* ist. Diesem Harnsäurestoffwechsel sei die folgende ausführliche Darstellung gewidmet.

2. Die Harnsäure, ihr Stoffwechsel und ihr Haushalt unter physiologischen Bedingungen.

Als SCHEELE 1776 die Harnsäure entdeckte und WOLLASTON 1797 diese Körper im Inhalt der Gichtknoten nachwies, wurde ein Problem geboren, das in der Folge in gleicher Weise Chemiker und Arzt mit größtem Interesse erfüllte.

Der Grund dieses allgemeinen Interesses ist aber nicht lediglich zu suchen in der Beziehung der Harnsäure zur Gicht. Dieser merkwürdige Körper erwies sich als geeignet, dem Chemiker neue allgemeinere Erkenntnisse der Struktur der organischen Körper zu ermitteln — die Arbeiten EMIL FISCHERs sind dafür ein Beleg — und den Biologen — ich nenne hier nur KOSSEL — das Tor aufzumachen, um am Geschehen beim Auf- und Abbau des Zellkernes Einblick in die Urgesetze des Werdens und Vergehens der lebenden Substanz zu gewinnen. Dem Arzt gab die Fülle der heranflutenden Erkenntnisse immer neuen Antrieb, nicht nur das Wesen der Gicht durch verfeinerte Beobachtungen am Krankenbett und experimentelle Laboratoriumsforschung zu ergründen, sondern auch Beziehungen der Harnsäure zu sonstigen Erkrankungen aufzudecken. In heißem Bemühen hat fast jede Ärztegeneration nach einer eigenen Anschauung gerungen, aber kaum hatte sich diese durch Übergang in Lehr- und Handbücher, wenigstens äußerlich, stabilisiert, wurde sie durch neue Arbeiten bekämpft, schließlich verworfen und ersetzt durch Auffassungen, die, wie die Geschichte zeigt, bei der folgenden Generation dem gleichen Schicksal anheimfielen.

So ist auch heute noch die Frage nach der Rolle der Harnsäure im Stoffwechsel ein Problem, um welches heiß gestritten wird. Während aber im letzten Jahrzehnt alle Arbeit darauf gerichtet schien, die vielseitig vertretene Auffassung, daß die Harnsäure die prima causa der Gicht und für manchen für vielerlei andere Krankheiten sei, mit immer neuen Beobachtungen am Krankenbett und Ergebnissen der Laboratoriumsarbeit zu stützen, kämpft in gegenwärtiger Zeit eine Meinung um Anerkennung, die gewissermaßen die Harnsäure entthronen und ihr als Krankheitsursache nur eine sekundäre Rolle zukommen lassen will. Die Grundlage dieser Auffassung, die offenbar in alte Gedankenkreise hineingreift, diese aber doch mit neuem Inhalt erfüllt, ist gegeben durch neue Ergebnisse bei der Erforschung des Purinstoffwechsels im Zusammenhang mit neuen Auffassungen über die Genese des akuten Gichtanfalls (s. S. 83). Diese in Verknüpfung mit ihren bekannten und gesicherten Tatsachen darzustellen, soll die Aufgabe in den nächsten Kapiteln sein.

a) Chemie und physikalische Chemie der Harnsäure und einiger ihrer Salze.

Die Chemie der Harnsäure hat seit EMIL FISCHERs unsterblichen Arbeiten keinerlei wesentliche Veränderung mehr erfahren. Sie ist zugleich mit einer eingehenden geschichtlichen Darstellung, auf die hier verwiesen wird, in den 1907 im Verlag von Julius Springer, Berlin, erschienenen Untersuchungen in der Puringruppe (1882—1906) zusammenfassend niedergelegt.

Der Stammvater der Harnsäure ist das *Purin* (Purum uricum), $C_5H_4N_4$, ein zunächst von EMIL FISCHER theoretisch angenommener Körper, der in der Tat nachträglich aufgefunden wurde. Durch Aufnahme von O führt es in folgender Reihe zur Harnsäure:

$$\begin{array}{cccc} C_5H_4N_4 & C_5H_4N_4O & C_5H_4N_4O_2 & C_5H_4N_4O_3 \\ \text{Purin} & \text{Hypoxanthin} & \text{Xanthin} & \text{Harnsäure} \end{array}$$

Für die Harnsäure sind zwei Formeln, die tautomer sind, möglich, eine Lactam- und eine Lactimformel:

$$\text{Lactam} \qquad\qquad \text{Lactim}$$

Um eine einheitliche Nomenklatur der zahlreichen Verbindungen der Harnsäure möglich zu machen, hat EMIL FISCHER die Numerierung des in der Harnsäure enthaltenen Komplexes C_5N_4, den er den *Purinkern* nennt, in folgender Weise eingeführt:

Die Harnsäure krystallisiert in schönen rombischen Tafeln.

Es sei schon an dieser Stelle darauf aufmerksam gemacht, daß ich den Begriff Harnsäure hier in durchaus chemischem Sinne verstehe. Dagegen wird, der allgemeinen Sitte — oder besser Unsitte — folgend in jenen Fällen, wo die Harnsäure als Produkt des menschlichen oder tierischen Stoffwechsels in Frage kommt, kein bestimmter chemischer Körper präjudiziert.

Die Harnsäure ist eine schwach zweibasische Säure, zwei ihrer vier an Stickstoffatomen stehenden Wasserstoffatome lassen sich durch Metalle ersetzen, wobei das Metall unter einer Art von Enolisierung an den Sauerstoff eines benachbarten Kohlenstoffes tritt. Völlig unbekannt war aber, welche zwei Wasserstoffatome bei der Salzbildung durch Metalle ersetzt werden. Aus der Formel ist das nicht abzuleiten: alle vier sind durch verschiedenartige Umgebung in verschiedener Weise beeinflußt. BILTZ hat mit seinen Schülern das alte Problem in der Weise gelöst, daß er einmal die Reaktionsfähigkeit der einzelnen Wasserstoffatome durch Alkylierung prüfte. Hierbei zeigte sich nun, daß das in Stellung 3 befindliche Wasserstoffatom am reaktionsfähigsten von allen H-Atomen der Harnsäure war, ihm folgt in der Wirksamkeit das H-Atom 9 und in größerem Abstande die H-Atome 1 und 7. Eine Bestätigung dieses Befundes brachte die unmittelbare Messung der Wasserstoffionenkonzentration und der Dissoziationskonstante der möglichen Alkyle der Harnsäure. Hierzu boten die Trimethylharnsäuren ein genügendes Material, weil in ihnen ja nur eines der fraglichen H-Atome vorhanden ist; und zwar in jeder von ihnen ein verschiedenes. Durch Bestimmung der Dissoziationskonstante der vier Trimethylharnsäuren war somit die Acidität der vier Harnsäurewasserstoffatome festzulegen.

Das Ergebnis war folgendes:

		Stellung des H-Atoms	Wasserstoffionenkonzentration p_H	Dissoziationskonstante (10^{-5})
1. 7. 9.	Trimethylharnsäure . . .	3	4,71	10
1. 3. 7.	,, . . .	9	4,97	2,9
3. 7. 9.	,, . . .	1	5,59	0,17
1. 3. 9.	,, . . .	7	5,64	0,13

Das in der Stellung 3 stehende Wasserstoffatom ist am stärksten sauer. Durch seinen Ersatz durch Metalle leiten sich die sauren primären Salze der Harnsäure ab. Ihnen folgt der in 9 stehende Wasserstoff. Durch Ersatz dieser beiden Wasserstoffatome entstehen die neutralen — sekundären — Salze. Viel schwächer sind die H-Atome in Stellung 1 und 7. Ihre Acidität ist etwa gleich; anscheinend ist das in 7 stehende am allerschwächsten. Auch sie können durch Metall ersetzt werden. Wahrscheinlich erfahren sie aber dann, wenn die Wasserstoffatome 3 und 9 durch Metall ersetzt sind, eine weitere Abschwächung, so daß sie jetzt überhaupt keine saure Natur mehr äußern; so wird es verständlich, daß die Harnsäure trotz vieler reaktionsfähiger Wasserstoffatome nur als zweibasische Säure mit ihren vorwiegend sauren Wasserstoffatomen 3 und 9 wirkt.

Ihre Dissoziationskonstante, d. h. ihre Stärke, ist erstmalig von His und Paul festgelegt. Sie fanden bei 18° den Wert von 15.10^{-5}. Biltz findet in guter Übereinstimmung den Wert von 13.10^{-5}. Die Harnsäure wäre hiernach etwa viermal stärker als die Kohlensäure.

Ihre Löslichkeit beträgt in 1 Liter Wasser bei 18° = 0,025 g (His und Paul), bei 37° = 0,065 g (Gudzent), bei längerer Berührung mit Wasser zersetzt sie sich. Die in der Literatur vielfach verbreitete Ansicht, daß die Harnsäure in wäßrigen Lösungen starker Säuren erheblich leichter löslich sei, als in Wasser, beruht auf Irrtum; es tritt im Gegenteil entsprechend dem Massenwirkungsgesetz durch Zurückdrängung der Dissoziation eine Verminderung der Löslichkeit ein, die sich in jedem Falle rechnerisch bestimmen läßt.

Von brennendem Interesse ist die Bindung der Harnsäure mit anderen Körpern: Salzbildung, kolloidale Form, Säurebindung usw. Treffend bezeichnet von Noorden in seinem Handbuch der Pathologie des Stoffwechsels das Studium dieser Fragen als eine der wichtigsten Aufgaben der Gichtforschung. In der Tat stehen und fallen viele Gichttheorien mit der endgültigen Entscheidung dieser Frage.

Wie ich nun erstmalig habe zeigen können, kreist die Harnsäure im Blut in Salzform, und zwar praktisch nur als *Mononatriumurat,* in jener Form also, in der sie auch in den Tophi abgelagert ist. Ich kam zu diesem Ergebnis einerseits auf Grund der Bestimmung der physikalisch-chemischen Konstanten der Harnsäure und einiger ihrer Salze (Na, Ka, NH_4), andererseits durch Dialyseversuche an Serum und Blut bei Gesunden und Kranken, vornehmlich auch Gichtkranken. Diese Feststellung hat von mancher Seite Widerspruch erfahren. Soweit das geschehen ist, weil sie nicht in die vom betreffenden Autor vertretene Gichttheorie hineinpaßte, bedurfte sie keiner Nachprüfung. Aber vor allem Schade hat in mehreren Arbeiten nachdrücklich den Standpunkt zu stützen versucht, daß das Urat in *kolloidaler Form* im Blute kreist. Diese Auffassung entbindet mehr oder weniger von Maß und Zahl bei der Erklärung vieler Vorgänge bei der Gicht und hat deshalb die Neigung, für ungeklärte Probleme einen neuen Begriff zu setzen, wesentlich gefördert. Sie kann aber nicht als richtig anerkannt werden.

Wir haben schon gesehen, daß, wenn die Harnsäure Salze bildet, sie praktisch nur als zweibasische Säure zu bezeichnen ist. Nach den Arbeiten von Biltz ist der Vorgang so, daß die Wasserstoffatome zunächst und vornehmlich in Stellung 3, dann in 9 durch Metalle ersetzt werden, die aber ihren Platz nicht am N-Atom behalten, sondern an das benachbarte O-Atom in Stellung 2 und 8 gehen (Enolisierung!).

In wäßrigen Lösungen sind infolge der Schwäche des H-Atoms in Stellung 9 nur die primären Salze beständig. Unter Hydrolyse wandeln sich die sekundären Salze in primäre um. Wie Kanitz neuerdings gezeigt hat, ist dieser Vorgang aber sehr viel geringer als man bisher annahm. Er ist aber trotzdem immer so weitgehend, daß praktisch nur mit dem primären Salz zu rechnen ist.

Diese primären Salze (es sind allerdings nur das Natrium-, Kalium- und Ammonsalz studiert) zeigen nun eine merkwürdige Eigenschaft, die zuerst von GUDZENT aufgefunden und dann durch Arbeiten von KOHLER, RINGER, SCHADE, BARKAN u. a. Bestätigung gefunden hat. Bei Löslichkeitsversuchen gehen die Salze zunächst in verhältnismäßig großer Menge in Lösung. Diesen hohen Löslichkeitswert behalten sie aber nicht bei, sondern gehen unter Bildung von Bodenkörpern in einen niederen nun aber konstanten Löslichkeitswert über. Z. B.:

$$\text{Mononatriumurat} = C_5H_3N_4O_3{}^{-Nn} + 2\,H_2O.$$

Bei 37^0 höchster Übersättigungswert (unstabil)

In 1 l Wasser $\quad = 3,3$ g
In 1 l 1% NaCl $\quad = 1,3$ g

Bei 37^0 niedrigster Löslichkeitswert (stabil)

In 1 l Wasser $\quad = 1,3$ g
In 1 l 1% NaCl $\quad = 0,13$ g

In einem Löslichkeitsmedium also, das etwa einer physiologischen Kochsalzlösung entspricht und dem Blut sehr nahe kommt, werden in 100 ccm unter allen Umständen bis 13 mg Mononatriumurat in Lösung gehen können, ohne daß Bodenkörper ausfällt, auch darüber hinaus, bis 130 mg, kann das Urat in Lösung bleiben. In diesem Bereich befindet sich aber die Lösung in einem metastabilen Zustand, aus dem sie jederzeit, die Bedingungen sind von KOHLER sehr genau studiert worden, unter Bildung von fester Substanz in den stabilen Zustand übergehen kann.

Diese Eigenschaft hat verschiedene Deutung erfahren. Durch neuere Untersuchungen von FREUNDLICH und LOEB und deren Mitarbeiter, sowie durch JUNG scheint jetzt eine Aufklärung erfolgt zu sein. Nach diesen Autoren verhalten sich die Urate in wäßriger Lösung wie *Elektrolytkolloide*, d. h. zu einem gewissen Anteil *moleculardispers*, also wie eine *echte* Lösung, zu einem anderen Anteil *kolloid*. Sie konnten für eine *bestimmte* Uratkonzentration feststellen, mit welchem Prozentsatz echt gelöster Anteil hier im Gleichgewicht steht mit dem kolloiden (bei einer Konzentration von 0,005 mol/Liter beträgt der kolloidale Anteil etwa 40%). Diese Konzentration liegt sehr weit über jener im Blut unter physiologischen Verhältnissen und gestattet deshalb zunächst keinerlei Folgerungen für die Verhältnisse im Organismus.

Dieses elektrokolloidale Gleichgewicht kann aber durch Variierung der Zustandsbedingungen geändert werden. Alkalisierung, Erhitzung und Verdünnung bewirken eine Verschiebung zur Form der echten Lösung. Die Untersuchungen bringen leider keine genauen Angaben darüber, wie sich die Urate nun bei 37^0, und zwar in einer so geringen molekularen Konzentration verhalten, wie sie durch die Blutharnsäurewerte, etwa 5 mg in 100 ccm Blut, gegeben wird.

Da aber die Erhitzung vor allem aber Verdünnung das Gleichgewicht zugunsten der molekular dispersen Form verschieben, ist schon jetzt anzunehmen, daß der kolloidale Anteil so gering sein dürfte, daß für die Verhältnisse des tierischen und menschlichen Organismuses praktisch doch mit einer moleculardispersen Lösung gerechnet werden muß. Dann aber erfahren meine Untersuchungen und Betrachtungen über die Form der im Blute kreisenden Harnsäure praktisch keinerlei Veränderungen.

Ich konnte bekanntlich, zunächst rein rechnerisch, den Beweis erbringen, daß die Harnsäure im Blut und den Gewebsflüssigkeiten zu *etwa* 97% *nur als ionendisperses Mononatriumurat* existieren kann. HENDERSEN und SPIRO haben von anderen Gesichtspunkten diese Frage geprüft und in ausgezeichneter Übereinstimmung mit mir für die Blutreaktion (H) $= 3.10^{-8}$ den Wert von 98% errechnet. Dieser Befund konnte von mir aber auch auf experimentelle Weise

erhoben werden, indem ich nach Zusatz von reiner Harnsäure zum Blut diejenige CO_2-Menge bestimmte, welche, entsprechend den Dissoziationskonstanten
beider Säuren, beim Austausch der Base frei werden mußte. Ich fand in guter
Übereinstimmung mit den berechneten Werten 98%!

b) Physiologische Chemie der Harnsäure.

Nachdem SCHEELE 1776 die Harnsäure im menschlichen Harn und in Blasen-
steinen entdeckt hatte, wurde sie alsbald auch in den Exkrementen der *Vögel*,
im Guano der Südseeinseln und etwas später in den Exkrementen der *Boa
constrictor* aufgefunden.

Wir wissen heute, daß im menschlichen und tierischen Organismus die
Harnsäure, ihre Bildung und ihre Ausscheidung unabhängig von dem allgemeinen
Stickstoffhaushalt ist und eigenen Gesetzen folgt. Sie entsteht dort aus den
Zellkernen, aus denen sie im intermediären Stoffwechsel aus präformiertem
Zustand abgespalten wird.

Beim Menschen und beim anthropoiden Affen ist sie nach Auffassung der
meisten Forscher Endprodukt des Zellkernstoffwechsels (näheres hierüber
siehe S. 49), bei den übrigen Säugern wird sie in Allantoin übergeführt,
das alsdann zur Ausscheidung kommt. Vögel und Amphibien haben diese
Trennung des allgemeinen Eiweißstoffwechsels vom Zellkernstoffwechsel noch
nicht durchgeführt. Sie überführen den Harnstoff, das Endprodukt der Eiweißverbrennung bei den Säugern, ebenfalls in Harnsäure, die dann zur Ausscheidung
kommt.

Ungeheure Arbeit ist geleistet worden bei der Aufklärung dieser Vorgänge
und die Literatur ist fast unübersehbar. Ich verweise insbesondere auf die
Monographie von BRUGSCH-SCHITTENHELM, ferner auf das Biochemische Hand-
lexikon Bd. X (3. Ergänzungsband) von E. ABDERHALDEN.

Den hauptsächlichsten Bestandteil der Zellkerne stellen die *Nucleoproteide*
dar. Sie wurden von MIESCHER in den Kernen der Eiterzellen und von PLOSZ
in den Kernen der Vögel- und Schlangenblutkörperchen entdeckt. Weitere
Untersuchungen zeigten dann, daß, je zellkernreicher ein Organ, um so größer
seine Ausbeute an Nucleoproteiden ist. Man hat Nucleoproteide dargestellt aus
tierischem Ausgangsmaterial, wie Pankreas, Thymus, Schilddrüse, Nebenniere,
Gehirn, Leber, Milz usw. und auch aus pflanzlichen Produkten wie beispielsweise aus den Hefezellen.

Durch Abspaltung der Eiweißkomponente wird ein vollkommen eiweißfreier
Körper von saurem Charakter gewonnen, die *Nucleinsäure*. Es waren nun vor
allem die bahnbrechenden Arbeiten von KOSSEL, dann von STEUDEL, die zu
der Kenntnis führten, daß diese Säure gespalten werden kann in einzelne,
chemisch definierte Körper, in die

1. *Purinbasen:*

$$\text{Guanin } C_5H_5N_5O \quad = \quad \begin{array}{c} \text{HN--CO} \\ \mid \qquad \mid \\ NH_2C \quad C\text{--NH} \\ \parallel \qquad \parallel \qquad \qquad {>}CH \\ N \qquad C\text{--N} \end{array}$$

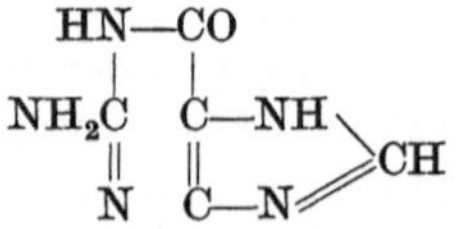

$$\text{Adenin } C_5H_5N_5 \quad = \quad \begin{array}{c} N{=}CNH_2 \\ \mid \qquad \mid \\ HC \quad C\text{--NH} \\ \parallel \qquad \parallel \qquad \qquad {>}CH \\ N\text{--}C\text{--N} \end{array}$$

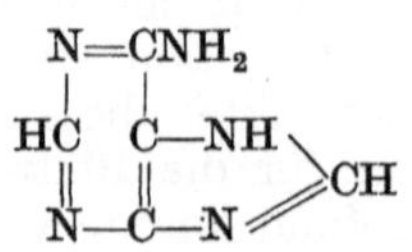

$$\text{Hypoxanthin } C_5H_4N_4O =
\begin{array}{c}
HN\text{—}CO \\
| \quad\quad | \\
HC \quad C\text{—}NH \\
\| \quad\quad \| \quad\quad \searrow CH \\
N\text{—}N\text{—}N \nearrow
\end{array}$$

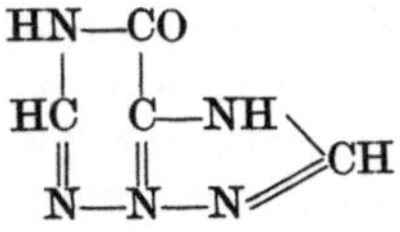

$$\text{Xanthin } C_5H_4N_4O_2 =
\begin{array}{c}
HN\text{—}CO \\
| \quad\quad | \\
OC \quad C\text{—}NH \\
| \quad\quad \| \quad\quad \searrow CH \\
HN\text{—}C\text{—}N \nearrow
\end{array}$$

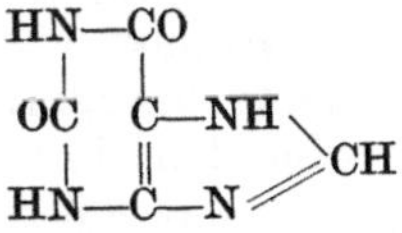

$$\text{Harnsäure } C_5H_4N_4O_3 = \quad \text{(s. S. 41)}.$$

2. *Pyrimidinbasen:*

$$\text{Urazil } C_4H_4N_2O_2 =
\begin{array}{c}
HN\text{—}CO \\
| \quad\quad | \\
OC \quad CH \\
| \quad\quad \| \\
HN\text{—}CH
\end{array}$$

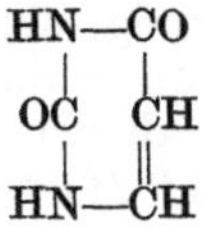

$$\text{Thymin } C_5H_6N_2O_2 =
\begin{array}{c}
HN\text{—}CO \\
| \quad\quad | \\
OC \quad C\cdot CH_3 \\
| \quad\quad \| \\
HN\text{—}CH
\end{array}$$

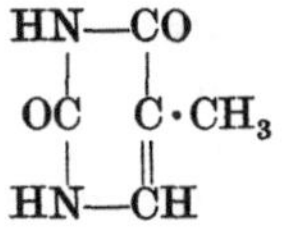

$$\text{Cytosin } C_4H_5N_3O =
\begin{array}{c}
N\text{=}CNH_2 \\
| \quad\quad | \\
OC \quad CH \\
| \quad\quad \| \\
HN\text{—}CH
\end{array}$$

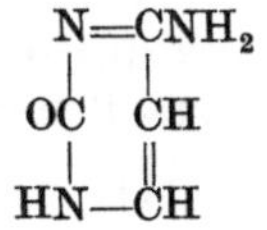

3. *eine Kohlenhydratgruppe.*

4. *Phosphorsäure.*

Neben diesen echten kompliziert aufgebauten Nucleinsäuren wurden auch einfacher zusammengesetzte aufgefunden, wie

1. die Guanylsäure, welche von den Purinbasen nur Guanin enthält;

2. die Adenylsäure, nur mit der Purinbase Adenin;

3. die Inosinsäure, die aus dem Purin Hypoxanthin, der Ortophosphorsäure und der Kohlenhydrat d-Ribose, einer Pentose also, aufgebaut ist.

Über die Art der Bindung dieser Spaltstücke in dem Nucleinsäuremolekül brachten vor allem Aufschluß die Arbeiten von LEVENE und seiner Mitarbeiter JACOBS und MANDEL ferner von STEUDEL, FEULGEN, THANNHAUSER u. a.

Wir müssen hiernach einen Aufbau der Nucleinsäuren aus großen Komplexen, den Polynucleotiden, annehmen, die durch partielle Hydrolyse zunächst in einfache Bausteine, die Mononucleotide, aufgespalten werden können. Die Mononukleotide enthalten in abspaltbarer Bindung eine Purin- bzw. Pyrimidinbase, Phosphorsäure und ein Kohlenhydrat. Nach neueren Untersuchungen (THANN-HAUSER und BLANCO u. a.) ist es aber wahrscheinlich, daß die Purine in den tierischen Nucleinsäuren nicht in nucleotidartiger Bindung verankert sind. Für die Inosinsäure, einem derartigen Mononucleotid, gibt LEVENE folgende Formel an:

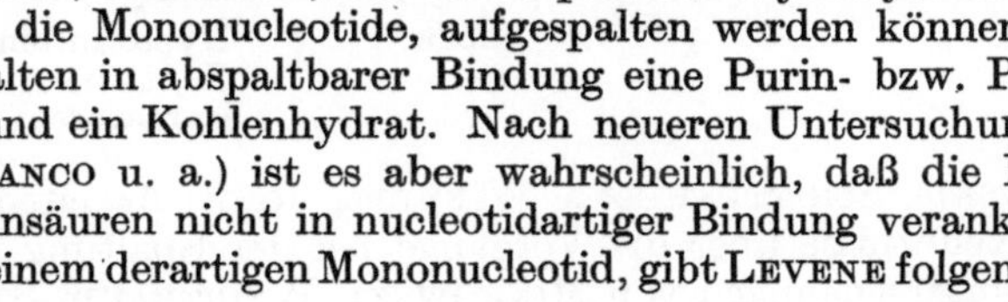

$$
\begin{array}{ccc}
HN\text{—}CO \quad\quad\quad\quad H\; H\; H\; H \quad\quad\quad\quad OH \\
| \quad\quad | \quad\quad\quad\quad | \; | \; | \; | \quad\quad\quad\quad | \\
HC \quad C\text{—}N\text{———}C\text{—}C\text{—}C\text{—}C\text{—}CH_2\text{—}O\text{—}P\text{=}O \\
\| \quad\quad \| \quad\quad \searrow CH \quad | \; | \quad\quad\quad\quad \searrow \\
N\text{—}C\text{—}N \nearrow \quad\quad OH\; OH \quad\quad\quad\quad OH \\
\quad\quad\quad\quad\quad\quad\quad\quad |\text{———}O\text{———}|
\end{array}
$$

Hypoxanthin ——————— d-Ribose ——————— Orthophosphorsäure

THANNHAUSER stellte aus der Hefenucleinsäure ein Trinucleotid dar; STEUDEL macht aber darauf aufmerksam, daß die zu den Versuchen verwandte Hefenukleinsäure, im Gegensatz zur Thymonucleinsäure, kein einheitlicher Körper ist und daß Spaltprodukte, die man durch Hydrolyse glaubt erhalten zu haben, der Säure nur beigemengt sind. Auch FEULGEN und ROSENBECK bestreiten die Existenz der THANNHAUSERschen Triphosphornucleinsäure. LEVENE will auch die Behauptung THANNHAUSERs, daß die Nucleoside durch Kohlenhydratgruppen ätherartig verbunden sind, nicht gelten lassen.

Ein weiterer Abbau ist nun zunächst nach zwei Richtungen möglich, einmal kann der Phosphorpurinkomplex, einmal der Purinkohlenhydratkomplex, ein Körper glykosidartiger Natur abgespalten werden. LEVENE, der zeigen konnte, daß der letzte Vorgang der gegebene ist, nannte dies Verbindung *Nucleosid*.

Im weiteren Verlauf erfolgt eine Aufspaltung des Nucleosid in Kohlenhydrat und Purin bzw. Pyrimidin, wobei als letzte Spaltprodukte die Aminopurine *Guanin* und *Adenin* und durch Desamidierung und gleichzeitiger Oxydation *Hypoxanthin, Xanthin* und *Harnsäure* entstehen. Es ist noch zweifelhaft, ob der Vorgang der Desamidierung und Oxydation sich schon im intakten Nucleosid vollzieht oder ob bei, oder infolge dieser Vorgänge die Nucleosidverbindung auseinanderfällt. Nach neueren Mitteilungen von STANLEY BENEDICT ist es jedoch inzwischen gelungen, zu zeigen, daß die Desamidierung und Oxydation bis zur Harnsäure nicht nur im Nucleosid, sondern bereits auch im komplexen Nucleotidmolekül vor sich geht.

Schematisch dürfen wir uns den Vorgang der Hydrolyse des Nucleoproteinkomplexes etwa folgendermaßen vorstellen:

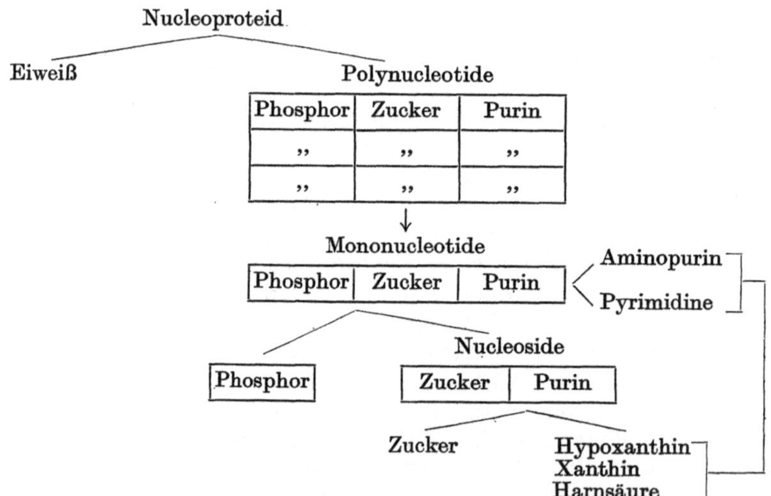

HORBACZEWSKIs, SCHITTENHELMs, WIENERs, JONES Arbeiten verdanken wir unsere ersten Kenntnisse über die Vorgänge bei der Spaltung im Organismus. Später haben Untersuchungen von MINKOWSKI, WEINTRAUD, STRAUSS, BURIAN und SCHUR, SIVÈN, KRÜGER und SCHMIDT, STEUDEL, UMBER, BRUGSCH und SCHITTENHELM, THANNHAUSER, GUDZENT u. a. die Kenntnisse wesentlich erweitert.

Der menschliche und tierische Organismus ist befähigt, eine Synthese der Vorstufen der Harnsäure der Nucleotide also vorzunehmen. ACKROYD und HOPKINS, ferner STEWART haben neuerdings gezeigt, daß hierbei Histidin und

Argenin die Vorstufen der Purine sein müssen. Ein Leben ohne Zufuhr von kernhaltiger (purinfreier) Kost ist sehr gut möglich. Wie. uns die Entwicklung des Hühnchens im Ei ' und des bei ausschließlicher Milchnahrung gehaltenen Säuglings lehrt, erfolgt sogar ein Wachstum ohne Zuführung von Nahrungspurin. Beim ausgewachsenen Organismus tritt diese Synthese erheblich zurück, da die einmal erreichte Zellkernzahl sich nun nicht mehr wesentlich ändert. Sie bleibt offenbar nur auf den Betrag beschränkt, der durch den normalerweise vor sich gehenden Zellkernzerfall gegeben ist. Eine direkte Synthese der Harnsäure aber gibt es nicht, jedenfalls fehlt bis heute jeder Beweis dafür.

Die einzige Quelle der im Urin ausgeschiedenen Harnsäure ist also der Zellkern. BURIAN und SCHUR, SIVÈN haben uns gezeigt, daß diese Harnsäuremenge sich aus zwei, ihrem Ursprunge nach verschiedenen Anteilen der Nucleoproteide zusammensetzt, dem aus den Zellkernen der Nahrung und dem aus dem Zerfall der Zellkerne des eigenen Körpers stammenden Anteil, die *exogene* und *endogene Harnsäure.*

Der absolute Wert der 24 stündigen Gesamtharnsäuremenge des Menschen bei gemischter Kost schwankt erheblich, je nach dem Zellkernreichtum der Nahrung. Er liegt

bei gemischter Kost etwa zwischen . . . . 0,5—1,0 g
bei steter Fleischkost etwa zwischen . . . . 1,0—2,0 g
bei großen Mengen nucleinreicher Organe (Kalbsmilch,Hirn,Leber) bis   2,5 g und darüber.

Beim Fortfall jeder zellkernhaltigen Nahrung erscheint im Urin der *endogene* Harnsäureanteil. Er ist nicht bei jedem Individuum gleich hoch, im allgemeinen aber eine recht konstante Größe. Man findet bei einem Erwachsenen bei einem Durchschnittsgewicht von 75 kg für den Tag Werte zwischen 0,3—0,5 g, die in einzelnen Fällen noch darunter und darüber liegen können. Er ändert sich anscheinend beim Hungern nicht. So fand BRUGSCH bei dem Hungerkünstler Succi als Mittel vom 23.—30. Hungertag noch etwa 0,3—0,35 g.

Nach früheren Untersuchungen von SJÖQUIST schien der Säugling eine Ausnahmestellung insofern einzunehmen, als sein *endogener Harnsäurewert* bedeutend höher liegt, in absoluten Zahlen etwa zwischen 0,6—1,0. ELLINGHAUS, MÜLLER und STEUDEL haben in sehr sorgfältigen Arbeiten zwar diese Zahlen bestätigt, aber zeigen können, daß man nicht berechtigt ist, daraus nun auf eine besondere Art des kindlichen Stoffwechsels zu schließen. Das Mehr erklärt sich durch die beim Wachstum vor sich gehende lebhaftere Kernmauserung und· durch Arbeit und Sekretion der großen Verdauungsdrüsen, die im Verhältnis zum Erwachsenen etwa das doppelte Gewicht haben.

Über die Herkunft der Nucleoproteide beim endogenen Harnsäurestoffwechsel schien in der Literatur ein Zweifel nicht zu bestehen. Man sah sie allgemein gegeben in den Mauserungsprozessen im Organismus selbst als Folge des Lebensprozesses und seiner Betätigung (BRUGSCH und SCHITTENHELM). Schon HIRSCHSTEIN hat nun behauptet, daß mindestens 70% der endogenen Harnsäure der Verdauungstätigkeit resp. dem während derselben in den Darm sezernierten und später wieder aufgenommenen purinhaltigen Sekret der Verdauungsdrüsen entstammt. Seine Ansicht wurde aber abgelehnt. Nun haben aber neuere Untersuchungen von STEUDEL diese Auffassung nicht nur bestätigt, sondern noch dahin erweitert, daß die Verdauungssäfte die wesentlichste Quelle sind, der gegenüber die Mauserungsprozesse vollkommen zurücktreten. Auch KESTNER kam schon 1903 auf Grund ganz anderer Untersuchungen zu der Ansicht, daß die *Vorstufen der endogenen Harnsäure in den Sekreten der großen Verdauungsdrüsen zu suchen sind.*

Hiernach ist also auch die sog. endogene Harnsäure gewissermaßen exogenen Ursprungs. Manche ungeklärten Differenzen bei experimentellen Untersuchungen, insbesondere bei der Frage des Purinhaushalts und seiner Beeinflussung durch allerlei Reize — Nahrung, Pharmaka, physikalische Eingriffe usw. — können durch diese Befunde eine einfache Erklärung finden.

Weitgehend sind die Gesetzmäßigkeiten erforscht, denen die *exogen* zugeführten Nucleoproteide bei ihrer Aufnahme durch den Magen-Darm-Kanal unterliegen. Im Magensaft erfolgt bereits eine weitgehende Abspaltung des Eiweißanteils, die dann im Darmsaft vervollständigt und bis zu den Nucleotiden weitergeführt wird. Diese sind leicht wasserlöslich und werden gut resorbiert. Schon SCHITTENHELM und SCHRÖDER haben gezeigt, daß nebenher noch eine Zersetzung durch Darmbakterien, wie Bacterium coli und andere Fäulnisbakterien, erfolgen kann, die unter Umständen bis zur vollkommenen Zertrümmerung des Nucleinsäuremoleküls führt. Es treten dabei als Zersetzungsprodukte freie Phosphorsäure, Ameisensäure, Oxalsäure, Ammoniak und freie Purinbasen auf. Die Bakterien verändern nun auch die Purinbasen selbst, indem sie einerseits die Aminopurine in Oxypurine umsetzen, andererseits aber die Oxypurine, also auch die Harnsäure, vollkommen zu spalten vermögen. Die Autoren nehmen aber merkwürdigerweise an, daß unter normalen Verhältnissen diese bakterielle Zerlegung wohl kaum eine Rolle spielen dürfte.

THANNHAUSER und DORFMÜLLER machten es bereits durch ihre Versuche wahrscheinlich, daß nach oraler Nucleinsäuregabe beim Menschen ein *wesentlicher* Teil des Harnsäuredefizits in der Purinbilanz und die gleichzeitige Harnstoffmehrausscheidung auf die bakterielle Purinolyse im Darm zurückzuführen ist.

Die neueren Arbeiten von STEUDEL und ELLINGHAUS haben aber überzeugend dargelegt, daß dieser Vorgang sehr weitgehend ist und ihm eine Bedeutung zukommt, der auch meines Erachtens für die Beurteilung experimenteller Studien über den Purinstoffwechsel gar nicht ernst genug gewürdigt werden kann. Diese Autoren verfolgten den Stoffumsatz bei zwei Erwachsenen, die vier Wochen lang mit einer sehr purinarmen Kost ernährt wurden. Die Harnsäureausscheidung beider Versuchspersonen zeigte gelegentlich auffallend niedrige Werte, und es konnte damals nachgewiesen werden, daß diese niedrigen Werte immer dann erhalten wurden, wenn bei den beiden Personen abnorme Gärungen im Darm stattgefunden hatten; *je größer die Darmfäulnis, je geringer die Harnsäureausscheidung im Harn, je größer also die bakterielle Zersetzung des Nucleinsäuremoleküls.*

SCHITTENHELM hat unlängst die Bedeutung dieses Vorganges abzuschwächen versucht, aber auch meine eigenen Erfahrungen bei längerdauernden Stoffwechselversuchen haben doch die Anschauungen von STEUDEL bestätigt. Es kommt nach STEUDEL noch hinzu, daß die Salze vieler Purinbasen sich sehr leicht dissoziieren. Die freien Basen selbst sind aber gewöhnlich im Wasser sehr schwer lösliche Körper, einige praktisch sogar unlöslich. Kommen also solche Salze in den Verdauungstrakt, so besteht die Möglichkeit, daß sie sich dort dissoziieren und daß die freien Basen nun sehr schlecht resorbiert werden, vielmehr der Fäulnis anheimfallen. Auf der anderen Seite liegen auch Beobachtungen vor, daß die Bakterien des Darmes eine rege synthetische Tätigkeit in bezug auf Purinbasen entfalten.

Es leuchtet ein, daß alle Versuche, vorgenommen mit Verfütterung von Harnsäure, Purinbasen und Nucleoproteiden, die darüber Aufschluß geben sollen, ein wie großer Prozentsatz von Purinbasen im Organismus zu Harnsäure oxydiert werden könnte, mit einem unkontrollierbaren Fehler behaftet sind, weil man nicht weiß, ein wie großer Anteil von verfütterten Purinkörpern im Darm durch Fäulnis zerstört wird. Mit der Anerkennung dieser Befunde versinkt eine große Literatur über den Purinstoffwechsel.

Der Strom der resorbierten Nucleotide gelangt nun durch die Pfortader zur Leber; mit ihm die durch Bakterientätigkeit abgebauten Spaltprodukte, soweit sie überhaupt resorbiert werden.

In der Leber — und wahrscheinlich zu einem geringeren Anteil auch in einigen anderen Organen wie Milz, Muskel — vollzieht sich unter dem Einfluß von *Fermenten* die weitere Aufspaltung bis zur Harnsäure. Insbesondere SCHITTENHELMs Arbeiten an überlebenden Organen und Organextrakten verdanken wir Einblick in die Mechanik dieser Vorgänge. Er stellte folgende Fermentetappen auf:

1. Nuclease,
2. Purindesamidase,
3. Xanthinoxydase,
4. uricolytisches Ferment.

Diese Fermente wurden in den verschiedensten menschlichen und tierischen Organen, in Leber, Milz, Niere, Lungen, Pankreas, Thymus, Muskel gefunden, mit einer einzigen in ihrer Bedeutung noch zu würdigenden Ausnahme; das *uricolytische Ferment konnte niemals in irgendeinem menschlichen Organ bisher nachgewiesen werden.*

In Organbreien und Organextrakten insbesondere der Leber von Säugern, mit Ausnahme der anthropoiden Affen, läßt sich mit Leichtigkeit die Uricolyse, die Umwandlung der Harnsäure in Allantoin, das bekanntlich bei den Säugern als Endprodukt im Harn ausgeschieden wird, zeigen, während dieser Vorgang mit menschlichen Organen bisher trotz vieler darauf gerichteter Anstrengungen niemals beobachtet wurde; es wurden auch keine anderen Abbauprodukte gefunden. Damit wird die Streitfrage aufgerollt, ob die Harnsäure beim Menschen intermediär weiter abgebaut wird oder ob sie das Endprodukt des Purinstoffwechsels ist.

BRUGSCH und SCHITTENHELM, UMBER u. v. a. vertraten bzw. vertreten noch die Anschauung, daß die Harnsäure durch ein uricolytisches Ferment zum Teil im menschlichen Organismus abgebaut wird. Sie stützten sich im wesentlichen hierbei auf Verfütterungsversuche mit Nucleinsäuren und Purinbasen, wobei sie im Urin ein Defizit an Harnsäure fanden, daß durch die intermediäre Uricolyse erklärt wurde. Wir sahen schon früher, daß diesen Versuchen infolge der zersetzenden Tätigkeit der Darmbakterien und der schlechten Resorption der Purinbasen ein Fehler anhaften kann, der unkontrollierbar ist und daß ihnen deshalb eine ausschlaggebende Bedeutung für die Beurteilung des Verhaltens intermediärer Harnsäure nicht zukommt.

WIECHOWSKI hat nun schon 1909 gezeigt, daß der menschliche Harn praktisch frei von Allantoin, dem Umwandlungsprodukt der Harnsäure bei Tieren, ist und daß Allantoin subcutan beim Menschen injiziert, quantitativ wieder ausgeschieden wird. Er zog daraus den Schluß, daß der Mensch in der Norm keine praktisch in Betracht kommenden Allantoinmengen intermediär bildet. Wenn also in Zirkulation befindliche Harnsäure in irgend erheblichem Maße zersetzt wird, so mußte dies auf einem Wege geschehen, der nicht zu Allantoinbildung führt. Der Zersetzungstypus müßte im innersten Wesen von dem verschieden sein, der bei den übrigen Säugern zu Recht besteht.

Weitere Versuche ergaben, daß entgegen einigen Literaturangaben unter den Umständen, unter denen tierische Organe (Hundeleber, Rinderniere) Harnsäure restlos zersetzen, von einer gleichen Fähigkeit menschlicher Leber und Niere nicht die Rede sein kann.

Dieser Befund ist bis heute nicht widerlegt.

Schon vor WIECHOWSKI hatten BURIAN und SCHUR, IBRAHIM und SOETBEER nach *subcutaner Injektion* von Harnsäurelösungen beim Menschen die Ausscheidungsgröße geprüft und dabei etwa 50%, 75%, 99% wiedergefunden. WICHOWSKI wiederholte diese Versuche an sich und fand 82% und 61,3% wieder.

Diese schwankenden Zahlen in der Ausscheidung der Harnsäure sind nun später der Angelpunkt einer lebhaften Diskussion und vor allem von den Anhängern der Lehre von der Uricolyse beim Menschen als Beweis für die Richtigkeit ihrer Anschauung herangezogen worden. Auch WICHOWSKI nimmt schon hierzu Stellung. Er lehnt auf Grund seiner Befunde ab, das Defizit in den Einzelfällen durch eine Uricolyse zu erklären und verweist auf die bis heute unbestrittene Tatsache, daß im menschlichen Harn wohl charakterisierte Abbauprodukte der Harnsäure (Allantoin, Glykokoll) in praktisch in Betracht kommenden Mengen nicht gefunden wurden. Er hält in dem gegebenen Versuch eine Retention, eine Stauung, für wahrscheinlich; das Defizit wird im Laufe der nächsten Tage unmerklich ausgeschieden. Ich habe später in anders gearteten Versuchen zeigen können, daß das Defizit in der Tat sich durch eine Haftung im Gewebe erklärt, gehe hier aber noch nicht eingehend darauf ein.

THANNHAUSERS, ferner *eigene* Versuche zeigten später, daß auch intravenös bzw. intramuskulär injizierte Vorstufen der Harnsäure fast quantitativ die zu erwartende Menge Harnsäure im Harn ergaben. Hierbei fiel mir auf, daß einigemal die ausgeschiedene Harnsäure die zu erwartende Menge überstieg. Mein Schüler HEYDCAMP hat durch besondere Versuche für diese Beobachtung eine Erklärung gegeben, die später noch erörtert werden wird.

Während nun BRUGSCH, UMBER u. a. ihren früheren Standpunkt, daß die Harnsäure im menschlichen Organismus nicht Endprodukt des Purinstoffwechsels ist, anscheinend aufgegeben haben, hält SCHITTENHELM daran fest.

Er meint, wenn auch ein uricolytisches Ferment nicht gefunden wird, so mag das mit der Schwierigkeit seines Nachweises zusammenhängen, wie das für die Adenase und Guanase auch gilt, ohne daß man hier die Aufspaltung des Adenins oder Guanins leugnet. Bei Wiederholung der intravenösen Injektionen mit Harnsäure, Purinbasen und Nucleotiden findet er nur in wenigen Fällen quantitative Ausscheidung der Harnsäure und lehnt infolgedessen die Beweiskraft derartiger Versuche ab. Eine Nachprüfung der Frage, ob ein Teil der Nucleine im Darm durch die Bakterientätigkeit zerstört wird, führt zum Schluß, daß für die Erklärung des Defizits der Harnsäure bei Verfütterung von Nucleinen die Zerstörung durch Bakterien abgelehnt werden muß. Versuche über das Schicksal gehäuft injizierter Harnsäure beim Menschen ergaben bei der post mortem vorgenommenen Analyse der Organe ein unerklärliches Defizit zwischen der injizierten und wiedergefundenen Harnsäuremenge.

Die Beweisführung SCHITTENHELMs ist in vielen Punkten anfechtbar, so wenn er meine Befunde auf eine ungenaue Methodik schiebt, was unrichtig ist, aus Versuchen Schlüsse zieht, die an Moribunden angestellt wurden, die Ausscheidungen durch Drüsensekrete nicht berücksichtigt, die Frage ungeklärt läßt, warum doch bei einigen seiner Versuche die Harnsäure fast quantitativ ausgeschieden wird. Unbeantwortet bleibt auch der Einwand, daß es bisher nicht gelungen ist, Abbauprodukte der Harnsäure im Organismus aufzufinden.

Da aber negative Kritik fruchtlos bleibt, mußten neuere Arbeiten abgewartet werden. Inzwischen haben nun STEUDEL und ELLINGHAUS über Versuche an zwei gesunden jungen Leuten berichtet, die nicht mehr daran zweifeln lassen, daß durch die Bakterienflora des Darms Nucleine zerstört werden, wobei die Menge je nach den Zustand des Darm wechselt. Sie setzten ihre Versuchspersonen auf eine praktisch purinfreie Kost und stellten in vier Versuchen folgendes fest:

Die Gesamtstickstoffwerte waren während der Versuchstage fast konstant, die Kreatininwerte bewegten sich um einen Mittelwert, der dem in der Literatur angegebenen entspricht.   Anders dagegen die Harnsäurewerte!   Es ergaben sich in manchen Tagen Zahlen, die über das *Zehnfache kleiner* sind als die Durchschnittswerte.   Gerade an diesen Tagen entleerten die Versuchspersonen stark gärende Kotportionen.   Es war damit der Beweis erbracht, daß bei purinarmer Kost der Harnsäuregehalt des Harns in naher Beziehung zu den Vorgängen im Darm steht. Da es sich nur um die sog. endogene Harnsäure handeln konnte, war damit nachgewiesen, daß ihre Vorstufen im Darm vorhanden gewesen sein mußten.   Hier konnten nur die freien und gebundenen Purinbasen in Frage kommen, die mit den Verdauungssäften in das Darmlumen ausgeschieden waren. Eine oberflächliche Berechnung zeigt, daß ihre Menge hinreicht, um die gefundene endogene Harnsäure zu liefern.   Sie werden in mehr oder minder großem Maße je nach dem Grad der Darmgärung zerstört, der Rest resorbiert und dann in Harnsäure verwandelt.   Der Befund bestätigt und ergänzt also die Befunde jener Autoren, welche eine Zerstörung der exogen zugeführten Nucleine im Darm gefunden haben, und ist wichtig genug, um das ganze Gebäude SCHITTENHELMs zu erschüttern.

Neuerdings ist nun von amerikanischen Autoren, von FOLIN und seinen Mitarbeitern BERGLUND und DERICK wiederum behauptet worden, daß dem menschlichen Blut doch uricolytische Fähigkeit zukommt.   Die Methodik lehnt sich an eine erstmalig von *mir* und meinen Mitarbeitern WILLE und KEESER angewandte an.   Es wird Harnsäure intravenös infundiert und in passenden Zeiten der Gehalt des Blutes an Harnsäure sowie die Ausscheidung mit dem Harn gemessen.

LICHTWITZ konnte aber zeigen, daß die Schlußfolgerungen FOLINs in vieler Beziehung anfechtbar sind und daß sich aus den an sich methodisch einwandfreien Versuchen FOLINs aus dem Verlauf der Hyperurikämie nach Uratinfusion mit mathematischer Sicherheit entnehmen läßt, daß sich Mensch und Hund ganz verschieden verhalten und daß der Gang der Abnahme der Hyperurikämie beim Menschen direkt das Fehlen einer Uricolyse beweist.   Auch THANNHAUSER lehnt in einer neueren Arbeit die Anschauung FOLINs ab.

Einen weiteren Beweis für die Richtigkeit seiner Anschauung sieht LICHTWITZ in vielfältigen eigenen Beobachtungen bei Oligurie oder nach längerer Anurie oder auch bei Entwässerung von Ödemen.   Bestände eine Uricolyse, so müßte man erwarten, daß Urat, das nicht ausgeschieden werden kann, zerstört werde.   Das geschieht aber nicht.   Man sieht vielmehr, besonders klar bei Anurien nach Eintreten der Diurese, die ganze Harnsäure etwa gleichzeitig mit dem Harnstoff erscheinen.   Als Beispiel sei folgender Befund von LICHTWITZ wieder gegeben:

Anurie vom 20.—24. 7.; dann langsames Einsetzen der Diurese.
Fortlaufende Messung vom 31. 7. ab.

Datum	Menge	g NaCl	g N	g Harnsäure
31. 7.	510	0,072	5,9	0,32
1. 8.	500	0,071	6,1	0,28
2. 8.	1900	0,13	25,2	0,21
3. 8.	3000	0,64	40,9	1,67
4. 8.	4000	0,57	57,0	1,56
5. 8.	1000	0,14	13,9	0,35
6. 8.	1650	0,23	24,4	0,92
7. 8.	1025	0,15	14,1	0,49
8. 8.	1750	0,25	21,9	1,02

Wie ich schon vorher erwähnte, beobachtet man bei Injektionsversuchen mit Vorstufen der Harnsäure manchmal eine Mehrausscheidung über die zu erwartemle Menge. Inzwischen hatte STEUDELs Schüler ROSENFELD bei Injektionsversuchen an Kaninchen mit guanylsaurem Natrium eine Mehrausscheidung an Stickstoff beobachtet, die über das zu erwartende Maß hinaus ging. Da für diesen Vorgang eine einleuchtende Erklärung aus den gegebenen Bedingungen nicht zu geben war, nahm ROSENFELD eine spezifisch-dynamische Wirkung der Guanylsäure an. Damit wurden aber alle Injektionsversuche am Menschen mit *Vorstufen* von Harnsäure (THANNHAUSER, GUDZENT u. a.) in ihrer Deutung zweifelhaft.

Mein Schüler HEYDKAMP prüfte deshalb diese Kaninchenversuche am *Menschen* mit allen möglichen Sicherungen nach. In zwei von drei Versuchen fand er nun 178% bzw. 113% der zu erwartenden Harnsäuremenge. Im Einklang hiermit ging die Stickstoff- und Phosphorausscheidung, also in gleicher Weise wie bei den Kaninchenversuchen ROSENFELDs. HEYDKAMP prüfte nun in anderen Versuchen gleichzeitig den Gasstoffwechsel, in der Hoffnung, in einer etwa eintretenden Steigerung eine Bestätigung für die Vermutung einer spezifisch-dynamischen Wirkung zu finden. Die Untersuchungen ließen aber Steigerungen nicht erkennen. Doch spräche das noch nicht gegen die Annahme, denn die Steigerung könnte sehr wohl innerhalb der Fehlergrenzen liegen und so dem Nachweis entgehen.

HEYDKAMP prüfte auch wiederholt die Leukocytenwerte vor und im Versuch, ohne dabei Veränderungen oder Vermehrungen zu finden. Man könnte auch an eine Ausschwemmung des Harnstoffes aus dem Gewebe denken, verursacht durch den Reiz der Guanylsäure, die hier etwa wie ein Pharmakon wirken könnte. Dagegen aber spricht das Parallelgehen mit den erhöhten Phosphorsäurewerten.

Die Vermutung ROSENFELDs, daß es sich um eine spezifisch-dynamische Wirkung der Guanylsäure handelt, die eine erhöhte Eiweißverbrennung bewirkt, vermag noch am besten den beobachteten Vorgang zu erklären.

Es wäre hiernach die nach der Injektion ausgeschiedene Harnsäuremenge in zwei Quanten zu zerlegen, das eine Quantum entspräche der durch den Abbau des guanylsauren Natriums zu erwartenden Menge, das andere Quantum der durch die spezifisch-dynamische Wirkung hervorgerufenen Mehrverbrennung nucleinhaltigen Materials. Da diese aber in ihrem Ausmaß ganz unkontrollierbar ist, bleibt der Zweifel an der Eindeutigkeit aller früheren Versuche bestehen.

Um nun nochmals die Frage der Uricolyse zu prüfen, entschlossen wir uns, unter den gleichen strengen Versuchsbedingungen das im Organismus normalerweise kreisende Abbauprodukt des Nucleiproteins, *Mononatriumurat*, intravenös zu injizieren und dessen Ausscheidung in Parallele mit der Stickstoff-, Phosphorsäure und Kochsalzausscheidung zu verfolgen. Ein derartiger Versuch ist unseres Wissens bisher nicht einwandfrei durchgeführt worden.

Wie ich schon gezeigt habe, muß krystallinisches Mononatriumurat in Wasser in Lösung gebracht und injiziert werden. Alle anderen Lösungen, wie mit Piperazin oder mit Lithiumcarbonat, sind bedenklich, weil das Piperazin an sich die Harnsäureausscheidung vermehren kann und mit dem Lithium ein dem Organismus fremdes Mineral injiziert wird, das ebenfalls irgendwelche nicht kontrollierbaren Alterationen des Stoffwechsels hervorrufen kann.

Ein junger gesunder Kollege, 23 Jahre alt, stellte sich uns als Versuchsobjekt zur Verfügung. Nach einer Vorperiode von fünf Tagen, in der er in Stickstoffgleichgewicht kam, injizierten wir intravenös 1,0 g Mononatriumurat $= 0,810$ g U.

Ergebnis.

	Menge	Spez. Gewicht	P_2O_5	N	U
Durchschnitt der Vorperiode . .	920	1024	2,194	10,940	0,282
1. Tag nach Injektion.	1400	1021	2,380	11,838	0,834
2. Tag.	700	1024	2,030	9,604	0,414
3. Tag.	820	1025	2,460	9,233	0,396
4. Tag.	1010	1023	2,424	10,666	0,287

Die tägliche Durchschnittsharnsäureausscheidung aus vier Tagen der Vorperiode beträgt 0,282 g. Am ersten Tage werden 0,556 g, am zweiten Tag 0,132 g, am dritten Tag 0,114 g mehr Harnsäure über den Vorperiodenwert ausgeschieden, zusammen 0,802 g Harnsäure, also genau 100% des injizierten Mononatriumurats, oder, wenn man den dritten Tag nicht rechnen will, rund 85%.

Die Durchschnittsstickstoff- und Phosphorsäureausscheidung der Vorperiode beträgt 10,94 bzw. 2,19 g. Nur der Stickstoffwert zeigt am ersten Tage nach der Injektion eine geringe zu vernachlässigende Steigerung; die Phosphorsäureausscheidung bleibt unverändert.

Dieser einwandfrei durchgeführte Versuch beweist eindeutig, daß die Harnsäure im Organismus des Menschen nicht weiter umgebildet oder fermentativ aufgespalten werden kann, daß sie *also Endprodukt des Purinstoffwechsels ist.*

c) Verhalten der anderen Spaltprodukte der Nucleotide, der Pyrimidinbasen und einiger Purinbasen in Harn und Faeces.

Beim Zerfall des Nucleotidmoleküls wird die Phosphorsäure frei und gelangt zur Ausscheidung, der Kohlenhydratkomplex wird nach eigenen Gesetzen weiter verbrannt.

Die Pyrimidinbasen, die sich wohl zusammen mit den Purinbasen abtrennen, werden unter dem Einfluß von Fermenten weiter verbrannt. Über die entstehenden Zwischenprodukte haben wir keine zuverlässige Kenntnis.

Im menschlichen *Harn* finden sich bei gemischter Kost neben der Harnsäure auch Purinbasen, allerdings in sehr geringen Mengen. KRÜGER und SALOMAN fanden in 10 000 Litern Harn:

Heteroxanthin . . . . 22,35 g
Paraxanthin . . . . 15,31 g
1-Methylxanthin . . . . 31,29 g
Xanthin . . . . 10,11 g
Hypoxanthin . . . . 8,50 g
Adenin . . . . 3,54 g
Epiguanin . . . . 3,40 g

Man hat der Bestimmung der Purinbasen im Harn eine Zeitlang hohen Wert beigemessen, nachdem BRUGSCH und SCHITTENHELM eine zahlenmäßige Beziehung des Harnsäure-N zum Purinbasen-N glaubten gefunden zu haben. Aber so viel Zeit und Scharfsinn auch an die Beurteilung dieser Frage verwandt wurde, so unbefriedigend sind letzten Endes alle Resultate gewesen. STEUDEL hat nun gezeigt, daß einer der Gründe darin liegt, daß die gewöhnlich angewandte Methode zur Bestimmung der Purinbasen so große Fehlerquellen hat, daß sie bis zu 30% zu hohe Werte liefern kann. Er macht darauf aufmerksam, daß die Bearbeiter dieser Fragen niemals in der Lage gewesen sind, qualitative Untersuchungen über die Art der zu bestimmenden Körper anzustellen, so daß der merkwürdige Fall eintrat, daß man scheinbar äußerst genau über die Menge der Purinbasen im Harn unterrichtet war, in Wirklichkeit aber über das, was man qualitativ bestimmte, ganz im unklaren war.

STEUDEL bestimmte nun mit verbesserter Methodik von neuem den Purin-
basengehalt im Harn bei *purinarmer* Kost und fand, daß der Harn bei purinarmer Kost keine einzigen der im Körper vorkommenden Nucleinbasen enthält.
Die aufgefundenen Substanzen

$$71{,}73 \text{ mg Heteroxanthinnatrium}$$
$$43{,}48 \text{ mg Paraxanthin}$$
$$56{,}12 \text{ mg 1-Methylxanthin}$$

entstammen sämtlich der aufgenommenen Nahrung, denn seine beiden Versuchspersonen hatten als einziges Anregungsmittel täglich 15 g Bohnenkaffee
bekommen.

Die Fraktion der Purinbasen hat deshalb nach STEUDELs *Meinung gar keinen
Zusammenhang mit der Harnsäure des Harns. Sie ist nach der üblichen Nomenklatur völlig exogen, sie stammt aus den Genußmitteln Kaffee, Tee, Kakao und
hat mit dem Harnsäurestoffwechsel nicht das mindeste zu tun.*

In den Faeces finden sich Purine in wechselnder Menge (WEINTRAUD, KRÜGER
und SCHITTENHELM). Sie entstammen den *Faecesbakterien,* ferner aus *der Nahrung,* aus der sie nicht resorbiert worden sind, weil die Faecesbakterien einen
wechselnden Teil der Nucleotide zerstören und in die sehr schwer resorbierbaren
Purinbasen umwandeln und drittens aus den Säften der *Verdauungsdrüsen*
(STEUDEL l. c.). Sie sind also vollkommen exogen und haben mit dem intermediären Purinstoffwechsel keinen genetischen Zusammenhang.

d) Die Harnsäure und ihre Vorstufen im Blut, Gewebe, in Gewebsflüssigkeiten und Drüsenausscheidungen.

1. Im Blut. GARROD war wohl der erste, der in einer größeren Untersuchungsreihe mittels seiner Fadenprobe die Blutharnsäure zu bestimmen versuchte. Er
fand nun bei Gesunden keine Harnsäure, aber eine zweifelsfrei nachweisbare
Menge bei seinen Gichtkranken. Dieser Befund konnte in späterer Zeit auch
mit rein chemischen Methoden, anscheinend ausnahmslos, bestätigt werden.
Da er mehrfach zum Angelpunkt von Gichttheorien gemacht wurde, bekam er
schließlich dogmatische Bedeutung: *ohne Uricämie keine Gicht:*

Wir wissen heute, daß *beim Gesunden bei purinarmer Kost Werte bis 4,5 mg
Harnsäure in* 100 *ccm Blut vorkommen* und daß bei vielen Krankheiten, aber
niemals zu allen Zeiten und bei allen Fällen (Leukämie, Pneumonie, Nephritis,
Lues, Tabes, Paralyse, Tuberkulose, anderen Infektionskrankheiten usw.), die
Blutharnsäurewerte erhöht sind. Neben Befunden anderer Autoren zeigen
das auch folgende eigene Untersuchungsergebnisse:

a) Nierenerkrankungen verschiedener Art:

Werte zwischen 1—2 mg bei 6 Fällen
,,   ,,   2—3 ,,   ,,   10 ,,
,,   ,,   4—5 ,,   ,,   16 ,,
,,   ,,   4—5 ,,   ,,   13 ,,
,,   ,,   5—6 ,,   ,,   3 ,,
,,   ,,   6—8 ,,   ,,   2 ,,

Gesamt 50 Fälle

b) Lues III, Tabes, Paralyse:

Werte zwischen 1—2 mg bei 1 Fall
,,   ,,   2—3 ,,   ,,   6 Fällen
,,   ,,   3—4 ,,   ,,   6 ,,
,,   ,,   4—5 ,,   ,,   1 Fall
       9 ,,   ,,   1 ,,

Gesamt 15 Fälle

c) Lungentuberkulose verschiedener Stadien:

Werte zwischen 1—2 mg bei 0 Fällen
,,   ,,   2—3 ,,   ,,   0 ,,
,,   ,,   3—4 ,,   ,,   4 ,,
,,   ,,   4—5 ,,   ,,   3 ,,

Gesamt 7 Fälle

d) Bei anderen Erkrankungen, wie Prostata-
hypertrophie, Leukämie, Arteriosklerose:

Werte zwischen 1—2 mg bei 0 Fällen
,,   ,,   2—3 ,,   ,,   2 ,,
,,   ,,   3—4 ,,   ,,   3 ,,
,,   ,,   4—5 ,,   ,,   3 ,,

Gesamt 8 Fälle

Folgende Zusammenstellung gibt Aufschluß über das zeitliche Verhalten des Blutharnsäurespiegels beim Einzelindividuum.

1. Pat. V., Nephrosklerose.
   1. Untersuchung . . . 4,5 mg U
   Nach 2 Tagen . . . 5,5 „
   „   6   „   . . 4,0 „
   „   11   „   . . 2,5 „

2. Pat. K., Luetische Nephrose.
   1. Untersuchung . . 4,4 mg U
   Nach 2 Tagen . . . 3,7 „
   „   6   „   . . 3,8 „
   „   16   „   . . 2,8 „

3. Pat. L., Nephritis chronica.
   1. Untersuchung . . 2,5 mg U
   Nach 2 Tagen . . . 4,5 „
   „   4   „   . . 5,4 „
   „   8   „   . . 5,5 „
   „   13   „   . . 4,1 „
   „   22   „   . . 5,0 „

4. Pat. A., Glomerulonephritis acuta.
   1. Untersuchung . . 6,4 mg U
   Nach 8 Tagen . . . 3,8 „

5. Pat. B., Nephorse.
   1. Untersuchung . . 3,9 mg U
   Nach 5 Tagen . . . 4,8 „

6. Pat. C., Luetische Nephrose.
   1. Untersuchung . . 2,0 mg U
   Nach 8 Tagen . . . 3,2 „

7. Pat. D., Nephritis acuta.
   1. Untersuchung . . 4,1 mg U
   Nach 8 Tagen . . . 3,2 „
   „   8   „   . . 4,7 „
   „   12   „   . . 3,9 „

8. Pat. Dz., Tabes.
   1. Untersuchung . . 3,7 mg U
   Nach 6 Monaten . . 3,0 „

9. Pat. M., Tabes.
   1. Untersuchung . . 2,9 mg U
   Nach 3 Monaten . . 9,8 „
   „   12   „   . . 3,6 „

Die Zahlen lassen deutlich erkennen, wie in einem Teil der Fälle die Werte zum Teil erheblich erhöht sind, aber auch nur in einem Teil, was besonders für die Nierenkrankheiten hervorgehoben sei; weiterhin aber auch, wie die Werte häufig schwanken, so daß man je nach der zufällig gewählten Untersuchungszeit bald normale, bald erhöhte Werte finden könnte.

Ich gebe dann eine Tabelle wieder mit den Blutharnsäurewerten bei Neuralgie, Myalgien, Gelenkknirschen, Lumbago, Exostosen usw., wo nach üblicher überlieferter Weise Verdacht auf sog. „harnsaure Diathese" bestand. (Auf die Wiedergabe von Krankengeschichten muß aus redaktionellen Gründen verzichtet werden.)

Es wurden gefunden:

Werte zwischen 1—2 mg bei 13 Fällen
  „   „   2—3 „   „ 40   „
  „   „   3—4 „   „ 37   „
  „   „   4—5 „   „ 14   „
  „   „   5—6 „   „ 4   „
  „   „   6—7 „   „ 1 Fall

Gesamt 109 Fälle

Wir sehen, wie die Werte ganz erheblich voneinander abweichen und bei 19 Fällen erhöht, bei 90 nicht erhöht sind. Bei einigen meiner Patienten hatte ich Gelegenheit, in Abständen von Monaten und Jahren die Blutharnsäure zu prüfen:

Pat. P. 1. Untersuchung. . . 4,9 mg
   Nach 1 Jahr . . . . 3,4 „
   „   2 Jahren . . . 1,9 „
   „   3   „   . . . 4,2 „

Pat. Sch. 1. Untersuchung . . 3,5 mg
   Nach 3 Monaten . . 3,7 „
   „   7   „   . . 3,1 „
   „   2 Jahren . . 2,9 „

Pat. N. 1. Untersuchung 3,5 mg
   Nach 1 Jahr   4,4 „
   „   3 Jahren   2,5 „

Auch beim Einzelindividuum besteht *keinerlei Konstanz* der Werte, die bis unter die normalen absinken können, obwohl die klinischen Erscheinungen unverändert weiter bestanden oder erneut aufgetreten waren. Es gibt also zweifellos häufig länger dauernde *Hyperuricämie ohne Gicht*.

Das gilt ganz besonders von der Schrumpfniere. Dort sind einigemale Werte gefunden worden, die sogar über 30 mg % lagen. Wie die Werte bei der Gicht liegen, wird im nächsten Kapitel erörtert werden.

Im allgemeinen ist also der Blutharnsäurewert nicht von der Konstanz, wie etwa der Blutzucker. Auch bei langdauernder purinarmer Kost findet man Schwankungen, die sich oft um mehrere mg-% bewegen.

Die Untersuchungsmethodik war noch bis vor einigen Jahren eine wenig zuverlässige. Abgesehen von der rein qualitativen Fadenprobe erfolgten die Bestimmungen quantitativ mit gewichtsanalytischen Makromethoden, die große Mengen von Blut erforderten (100—300 ccm). Es waren das die Methoden von LUDWIG-SALKOWSKI (Silberfällung), ferner von KRÜGER-SCHMIDT (Kupferfällung), dann von WERNER-HOPKINS (Ammoniumfällung). Erst die Anwendung des colorimetrischen oder titrimetrischen Prinzips war geeignet, die Hindernisse und Grenzen der älteren Methodik zu überwinden, ermöglichen doch diese neuen Methoden noch $\frac{1}{10}$ bis $\frac{1}{20}$ mg Harnsäure mit hinreichender Genauigkeit zu bestimmen und so auch in kleinen Mengen schwach harnsäurehaltigen Materials quantitative Bestimmungen auszuführen. Ich nenne hier nur die Methoden von FOLIN mit ihren vielen Variationen, ferner von BENEDICKT. Sie beruhen auf der Eigenschaft der Harnsäure, Phosphorwolframsäure durch Reduktion zu bläuen.

Es wurde bezweifelt, ob die Reduktion der Phosphorwolframsäure nicht auch durch andere im Blut oder Gewebe vorhandenen Stoffe erfolgt. Es könnten in Frage kommen: Aminosäuren, Kreatine, Harnstoff, Gallensäuren, Adrenalin, Traubenzucker und einige andere. Heute wissen wir, daß die Mitreaktion durch diese Stoffe innerhalb der Fehlergrenze der Methoden liegt und vernachlässigt werden kann.

Dann ist behauptet worden (HARPUDER, PINCUSSEN), daß bei der Eiweißfällung im Koagulum Harnsäure zurückgehalten wird und sich so dem Nachweis entzieht. Die Autoren kamen zu diesem Schluß durch Versuche, die mit künstlichen Eiweißlösungen angestellt wurden, denen man Harnsäure in Lösung zusetzte. Bei der Durchsicht der Protokolle dieser Versuche ist auffallend, daß bei den *natürlichen* Eiweißlösungen doch recht häufig keine Differenzen zwischen den zugesetzten und gefundenen Eiweißmengen gefunden wurden und daß die Differenzen — in absoluten Zahlen ausgedrückt — für die klinische Fragestellung nicht so bedeutungsvoll sind, wie es zunächst scheinen mag.

Wie ich nun bereits auf der Tagung der Naturforscher und Ärzte in Leipzig 1922 mitgeteilt habe, war es möglich durch Ausbau der von mir erstmalig vor 13 Jahren bei meinen Harnsäurestudien verwendeten Dyalysiermethode diesen möglichen Fehler zu vermeiden. Daß diese Methode die im Blut kreisende Harnsäure wirklich erfaßt, folgt aus den früheren Ausführungen über die Auffindung der Bindungsart der Harnsäure im Blut. Sie hat im übrigen keinen irgendwie wesentlich abweichenden Blutharnsäurewert gegenüber den Methoden von FOLIN und BENEDICKT anzugeben. Da die Technik bisher noch nicht beschrieben worden ist, sei sie hier mitgeteilt:

5 ccm Blut, durch Natriumoxalat gerinnungsunfähig gemacht, kommen unter Tymolzusatz in eine Dialysierhülse (SCHLEICHER und SCHÜLL) und diese in ein Dialysiergefäß. In das Dialysiergefäß sind vorher 15 ccm physiologische Kochsalzlösung gegeben. Es wird mit einem Korken verschlossen, wobei die Fäden an der Hülse festgeklemmt werden, um die unveränderte Lage der Hülse zu verbürgen. Das Verhältnis 1 : 3 (Innenflüssigkeit : Außenflüssigkeit) hat sich mir am zweckmäßigsten erwiesen. In 24 Stunden haben sich die Gleichgewichte der Harnsäure zwischen der Innen- und Außenflüssigkeit hergestellt. Man fällt jetzt in der Dialysierflüssigkeit die Harnsäure nach FOLIN-WU oder nach dem

ausgezeichneten Verfahren von HARPUDER als Zinksalz und colometriert in der bekannten Weise. Ich benutze hierzu den *Dubosque*. Es ist zu beachten, daß sich die Harnsäure im Dialysat in vierfacher Verdünnung befindet.

Ich habe versucht, das Dialysat ohne Fällung direkt zu colometrieren, was ich nach dem früher gesagten für erlaubt halte. Jedenfalls habe ich im Vergleich mit der HARPUDERschen Zinksalzfällung immer Resultate erhalten, die, wie zu erwarten, nur um ein geringes höher lagen und ohne Bedeutung für die klinische Bewertung sind. Die Methode vermeidet also Enteiweißung und somit alle damit verbundenen möglichen Fehlerquellen. Sie hat außerdem den Vorzug größter Einfachheit. Versuche mit Harnsäurezusatz zu tierischem und menschlichem Serum und Blut ergaben immer Werte, die innerhalb der Fehlergrenze lagen.

Nach THANNHAUSER und CZONICZER befinden sich im Blute gesunder Menschen neben der Harnsäure keine freien Purine, dagegen sind deren Vorstufen, die Nucleotide, in nachweisbarer Menge vorhanden, etwa 2—3 mg Nucleotidstickstoff in 100 ccm Serum. Er ist etwa zweimal größer als der Stickstoff der freien Purine (Harnsäure).

Es wird neuerdings die Frage lebhafter diskutiert, ob neben der „freien" Form der Harnsäure noch eine „gebundene" existieren kann, die sich dem Nachweis bei der hier angewandten Methodik entzieht. Ich habe schon früher experimentell geprüft, ob sich im Blute des Gesunden und Gichtkranken bei der Kompensationsdialyse unter Uratzusatz irgendwie die Gleichgewichte ändern. Da etwas derartiges niemals beobachtet werden konnte, ist es im höchsten Grade unwahrscheinlich, daß im Blut oder Gewebe die Bedingungen für die Bildung einer sog. „gebundenen" Harnsäure gegeben sind. Es könnte sich demnach nur um Bindungen handeln, die beim Aufschluß des Nucleinkerns entstehen, in dem ja, wie wir heute wissen, das Harnsäurepurin präformiert vorhanden ist. Derartige Bindungen sind ja aber bekannt und haben mit dem hier diskutierten Problem nichts zu tun. Diese Tatsache ist z. B. von BORNSTEIN und GRIESBACH nicht beachtet worden, die eine „gebundene" Harnsäure beschrieben haben, aber, wie THANNHAUSER nachgewiesen hat, lediglich Aufspaltungsprodukte des Nucleinkerns vor sich hatten. Das gleiche gilt meines Erachtens auch von der von Amerikanern und Franzosen neuerdings beschriebenen „gebundenen" Harnsäure, die eine Harnsäure-δ-Ribose sein soll und hauptsächlich in den roten Blutkörperchen gefunden wird.

2. Im Gewebe. CLOETTA, LYMANN, SCHITTENHELM, FRIEDERICIA, FINE, WELLS haben mit den alten Fällungsmethoden Organe und Organgemenge auf ihren Harnsäuregehalt untersucht, ohne jedoch bei der methodischen Schwierigkeit einen nur einigermaßen umfassenden Überblick über die Verteilung der Harnsäure in den verschiedenen Organen erhalten zu können.

Ich habe als erster mit meinem Mitarbeiter KEESER unter Zuhilfenahme der neuen kolorimetrischen Methoden systematische Untersuchungen durchgeführt. Die gefundenen Zahlen zeigten zunächst, *daß Blut und Muskel ziemlich dieselbe Konzentration an Harnsäure haben und daß sich die höchsten Konzentrationen in Leber und Milz befinden.* In den einzelnen Versuchen schwanken die Zahlen erheblich. Das ist ja eigentlich zu erwarten, denn die Bedingungen, unter denen die Organe beim Exitus standen, waren ja zweifellos außerordentlich verschieden.

Folgende Tabellen, aus den gewonnenen Durchschnittswerten aufgestellt, ergeben einen Überblick über die Durchschnittswerte der einzelnen Organe einerseits, andererseits über die absolute Mengenverteilung in den Organen.

Für einen gesunden, normalen Menschen würde sich hieraus ein Gesamtgehalt an Harnsäure von etwa 1500 mg ergeben. Nach sofort zu erwähnenden

Tierversuchen scheint vorzugsweise die Muskelsubstanz geeignet zu sein, als Reservoir für die Harnsäure zu dienen.

Wir waren uns darüber klar, daß unsere Befunde nach vieler Richtung hin Ergänzungen bedürfen, aber wir wollten, da wir vollkommen Neuland vor uns hatten, zunächst einen Weg bahnen, auf dem zur weiteren Erforschung dieses Gebietes nunmehr leichter fortgeschritten werden kann.

Durchschnittswerte des U-Gehaltes menschlicher Leichenorgane auf 100 g Gewebe resp. 100 ccm Blut berechnet.

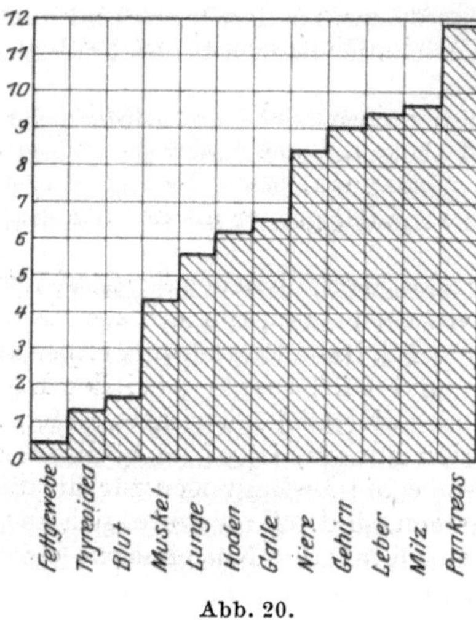

Fettgewebe . . .	fast frei
Thyreoidea . . .	2,45 mg
Blut . . .	2,7 ,,
Muskel	3,0 ,,
Lunge	3,75 ,,
Hoden	5,5 ,,
Galle	5,85 ,,
Niere	6,4 ,,
Gehirn	7,7 mg
Leber	10,3 ,,
Milz	10,7 ,,
Pankreas	11,5 ,,

Abb. 20.

Absolute Mengenverteilung der Harnsäure in den Organen.

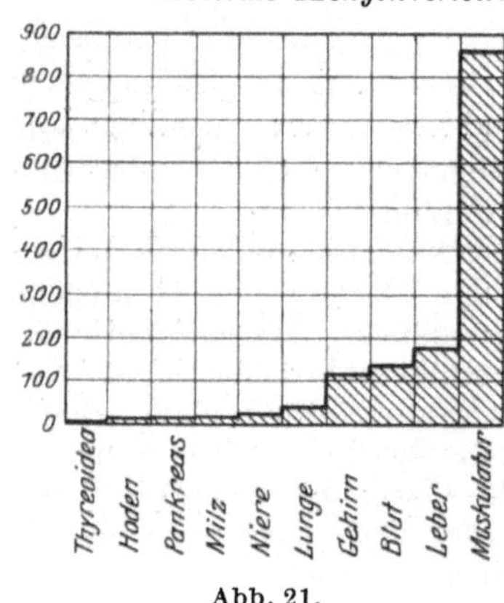

	Durchschnittl. Organgewicht nach VIERORDT	U-Gehalt
Thyreoidea . .	33,8 g	0,738 mg
Hoden	49 ,,	2,06 ,,
Pankreas . .	97,6 ,,	11,27 ,,
Milz	163,0 ,,	17,44 ,,
Nieren	306 ,,	19,6 ,,
Lungen . . .	995 ,,	37,3 ,,
Gehirn	1 430 ,,	110,18 mg
Blut	5 000 ,,	135,0 ,,
Leber	1 819 ,,	187,46 ,,
Muskulatur . .	28 732 ,,	862,0 ,,

Abb. 21.

Demselben Zweck sollten auch Untersuchungen dienen, die wir mit den gleichen Methoden zunächst an Vögeln angestellt haben.

Der Organismus der Vögel unterscheidet sich hinsichtlich seines Purinstoffwechsels wesentlich von dem des Menschen. Während beim Menschen nur die Purine zur Harnsäurebildung herangezogen werden, die dann als Stoffwechselendprodukt im Harn erscheint, wird auch dasjenige stickstoffhaltige Material, das beim Säugetier zur Harnstoffbildung führt, zur Harnsäure umgebaut und durch die Niere in die Kloake ausgeschieden. Wir bringen zunächst die gefundenen Blutwerte:

Taube 1   4,1 mg ⎱ haben bis zur Abschlachtung gefressen
Taube 2   4,7 mg ⎰
Taube 3   3,5 mg ⎱ haben 1 Tag gehungert
Taube 4   3,3 mg ⎰
Taube 5   2,6 mg ⎱ haben 2 Tage gehungert
Taube 6   2,8 mg ⎰
Huhn 1   0,6 mg Abschlachtung nach 44 stündigem Hungern.
Huhn 2   2,8 mg Normaltier.
Huhn 3   8,5 mg Abschlachtung in voller Verdauung.
Huhn 4   12,3 mg Abschlachtung 48 Stunden nach Injektion von 0,06 g Kaliumchromat.
Huhn 5   8,8 mg Abschlachtung nach 3 maliger Injektion von je 0,02 g Kaliumchromat innerhalb 33 Tagen.

Wenn beim Menschen die Zuführung purinhaltigen Materials zur Erhöhung der Blutharnsäure führt, so mußten sich um so mehr beim Vogelorganismus Differenzen zwischen Hunger- und Sättigungszustand ergeben. Wir sehen aus der Tabelle, wie die Harnsäurewerte mit der Zunahme der Hungerzeit abnehmen. In voller Verdauung finden wir einen Wert von 8,5 mg und nach 44 stündigem Hungern nur noch 0,6 mg. *Überraschend ist, daß im großen und ganzen die Blutharnsäurewerte sich in der gleichen Größenanordnung wie beim Menschen bewegen.*

Weiterhin prüften wir die quantitativen Verhältnisse der Harnsäure in einzelnen Organen, wobei der Rest-N mitbestimmt wurde, und nutzten hierbei die uns gegebene Möglichkeit aus, verschiedene Versuchsbedingungen zu schaffen. Ein Tier (Normaltier) wurde nach mäßiger Ernährung, eins in voller Verdauung, eins nach 44 stündigem Hungern abgeschlachtet. Bei einem weiteren Tier unterbanden wir nach der ZALESKYschen Methode die Urteren, um eine plötzliche Stauung herbeizuführen, und bei zwei anderen Tieren führten wir Nierenschädigung durch Injektion von Kal. chrom. herbei, wobei das eine Tier eine nach 48 Stunden tödliche Dosis erhielt, das andere so langsam vergiftet wurde, daß es erst nach etwa vier Wochen einging. Wir verweisen auf die hierunter stehende Tabelle.

Organuntersuchungen bei Hühnern.
Die Werte sind in mg angegeben und auf 100 g Gewebe berechnet.

	Blut	Muskel		Leber		Niere		Milz	Herz	Getötet
	U	U	Rest-N	U	Rest-N	U	Rest-N	U	U	
Huhn 1	0,6	2,4	490,0	14,0	187,6	24,0	162,0	24,8	3,6	nach 44 st. Hungern
Huhn 2	2,8	3,0	658,0	11,0	274,0	31,0	392,0	20,0	9,0	Normaltier
Huhn 3	8,5	4,0	616,0	12,0	193,2	31,3	261,3	21,3	6,0	in voller Verdauung
Huhn 4	12,3	5,3	722,0	13,5	397,6	23,0	233,3	29,8	17,3	48 Stunden nach Injektion von 0,06 g Kaliumchromat
Huhn 5	—	7,0	862,0	11,8	366,8	25,3	261,3	28,6	7,8	36 Stunden nach doppelseitiger Ureterenunterbindung gestorben
Huhn 6	8,8	7,8	352,8	8,2	109,2	9,2	189,0	20,0	7,2	nach 33 tägiger langsamer Vergiftung mit Kaliumchromat. Hochgrad. Tbk.

Beim Normaltier stimmt der Muskelwert mit dem beim Menschen gefundenen überein. In gleicher Größenordnung liegt auch der Leberwert. Dagegen zeigt die Milz eine wesentlich höhere Konzentration, und die allerhöchste Konzentration finden wir in der Niere. Doch bleibt der Nierenwert insofern etwas problematisch, weil wir nicht wissen, wie sich der Wert der bereits in die Harnkanälchen ausgeschiedenen Harnsäuremenge ist. Mit der zunehmenden Stauung vor der Niere, die sich sichtbar macht durch die Zunahme der Blutharnsäure und Erhöhung der Rest-N, steigen auch die Harnsäurewerte in der Muskulatur, während sie in Leber, Milz und Niere keine auffällige Veränderung erfahren.

Diese Beobachtung kann für die Beurteilung von mancherlei Vorgängen im menschlichen Organismus von Bedeutung werden.

Von meinem Schüler HUSCHKE ließ ich mit verbesserter Methodik eine Nachprüfung vornehmen, wobei es sich ergab, daß die Werte im großen und ganzen im gleichen Zahlenbereich liegen. Es seien hier die gefundenen Zahlen wiedergegeben:

Darm	zwischen	0,8 — 5,2	mg-%
Gehirn	„	0,3 — 3,1	„
Haut	„	0,3 — 4,2	„
Knorpel	„	0,05— 1,64	„ (absoluter Wert)
Leber	„	2,4 — 8,1	„
Lunge	„	1,4 —11,4	„
Milz	„	0,9 — 9,7	„
Muskel	„	0,7 — 3,8	„
Niere	„	2,8 —12,8	„
Pankreas	„	3,4 — 7,1	„

Von Interesse sind die Werte im Knorpel. Untersucht wurde die untere Gelenkfläche des Femur. Mehrfache Versuche ergaben, daß die Hauptmenge der U in der *Oberfläche* des Knorpels enthalten ist, während nach der *Tiefe* zu ihre Konzentration schnell abnimmt. Von einer Wägung der Knorpelsubstanz und Berechnung der gefundenen U-Menge auf 100 g wurde abgesehen; die Zahl gibt den absoluten U-Gehalt der Knorpeloberfläche an. Im Knochen ist der U-Gehalt sehr gering; zur Untersuchung fällt man die reichlichen Kalksalze, die den Gang der Analyse stören würden, als Calciumsulfat.

Erhebliche Schwankungen des U-Gehaltes werden in sämtlichen drüsigen Organen gefunden. Sie sind teilweise durch den Verdauungsmechanismus, teilweise durch den Einfluß der jeweiligen Erkrankung auf die Funktion der Organe verursacht, und schließlich läßt sich die Wirkung der Medikamente, die vor dem Exitus gegeben wurden, nicht immer übersehen.

In Gemeinschaft mit KEESER versuchte ich, mir auch einen Einblick in den Gehalt an *Vorstufen der Harnsäure im Gewebe* zu verschaffen.

Die Bestimmung der Vorstufen bot aber größere Schwierigkeiten, die zum Teil bis jetzt nicht überwunden werden konnten. Als Material für weitere Untersuchungen seien aber doch unsere Ergebnisse hier wiedergegeben.

Wie THANNHAUSER gezeigt hat, bleiben bei der Eiweißfällung mit Sulfosalicylsäure im Blutserum die gesamten Purine — Harnsäure, freie Purine, Nucleoside, Nucleotide — in Lösung. Man kann diese als Gesamtpurine nach der KRÜGER-SCHMIDTschen Methode bestimmen. Während wir nun im Blut zu Resultaten kamen, die mit den THANNHAUSERschen übereinstimmten, differierten unsere eigenen Zahlen im Gewebsfiltrat so sehr, daß wir zunächst hier von einer Wiedergabe absehen.

Fällt man das durch Sulfosalicylsäure enteiweißte Gewebsfiltrat mit Uranylacetat, so erhält man einen deutlichen Niederschlag. In dem nun zu erhaltenden Filtrat müssen Harnsäure, freie Purine, Nucleoside enthalten sein, da die Nucleotide nach THANNHAUSER durch Uranylacetat gefällt werden. Ob aber hierbei nicht auch ein Teil der Nucleoside mitgefällt wird, ist nicht sicher auszuschließen. In Vergleichs- und Doppelbestimmungen haben wir aber doch immer so gut übereinstimmende Werte erhalten, daß wir glauben, die so gewonnenen Zahlen mitteilen zu können. Um aber über die Art der bestimmten Purine nichts zu präjudizieren, haben wir die Resultate als „Uranylacetatwerte" bezeichnet.

Wir gingen in folgender Weise vor: Ein bestimmtes Quantum des zu untersuchenden Organs wurde genau wie bei der Harnsäurebestimmung mit der doppelten Menge gereinigten Seesandes verrieben, quantitativ mit Aq. dest. in eine Porzellanschale gespült und mit etwa 150 ccm Aq. dest. unter stetem Rühren zum Kochen erhitzt. Darauf wurden etwa 200 ccm einer 20%igen Sulfosalicylsäurelösung zugesetzt. Nach vollständigem Abkühlen im Eisschrank wurde abgenutscht unter sorgfältigem Abspülen mit Aq. dest. und das Filtrat, das auf 200 ccm aufgefüllt wurde — nach Prüfung, ob bei Zusatz von Sulfosalicylsäure noch eine Trübung entsteht — in zwei Portionen je zur Hälfte geteilt.

Von diesem wurde die eine Hälfte gleich nach KRÜGER-SCHMIDT im Mikrokjeldahl verarbeitet, die zweite Hälfte wurde durch Kochen erhitzt, mit 1,55% Uranylacetatlösung versetzt, wobei eine starke Fällung entsteht, und filtriert. Das Filtrat wurde im Mikrokjeldahl nach KRÜGER-SCHMIDT verarbeitet.

Gleichzeitig wurde in dem zu untersuchenden Organ der U- und N-Gehalt bestimmt.

Aus den bereits vorher diskutierten Gründen geben wir hier nur die Werte, welche wir nach der Uranylacetatfällung erhielten, und die wir als Uranylacetatwerte bezeichnen, wieder.

Befunde an menschlichen Organen.
Die Werte sind in mg angegeben und auf 100 g Gewebe berechnet.

	Muskel			Leber			Gehirn			Milz			
	U	Uranylacetatwert	R.-N	U	Uranylacetatwert	R.-N	U	Uranylacetatwert	R.-N	U	Uranylacetatwert	R.-N	
A. Leichenorgane													
Fall 1	4,2	13,94	—	15,7	20,05	—	4,6	19,26	—	20,0	79,96	—	Sepsis
Fall 2	2,0	21,95	—	14,5	11,1	—	—	—	—	—	—	—	Uteruscarcinom
Fall 3	2,5	18,62	—	12,6	35,28	—	—	—	—	—	—	—	Lungentuberkulose
B. Überlebende Organe													
Fall 1	—	—	—	—	—	—	—	—	—	14,5	145,9	548,8	perniziöse Anämie
Fall 2	—	—	—	—	—	—	—	—	—	13,2	82,0	148,0	perniziöse Anämie
Fall 3	5,0	8,05	175,0	18,8	35,0	173,6	18,0	14,4	175,0	—	—	—	5 monatiger Fötus

Die Werte liegen, wie zu erwarten, erheblich höher als die Harnsäurewerte. Sie müssen selbstverständlich differieren, da ja der Tod bei den Einzelindividuen den Stillstand der intermediären Umsetzung unter den verschiedensten Bedingungen hervorgerufen hat. Wieweit dieser Prozeß nach dem Tode noch weiter gelaufen ist, läßt sich ebenfalls nicht sagen. Die Zahlen können also nur orientierende Bedeutung haben. Die an zwei exstirpierten Milzen gewonnenen Werte fallen übrigens mit der Größenordnung der Leichenorganwerte zusammen.

In der folgenden Tabelle sind unsere Ergebnisse aus den Huhnversuchen zusammengefaßt. Sie sind wie bei den Harnsäureversuchen angeordnet nach den von uns gewählten Versuchsbedingungen: Hunger, normale Ernährung, volle Verdauung, Ureterunterbindung, Nierenschädigung durch Kaliumchromatinjektionen.

Wir sehen verhältnismäßig niedrige Blutwerte, am niedrigsten im Hunger, am höchsten bei der Stauung und durchaus parallel gehend mit den Blutharnsäurewerten. Das gleiche gilt auch von den Muskelwerten. Bei der Leber und Niere liegen die Werte ganz erheblich höher, lassen aber einen Zusammenhang mit den von uns gewählten Versuchsbedingungen nicht erkennen.

Befunde an Organen von Hühnern.

Die Werte sind in mg angegeben und auf 100 g Gewebe berechnet.

	Blut		Muskel			Leber			Niere			Getötet
	U	Uranyl-acetat-wert	U	Uranyl-acetat-wert	R.-N	U	Uranyl-acetat-wert	R.-N	U	Uranyl-acetat-wert	R.-N	
I.	0,6	0,7	2,4	8,48	490,0	14,0	97,0	187,6	24,0	73,5	162,0	nach 44 stünd. Hungern
II.	2,8	2,1	3,0	9,94	658,0	11,0	54,18	274,0	31,0	108,5	392,0	Normaltier
III.	8,5	3,25	4,0	21,8	616,0	12,0	77,4	193,2	31,3	77,26	261,3	in voller Verdauung
IV.	12,3	5,6	5,3	56,6	722,4	13,5	59,3	397,6	23,0	54,13	233,3	48 Std. nach Injektion von 0,06 Kaliumchromat
V.	—	—	7,0	104,4	862,4	11,8	85,4	366,8	25,3	119,0	261,3	36 Std. nach doppelseitiger Ureterenunterbindung

Unsere Versuche ergaben, daß die Vorstufen der Harnsäure im Blut nur noch in geringer Menge, im Gewebe dagegen in erheblich größerer Menge — zumal gegenüber der Gewebsharnsäure — vorhanden sind. Weitere Untersuchungen mit verbesserter Methodik sind notwendig. Von ihnen ist zweifellos ein tieferer Einblick in den Purinhaushalt zu erwarten.

Der Harnsäurewert in *Transsudaten, Exsudaten, Ergüssen* liegt nach vielfältigen Untersuchungen im Zahlenbereich der Blutwerte. Nur bei der Gicht wurden erhebliche Steigerungen gefunden (s. S. 73).

In neuerer Zeit hat man dem *Speichel* und der *Galle* als Ausscheidungsorganen von *Harnsäure* erhöhte Aufmerksamkeit geschenkt.

In einer Doktordissertation (HERWIG) habe ich die bisherigen Resultate über den Harnsäuregehalt im Speichel zusammenstellen und mit moderner Methodik überprüfen lassen.

Die ersten zuverlässigen Zahlen stammen von HERZFELD und STOCKER:

In 100 ccm gemischtem Speichel wurden gefunden:

 1. Polyarthritis . . . . 0,17 mg U
 2. Tuberculosis pulmonum . . . 0,39 „ „
 3. Insufficientia cordis . . . . . 0,49 „ „
 4. Pleuritis . . . . 0,96 „ „
 5. Dermatitiden . . . . 1,71 „ „
 6. Anämie . . . . 2,51 „ „
 7. Pneumonie . . . . 2,52 „ „
 8. Nephritis . . . . 4,96 „ „
 9. Lebercirrhosis . . . . 35,54 „ „
10. Urämie . . . . 84,83 „ „

Auffällig ist die starke Vermehrung bei den Erkrankungen an Lebercirrhosis und Urämie.

v. NOORDEN fand mit einer mehr qualitativen Methode Werte zwischen 1—10 mg in 100 ccm Speichel; er hebt aber schon hervor, daß mehrmalige Untersuchungen an ein und demselben Tage erhebliche Schwankungen des Harnsäuregehaltes zeigten und daß zwar manchmal hohe Werte im Speichel und Blut zusammenfielen, ein Parallelismus aber doch nicht entdeckt werden konnte.

HERWIG hat nun mit der FOLINschen Methode an einer großen Reihe von Gesunden und Kranken unter vielseitiger Variation der Bedingungen der Speichelsekretion quantitative Zahlen zu gewinnen versucht. Im allgemeinen bestätigt er die v. NOORDENschen Befunde hinsichtlich der Inkonstanz der Tageswerte und des Parallelismus zu den Blutwerten. Er lehnt deshalb den Versuch ab, die Harnsäurewerte des Speichels diagnostisch zu verwerten. Nach ihm schwankt der Harnsäurewert zwischen 1,5—7,5 mg-$\%$.

Er fand bei

1. Alveolarpyorrhöe . . . . = 3,2 mg-$\%$ Mittelwert
     (2,2—4,17 mg-$\%$ in 6 Fällen)
2. Gicht
     Fall 1 . . . . = 4,7   ,,
     Fall 2 . . . . = 2,0   ,,
3. Ischias . . . . = 5,6   ,,
4. Leukämie . . . . = 7,4   ,,
5. Arthritis deformans
     Fall 1 . . . . = 3,2   ,,
     Fall 2 . . . . = 5,4   ,,
6. Diabetes
     Fall 1 . . . . = 1,9   ,,
     Fall 2 . . . . = 1,4   ,,

Die ersten zahlenmäßigen Angaben über Harnsäurewerte in der *Galle* stammen von *mir* und meinem Mitarbeiter KEESER.

Wir fanden in der Leichengalle:

Fall 1 . . . . 6,3 mg-$\%$
Fall 2 2,5   ,,
Fall 3 8,8   ,,
Fall 4 5,8   ,,

In einigen weiteren nicht veröffentlichten Untersuchungen fand ich ähnliche, zum Teil etwas niedrigere Werte, etwa zwischen 2,6—4,5 mg-$\%$.

Der Harnsäurewert der Galle unterscheidet sich also wie der Speichelwert nicht merkbar von den Blutwerten. Er ist wie der Speichelwert infolge der durch die vielerlei Sekretionsreize bedingten Schwankungen nicht konstant. Das gleiche gilt von der Harnsäureausscheidung mit dem *Schweiß*, die überhaupt sehr gering zu sein scheint. Nach nicht veröffentlichten Untersuchungen eines Schülers von mir scheinen in den Magensaft auffällig hoch konzentrierte Werte abgeschieden zu werden, etwa zwischen 6—8 mg-$\%$, in einem Fall von Ulcus duodenie sogar 13,5$\%_{00}$ und einmal bei einer anaciden Gastritis 14,5$\%_0$.

Von Interesse ist die Frage, ob der Ausscheidung der Harnsäure durch Speichel, Galle, Verdauungsdrüsen eine solche Bedeutung zukommt, daß sie in Rechnung gesetzt werden müßte. Da sie ja in den Darm gelangt und schwer resorbierbar ist, verfällt sie zum weitaus größten Teil der Zerstörung durch die Darmbakterien und geht so bei Stoffwechselbilanzen unkontrollierbar verloren. Schätzen wir die Gesamtsäfte auf etwa 3—4 Liter täglich und nehmen wir einen Durchschnittswert von 3 mg-$\%$ Harnsäure an, so erhalten wir einen Ausscheidungswert von etwa 120 mg. Es können also doch Harnsäuremengen um 10$\%$ herum verloren gehen. Zwar ist dieser Wert für die allgemein bearbeiteten Fragestellungen nicht von ausschlaggebender Bedeutung, aber man wird ihm gegebenenfalls Beachtung schenken müssen.

Neuerdings wollen nun BRUGSCH und ROTHER in der Galle Harnsäurewerte gefunden haben, die über unsere Zahlen weit hinausgehen. Sie haben aus ihnen weitgehende Schlüsse für die Auffassung über das Wesen der Gicht gezogen. HARPUDER konnte in sehr eingehenden Untersuchungen diese Zahlen nicht bestätigen. Seine Werte liegen in der Breite der meinigen, ehe noch etwas niedriger. Es ist zweifellos, daß die Folgerungen von BRUGSCH und ROTHER für den Purinstoffwechsel nicht aufrecht erhalten werden können.

3. Die Harnsäure, ihr Stoffwechsel und ihr Haushalt unter pathologischen Bedingungen.

a) Intermediärer Stoffwechsel und Haushalt.

Durch Arbeiten von BRUGSCH und SCHITTENHELM schien es erwiesen, daß bei der Gicht der Nucleinstoffwechsel infolge einer Fermentanomalie in seinem intermediären Ablauf gestört ist. Eine verlangsamte Harnsäurebildung, eine verlangsamte Harnsäurezerstörung, eine verlangsamte Harnsäureausscheidung sollen die Kennzeichen der Anomalie sein.

Der Kernpunkt dieser Theorie ist die Annahme der verlangsamten Harnsäurezerstörung. Schon im vorigen Abschnitt wurde gezeigt, daß die Harnsäure beim Menschen nicht umgewandelt bzw. intermediär zerstört wird, sondern daß sie Endprodukt des Purinwechsels ist.

THANNHAUSER hat durch Injektionen von Vorstufen der Harnsäure beim Gichtkranken den gleichen Ablauf der Aufspaltung gefunden wie beim Gesunden; *auch bei der Gicht ist also die Harnsäure Endprodukt.* Es ist überhaupt keine Krankheit bekannt, bei der der intermediäre Purinstoffwechsel gestört ist.

Auch die Form, in der die Harnsäure im Blute beim Gichtkranken kreist, ist keine andere als wie beim Gesunden; es ist auch sonst keine Krankheit oder keine Tierspezies bekannt, bei der vielleicht eine andere Bindung existiert.

Wenn wir also keinerlei Krankheiten und Zustände beim Menschen kennen, die mit einem pathologisch veränderten intermediären Purinstoffwechsel einhergehen, so gilt das nicht von den Beziehungen der Harnsäure zum Gewebe des Körpers und ihrer Ausscheidung — oder kürzer gesagt — vom *Purinhaushalt.*

Unter dem Begriff des Purinhaushaltes sollen alle klinischen Beobachtungen und experimentellen Ergebnisse geordnet werden, die über das von der Norm abweichende Verhalten der Harnsäure im Blut, Gewebe, Gewebsflüssigkeiten usw. bekannt sind. Wir entbinden uns dadurch von dem Zwang irgendeiner Theorie und machen die Bahn frei für Fragestellungen, die nicht das Laboratorium, sondern das Krankenbett diktiert.

Schon an anderer Stelle konnte gezeigt werden (s. S. 54), daß die Blutharnsäure nicht nur bei der Gicht, sondern auch bei einer Reihe von Krankheiten über die Norm erhöht sein kann. Es gibt also zweifellos häufig länger dauernde Hyperurikämie ohne Gicht.

Aber es gibt auch *Gicht ohne Hyperurikämie.* Es galt bis vor kurzem als unantastbares Dogma, daß der Gichtkranke einen vermehrten Harnsäuregehalt im Blute haben muß; dementsprechend wurden gegenteilige Behauptungen von mir und meinen Mitarbeitern mit Argumenten bekämpft, die sich weniger auf Beobachtung und Befunde am Krankenbett stützten als auf Kritik meiner Methoden und theoretischen Folgerungen, die sich aus jenen Gichttheorien ergaben, welche im wesentlichen auf dem Dogma der Hyperurikämie basieren.

Nun hat schon MAGNUS-LEVY 1899 Zahlen veröffentlicht, aus denen in überzeugender Weise hervorgeht, daß nicht alle Gichtkranken eine vermehrte Blutharnsäure haben. Seine Untersuchungen galten der Prüfung der Frage, ob, entsprechend der GARRODschen Auffassung, der Harnsäuregehalt des Blutes im akuten Anfall vermehrt ist. Seine Angaben blieben aber, wohl unter dem Einfluß der an den Lehrinstituten in Deutschland propagierten neuen Gichttheorie von BRUGSCH-SCHITTENHELM, unbeachtet. Die gefundenen Werte, welche ich hierunter wiedergebe, sind aber auch bei Beobachtung der fortgeschrittenen Methodik als einwandfrei zu bezeichnen:

Er fand bei zweifelsfreier typischer Gicht in 100 ccm Blut in 17, teilweise mehrmals untersuchten Fällen, einmal den Wert von 10 mg, und zwar bei totaler Anurie, einmal 9,5 mg bei einer schweren akuten Bleigicht mit sehr starkem Alkoholismus gepaart; sonst hielten sich die Werte zwischen 3—6 mg. Nehmen wir auf Grund unserer heutigen Kenntnis die obere normale Grenze mit 4,5 mg-% Harnsäure an, *so war bei 10 einwandfreien Gichtkranken die Blutharnsäure nicht vermehrt.*

In neuerer Zeit konnte ich dann den zunächst überraschenden Nachweis führen, daß etwa 30% meiner Gichtkranken Blutharnsäurewerte aufwiesen, die in der Zone des Normalen lagen.

Ich fand:

$$
\begin{array}{llll}
\text{Werte zwischen} & 1 \;—2 & \text{mg-\%} & \text{bei} & 0 & \text{Fällen} \\
,, & ,, & 2 \;—3 & ,, & ,, & 0 & ,, \\
,, & ,, & 3 \;—3,5 & ,, & ,, & 5 & ,, \\
,, & ,, & 3,5—4 & ,, & ,, & 7 & ,, \\
,, & ,, & 4 \;—5 & ,, & ,, & 8 & ,, \\
,, & ,, & 5 \;—6 & ,, & ,, & 5 & ,, \\
,, & ,, & 6 \;—7 & ,, & ,, & 1 & ,,
\end{array}
$$

Unter diesen Patienten befanden sich einige, bei denen ich im Laufe mehrerer Jahre wiederholt die Blutharnsäurewerte habe bestimmen können.

Patient G.
1. Untersuchung . . . . . . 4,1 mg-%
Nach 6 Wochen . . . . 5,3 ,,
  ,,   8   ,, ... 3,4 ,,
  ,, 10   ,, ... 5,6 ,,
  ,, 18   ,, ... 5,2 ,,
  ,,   3 Jahren . . . . 3,7 ,,

Patient W.
1. Untersuchung . . . . . . 3,9 mg-%
Nach 6 Wochen . . . . . . 3,2 ,,
  ,, 2 Jahren . . . . 3,3 ,,

Patient R.
1. Untersuchung . . . . . . 4,4 mg-%
Nach 2 Jahren . . . . 5,3 ,,
  ,,   3   ,, ... 5,0 ,,

Geradezu paradox, wenigstens nach der bisherigen Anschauung, sind aber Ergebnisse bei Patienten mit schwerer Gicht, wo neben den Anfällen sich sichtbare gewaltige Ablagerungen in den Gelenken, in den Schleimhäuten, Sehnenscheiden und in der Haut gebildet hatten.

1. *Patient W.* 2,9 mg-% zu verschiedenen Zeiten untersucht.
               3,3   ,,
2. *Patient G.* 2,3   ,,
3. *Patient N.* 2,8   ,,   zu verschiedenen Zeiten untersucht.
               2,5   ,,
               2,7   ,,
4. *Patient X.* 2,2   ,,
5. *Patient K.* 2,4   ,,   zu verschiedenen Zeiten untersucht.
               3,0   ,,
               2,7   ,,

Diese Befunde sind, wenn auch vereinzelt und deswegen unbeachtet, auch anderwärts erhoben und neuerdings bewußt so vielseitig bestätigt worden (BRUNO BLOCH, EHRMANN und WOLF, STEINITZ, PRATT, MAASE und ZONDEK, KOCHER, UMBER und LOEWENHARDT, CHAUFFARD, BRODIN und GRIGAUT), daß ihre Richtigkeit nun nicht mehr bezweifelt werden kann.

An sich sind diese Befunde durchaus nicht so verwunderlich. Ihre Auffälligkeit beruht lediglich darauf, daß sie gegenüber dem Dogma ketzerhaft erscheinen. Der Blutharnsäurewert ist eben, wie wir es heute wissen, kein konstantes

Symptom und abhängig von allerlei im Einzelfall nur selten zu übersehenden endogenen und exogenen Einflüssen.

Einen experimentellen Beweis hierzu geben gemeinschaftliche Untersuchungen von GUDZENT, MAASE und ZONDEK. Extrakte von Blutdrüsen und Organen, Abführmittel, Colchicum, Atophan, radioaktive Substanzen, Röntgenbestrahlungen erhöhen vorübergehend den Blutharnsäurewert (auch der Harnwert steigt an), Calcium, wahrscheinlich auch Jod setzen ihn herab.

Schon an anderer Stelle sahen wir (s. S. 54), daß eine Reihe von Krankheiten, die mit der Gicht nichts zu tun haben, wohl infolge toxischer Beeinflussung des Purinhaushaltes, erhöhte Blutharnsäurewerte aufweisen.

Bei der chronischen Nephritis und bei der Nierensklerose, insbesondere im Stadium der Urämie mit Anurie, werden ganz besonders hohe Werte beobachtet; bis über 30 mg-$\%$. Das gilt auch für die Fälle von sog. „Gichtniere" und „Bleiniere", die sich ja pathologisch-anatomisch nicht prinzipiell von der arteriosklerotischen Nierensklerose unterscheidet. Hier ist zweifellos das mechanische Moment der *Stauung vor der Niere* die wesentliche Ursache der Erhöhung des Blutharnsäurewertes, wenn auch die Krankheitsnoxe demgegenüber nicht außer acht gelassen werden darf.

Bei einigen anderen Krankheiten mit erhöhtem Blutharnsäurewert liegt die Ursache zu einem wesentlichen Teil in der erhöhten Bildung und Zerstörung von Nucleoproteiden, so beispielsweise bei der Pneumonie, vor allem aber bei der Leukämie, wo neben der toxischen Komponente die starke Bildung und Zerstörung der kernhaltigen Leukocyten die Hauptursache abgibt. Hier wurden Werte bis zu 22,6 mg-$\%$ gefunden (MAGNUS-LEVY).

Aber nicht in allen Fällen ist bei diesen nicht gichtischen Krankheiten der Blutharnsäurewert erhöht. Das soll ganz besonders betont werden. Wir dürfen das ja auch nicht erwarten. Es ist eigentlich ein Unding, die Blutharnsäurewerte für sich zu betrachten. Die Blutbahn ist nur eine Durchgangsstation für alle in ihr kreisenden Substanzen; deren Menge ist abhängig einerseits von den Beziehungen zu dem Gewebe, dem Bildungs- und Stapelungsorgan, andererseits von der Niere, dem Ausscheidungsorgan. Unter normalen Verhältnissen besteht hier ein gewisses Gleichgewicht, das zu einem Teil von physikalisch-chemischen zu einem anderen aber von spezifisch-sekretorischen ihrem Wesen nach noch dunklen Gesetzen abhängig ist. Das gilt natürlich auch für die Harnsäure, die als Endprodukt im intermediären Stoffwechsel entsteht und nun über dem Blutweg durch die Niere ausgeschieden wird.

Störungen dieses Gleichgewichts, sei es durch vermehrte Bildung, sei es durch eine Nierenerkrankung, sei es durch Alteration des Gewebes infolge einer Organerkrankung oder durch toxische, chemische (pharmakologische) oder nervöse Reize, werden sich im Harnsäurespiegel und in der im Urin ausgeschiedenen Menge ausprägen.

Es liegt bereits ein sehr großes Tatsachenmaterial vor, daß diese Beziehungen sehr gut erkennen läßt. FALTA hat wohl als erster den Einfluß eines Blutdrüsenproduktes, des Adrenalins, auf den Purinhaushalt beobachtet. Er fand eine Steigerung der Harnsäureausscheidung.

Dann verweise ich auf die bereits zitierte Arbeit von GUDZENT, MAASE und ZONDEK. Dort ist gezeigt, daß Extrakte, von Blutdrüsen und Organen, Abführmittel, Colchicum, Atophan, radioaktive Substanzen, Röntgenbestrahlungen die Ausscheidung der Harnsäure unter Erhöhung des Blutharnsäurewertes vorübergehend steigern, Calcium und wahrscheinlich auch Jod, den Blutharnsäurewert herabsetzen. Offenbar scheint zwischen der Harnsäureausschwemmung, die durch Abführmittel, Atophan, Colchicum, radioaktive Substanzen usw. bedingt ist und der Calcium-, vielleicht auch der Jodwirkung ein prinzipieller Unterschied zu bestehen.

Paul Fleischmann und Saleker stellten Versuche an über die Beeinflussung des Purinstoffwechsels durch die Sekrete der Drüsen mit innerer Sekretion. Sie injizierten Hunden Pituitrin, Adrenalin, Jodothyrin, Paraglandol und exstirpierten auch die Schilddrüse und beobachteten nun die Allantoinausscheidung. Sie fanden dabei, daß die Pituitrinzufuhr bei mit Nucleinsäure gefütterten Hunden eine Verminderung und Verzögerung der Allantoinausscheidung hervorruft, bei purinfrei ernährten Tieren dagegen eine Vermehrung des Allantoins mit nachfolgender Senkung bedingt. Adrenalin bewirkt, in nicht zu kleinen Mengen injiziert, eine erhebliche Steigerung der Allantoinausscheidung. Jodothrinzufuhr bewirkt eine Verminderung der Allantoinausscheidung. Paraglandolzufuhr zeigt eine unregelmäßige Einwirkung. Bei Tieren ohne Schilddrüse wird verfütterte Nucleinsäure in verminderter Menge ausgeschieden.

Dann hat die Wichowskische Schule — Bass, Handowsky, Starckenstein, Stransky, Pohl — eine Reihe von Arbeiten über die Beeinflussung des Purinhaushaltes beim Menschen und Tier durch Atophan, Calcium, Radiumemanation, Mineralwässer, durch Einflüsse verschiedener Nahrung, durch Hunger und verschiedene Temperaturen, durch *Gifte* und *Blutdrüsenprodukte* (Adrenalin, Cocain, Morphium, Papaverin, Coffein, Uzarin, Brombenzol, Blei, Arsenik, Pilocarpin, Cholin, Chinin, Cyanid, Benzol, Tetrahydro-β-naphthylamin) veröffentlicht.

Die am Kaninchen und Hund gewonnenen Ergebnisse dürfen natürlich nicht ohne weiteres auf den Menschen übertragen werden, es ergeben sich aber doch zum Teil sehr bemerkenswerte Ausschläge und Einblicke in die Mechanik des Purinhaushaltes.

Wichowsky (s. Starckenstein) hat darauf hingewiesen, daß man von einer Stoffwechselwirkung im weiteren Sinne nur sprechen darf, wenn einer Veränderung der Harnsäureausscheidung des Menschen eine gleichsinnige Änderung der Allantoinausscheidung beim Hunde oder Kaninchen gegenüber steht. Fehlt eine Gleichsinnigkeit, dann wird man Ausscheidungsänderungen annehmen müssen. Im Falle sich der Purinstoffwechsel beeinflußt erweist, kann es sich um eine Wirkung auf die Quellen des Materials für die endogene Purinausscheidung oder um eine Wirkung auf die Fermente handeln. Eine Entscheidung hierüber ermöglicht das Studium der Harnsäurebildung und Harnsäurezerstörung im überlebenden Organ unter dem Einfluß der betreffenden Substanz, zu welchen Versuchen sich namentlich Menschenleber (Harnsäurebildung) und Hundeleber oder Rinderniere (Harnsäurezerstörung) gut eignen. Im Falle der Ausscheidungsänderung kann die Ursache in der Niere oder in den Geweben liegen, eine Entscheidung kann die Untersuchung des Harnsäuregehaltes des Blutes beim Menschen herbeiführen, welche sich in beiden Fällen verschieden verhalten wird.

Beim Menschen bestätigt Starckenstein die bereits bekannte harnsäureausfuhrsteigernde Wirkung des Atophans und zeigt, daß dabei Depots im Körper mobilisiert werden. Den Ausgangspunkt sieht er in einer Nierenreizung; er findet auch die bereits oben erwähnte gegensätzliche Wirkung des Calciums und erklärt sie mit einer Hemmung auf die Bildung der Purine im allgemeinen und die Harnsäure im besonderen, wobei aber die Tätigkeit der Uricooxydase unbeeinflußt bleibt. Er bestätigt in gleicher Weise die ausfuhrsteigernde Wirkung der Radiumemanation auf die Harnsäure, wie sie erstmalig von Gudzent und Loewenthal beobachtet wurde. Die Wirkung beruht nach ihm auf einem gesteigerten Kernzerfall. In gleicher Weise wie beim Atophan erklärt sich die ausfuhrsteigernde Wirkung durch Karlsbader Mineralwasser (STRANSKY).

Die Giftwirkungen wurden lediglich an Kaninchen und Hund studiert (POHL, STRANSKY). Hier ergaben Adrenalin, Cocain, Coffein, Papaverin, Uzarin, Brombenzol, Blei, Arsenik eine *Vermehrung*, Calcium, Atophan, Salicylsäure, Schilddrüse eine *Verminderung*, Pilocarpin, Cholin, Chinin, Cyanid, Benzol, Tetrahydro-β-naphthylamin *keine Wirkung* auf die Allantoinausscheidung.

Die Ergebnisse sind nicht einheitlich, sie lassen sich auch nicht ohne weiteres auf den Menschen übertragen, aber sie werden verständlich unter der Annahme der Beeinflussung des sympathischen Nervensystems, wobei zentrale und periphere Wirkungen auseinander zu halten und nur den peripheren Wirkungen auf den Purinstoffwechsel, und zwar steigernde, einzuräumen sind.

Im Gegensatz dazu scheinen die parasympathischen Gifte (Pilocarpin, Cholin) ohne Einfluß zu sein.

Die Schilddrüse schränkt beim Tier im Gegensatz zum Menschen (GUDZENT, MAASE und ZONDEK) den Purinstoffwechsel ein.

Die Stoffwechselgifte Blei, Arsen, Brombenzol steigern die Allantoinausscheidung, vermutlich infolge des autolytischen Zellzerfalls, insbesondere des Lebergewebes.

Neuere Untersuchungen von CHANTRAINE zeigen ganz allgemein, wie die Ausscheidungsquanten der Harnsäure von Ausscheidungsreizen aller Art abhängen. JOËL demonstriert das besonders auffällig durch seine Versuche mit kleineren Fleischmahlzeiten. ROSENFELD, JNAOKA-KYOTO finden ein gleiches bei Alkohol, Atophan, Glycerin. HARPUDER findet Novasural unwirksam. DRESEL und ULLMANN können zeigen, nachdem BRUGSCH durch den sog. Harnsäurestich eine Mehrausschwemmung von Harnsäure beobachtet hatte, daß die nervösen Reize auf denselben Bahnen wie die für die Zuckerausscheidung verlaufen.

Erkrankungen der Blutdrüsen scheinen nicht ohne Einfluß auf die Harnsäureausscheidung zu sein.

Schon MAGNUS-LEVY hat 1906 mitgeteilt, daß die Harnsäureausfuhr bei Myxödem auffallend vermindert ist. H. ZONDEK konnte allerdings bei drei untersuchten Kranken nur normale Werte finden. Unter Thyreodintherapie fand eine Anregung des Harnsäurestoffwechsels nicht statt.

Bei Basedow fanden FALTA und ZEHNER ebenfalls auffallend niedrige Werte, BRUGSCH dagegen wieder abnorm hohe. Bei *Akromegalie* sollen nach FALTA und NOWACZYNSKI sowie nach KRAUSS der endogene Harnsäurewert auffallend hoch, bei Dystrophia adiposogenitalis dagegen eher niedrig sein. Die Angaben sind also noch reichlich widerspruchsvoll und bedürfen sehr der Nachprüfung, aber es würden hier *dauernd* hohe und dauernd niedrige endogene Harnsäurewerte sich sehr wohl durch Annahme einer erhöhten oder erniedrigten Drüsentätigkeit mit Einschluß der Verdauungsdrüsen — also erhöhtem bzw. erniedrigtem Zellkernumsatz — verstehen lassen.

Für die Erklärung dieser Vorgänge im Purinhaushalt kommt ein Faktor noch in Frage, der bisher in seiner Bedeutung nicht richtig erkannt und nicht hinreichend gewürdigt wurde. Es ist das die *Neigung der Harnsäure zur Retention oder Haftung im Gewebe.*

Das Studium gerade dieser Erscheinung in Gemeinschaft mit meinen Schülern WILLE und KEESER hat mich zu Befunden geführt, die ich für das Verständnis des Harnsäureproblems bei der Gicht von großer Wichtigkeit halte. Es sei deshalb im folgenden darauf näher eingegangen.

b) Haftungsbestreben der Harnsäure im Gewebe.

Die Untersuchungen wurden an Gesunden und Gichtkranken durchgeführt in der Weise, daß diesen unter bestimmten Bedingungen *Mononatriumurat* intravenös injiziert und dann das Verhalten dieses Körpers im Blut und Urin verfolgt wurde.

Es durften zu diesen Versuchen natürlich keine Vorstufen der Harnsäure genommen werden, weil sonst durch die Aufspaltungsarbeit etwaiges abnormes Verhalten verdeckt werden könnte, sondern nur das Endprodukt des Purinstoffwechsels, die Harnsäure; ferner konnte als einziger zuverlässiger Weg der Einverleibung nur die intravenöse Injektion in Frage kommen.

Die Harnsäure als Säure ($C_5H_3N_4O_3{}^{-H}$), nicht in dem bisher gebrauchten allgemeinen, keine chemische Form präjudizierenden Begriff, ist in Wasser zu schwer löslich (6 mg in 1 Liter bei 37°); man könnte sie in Piperazin zur Lösung bringen, doch halte ich einen derartigen Weg nicht für einwandfrei, da noch keineswegs studiert ist, ob das Piperazin das Harnsäuremolekül nicht irgendwie unkontrollierbar verändert, und schon von His gezeigt ist, daß Piperazin in manchen Fällen die Harnsäureausscheidung verändert. Diese Bedenken sind um so mehr berechtigt, als bereits an anderer Stelle gezeigt worden ist, wie leicht die Blutharnsäurewerte und die Ausscheidungswerte durch Pharmaka verändert werden können. Ich wählte deshalb *Mononatriumurat*, jenes Salz also, welches, wie ich früher nachgewiesen habe, die physiologische Form ist, in der die Harnsäure im Blute kreist und in der sie auch, wie das ja hinlänglich bekannt, in den Tophi gefunden wird. Es wurde 1 g krystallinisches Mononatriumurat nach der von mir angegebenen Herstellung in etwa 200 ccm destillierten Wassers bei 90—95° zur Lösung gebracht, die Lösung langsam bis auf 40° abgekühlt, wobei das Mononatriumurat in übersättigter Lösung verharrt und nun langsam intravenös injiziert.

Es sei hier bemerkt, daß die Urate, wie ich mich bei früherer Gelegenheit durch besondere Versuche überzeugt habe, sich in alkalischer Lösung sehr leicht zersetzen. Der Grenzwert, von dem an eine merkbare Zersetzung einsetzt, entspricht für Mononatriumurat etwa dem OH-Ionengehalt einer 1000/n NaOH-Lösung. Demnach wären Versuche in alkalischer Lösung, die über diesem Grenzwert gehalten wird, wie das z. B. bei der beliebten Lösung der Harnsäure ($C_5H_3N_4O_3{}^{-H}$) in Lithiumcarbonat der Fall ist, als nicht einwandfrei zu bezeichnen. Dagegen zeigt gut auskrystallisiertes Mononatriumurat, in sterilem destilliertem Wasser gelöst und steril aufbewahrt, viele Wochen hindurch keine Zersetzungserscheinungen.

Die Patienten, welche vorher durch purinarme Diät auf ihren endogenen Harnsäurewert eingestellt waren, vertrugen die Injektionen fast immer ausgezeichnet, nur wenige Male wurden Kopfschmerzen, Unbehagen und etwas Frost mit ganz geringer Temperatursteigerung kurz nach der Injektion beobachtet. Im Blut und Urin wurde nun fortlaufend die Harnsäure bestimmt. Zur Kontrolle wurde noch mitbestimmt der Harnstickstoff und die Phosphorsäure. Aus redaktionellen Gründen muß auf die Wiedergabe folgender Werte verzichtet werden: Urinmenge, spezifisches Gewicht, Harnstickstoff, Purinbasen, Phosphorsäure. Es kann das um so mehr geschehen, als diese Werte in den mitgeteilten Versuchen keine Änderungen von der Norm zeigen. Ihre Mitbestimmung bei den Versuchen ist aber zur Kontrolle des fehlerfreien Ablaufes des Versuches unbedingt notwendig.

a) *Befunde beim Stoffwechsel-Gesunden.*

1. Patient Bretag.

Urinbefund: Täglicher U-Gehalt in g

Vorperiode (Durchschnitt) . 0,285
Versuchsperiode 1. Tag . . . 0,893 1 g Mononatriumurat (= 0,810 U) intra-
         2. „ . . . 0,381 venös. Keine Beschwerden.
         3. „ . . . 0,457
         4. „ . . . 0,270

Die Mehrausscheidung beträgt 0,876 = 100% der injizierten Menge.

Blutbefund: Vor Injektion . . . 2,0 mg U   Nach 9 Stunden 2,5 mg U
         Nach 10 Minuten . 6,2 „   „ 26 „ 4,2 „
         „ 1 Stunde . 4,9 „   „ 29 „ 4,0 „
         „ 3 Stunden . 3,2 „   „ 35 „ 2,5 „

2. Patientin Leonhardt.

Urinbefund: Täglicher U-Gehalt in g

Vorperiode (Durchschnitt) . 0,226
Versuchsperiode 1. Tag: Injektion. Keine Beschwerden.
Nach 4 Stunden   0,239
„ weiteren 6 Std. 0,212
„   „ 14 „ 0,183   0,634
         2. Tag 0,123 (?)
         3. „ 0,350
         4. „ 0,347
         5. „ 0,172

Die Mehrausscheidung beträgt 0,653 g = 80,6% der injizierten Menge.

Blutbefund: Vor Injektion . . . 2,7 mg U   Nach 24 Stunden 2,5 mg U
         Nach 10 Minuten . 5,3 „   „ 52 „ 6,5 „
         „ 1 Stunde . 4,1 „   „ 120 „ 2,4 „
         „ 4 Stunden . 3,1 „

Zunächst kann in Übereinstimmung mit früheren Autoren festgestellt werden, daß rund 80—100% der injizierten Harnsäure wieder im Urin erscheint.

Überraschend ist aber das Verhalten der Harnsäure im Blut. Wir müßten kurz nach der Injektion etwa 16 mg in 100 ccm Blut erwarten, finden aber nur 6,2 bzw. 5,3 mg; dann sehen wir, wie auffallend schnell auch dieser erhöhte Teil aus dem Blut verschwindet, so daß nach etwa vier Stunden der Ausgangswert annähernd erreicht wird. Ein Blick auf die Urintabelle bei Patientin Leonhardt zeigt nun, daß zwar nach vier Stunden ein Anteil der Harnsäure (etwa 30%) durch die Niere ausgeschieden ist, daß aber der weitaus größere erst später erscheint. Neben-

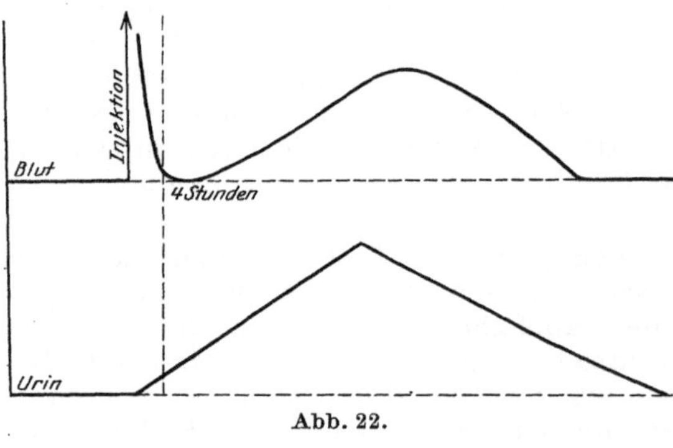

Abb. 22.

stehende schematische Kurve veranschaulicht diese Vorgänge deutlicher:

Das injizierte Mononatriumurat muß also zu etwa 70% in Gewebe abgewandert sein. Von dort aus kommt es nun allmählich zur Ausscheidung, wobei in der Blutbahn der Harnsäurewert wieder ansteigt, in diesem Falle bis 6,5 mg, und dann nach abgeschlossener Ausscheidung wieder zur Norm absinkt. Dieser Gang der Blutharnsäurekurve konnte ausnahmslos, wenn auch natürlich nicht immer in den absoluten Zahlen übereinstimmend, in allen von mir untersuchten stoffwechselgesunden Fällen beobachtet werden. Daß intravenös injizierte

Harnsäure zu einem Teil in die Gewebe abwandert, konnte vor mir schon BAAS beobachten; freilich hat er es unterlassen, fortlaufende Blutuntersuchungen zu machen und das Schicksal der injizierten Harnsäure auch bei Kranken weiter zu verfolgen.

Diese Abwanderung intravenös injizierter Harnsäure in die Gewebe ist gegenüber anderen Stoffen nichts Besonderes. Wir wissen aus Untersuchungen von GOTTLIEB, BUCHHOLZ, MÜNZER, MAGNUS und insbesondere von FREY, daß ganz allgemein ein intravenös gegebener Stoff schnell aus der Blutbahn in das Gewebe abwandert.

Nachdem ich auf diese Weise über die Art und den zeitlichen Ablauf der Blutharnsäurekurve und über ihre Beziehungen zur Urinharnsäure Klarheit erhalten hatte, wiederholte ich die gleichen Versuche bei zwei Gichtkranken.

Da die von BRUGSCH und SCHITTENHELM und in gleicher Weise von BLOCH gemachte, dann von vielen anderen Autoren bestätigte und befestigte Beobachtung, daß der Gichtkranke in anfallsfreier Zeit die Harnsäure verschleppt und unvollkommen ausscheidet, heute als gesicherte Tatsache angesehen werden kann, so steht jetzt die Frage zur Entscheidung, worin die Ursache dieser Verschleppung zu suchen ist. Daß es nicht die von BRUGSCH und SCHITTEN-HELM angenommene Fermentanomalie ist, wissen wir heute. Ob es eine isolierte Funktionsstörung der Niere ist, wie THANNHAUSER es annimmt, muß jetzt zur Entscheidung kommen und daran zu erkennen sein, daß die Harnsäure sich im Blute vor der Niere staut, entweder weil sie nicht in das Gewebe abwandert, oder weil sie nicht, wenn sie etwa wie beim Gesunden wieder aus dem Gewebe in der Blutbahn erscheint, durch die Niere ausgeschieden werden kann.

β) Befunde beim Gichtkranken.

1. Patient Riebe, 53 Jahre. Häufige Anfälle, Tophi am Ohr, in letzter Zeit keine Anfälle. Niere, auch bei Funktionsprüfung, o. B.

Urinbefund: Täglicher U-Gehalt in g
Vorperiode (Durchschnitt)   . . .   0,213
Versuchsperiode 1. Tag: Injektion.
   Nach 4 Stunden   0,103
   ,, weiteren 6 Stunden 0,169
   ,,   ,,   14   ,,   0,212   0,484
                2. Tag 0,293
                3. ,,   0,202   Leichter Gichtanfall ohne Fieber.
                4. ,,   0,178
                5. ,,   0,192

Die Mehrausscheidung beträgt 0,315 g = 38,8% der injizierten Menge.

Blutbefund: Vor Injektion . . . . . . 3,0 mg   Nach 24 Stunden 2,6 mg
       Nach 10 Minuten . . . . 6,5 ,,   ,,   48   ,,   3,3 ,,
       ,,   1 Stunde . . . . 4,4 ,,   ,,   72   ,,   3,2 ,,
       ,,   4 Stunden . . . . 4,0 ,,   ,, 120   ,,   3,1 ,,

2. Patient Killian. Schwerste Gicht mit riesigen Ablagerungen, in letzter Zeit keine Anfälle. Niere, auch funktionell, o. B.; es besteht jedoch Arteriosklerose.

Urinbefund: Täglicher U-Gehalt in g
Vorperiode (Durchschnitt)   . . .   0,292
Versuchsperiode 1. Tag: Injektion.
   Nach 4 Stunden   . . .   0,113
   ,, weiteren 6 Stunden 0,113
   ,,   ,,   14   ,,   0,175   0,401
                2. Tag 0,248
                3. ,,   0,196
                4. ,,   0,099
                5. ,,   0,149
                6. ,,   0,196
                7. ,,   0,126

Die Mehrausscheidung beträgt nur 0,109 = 13,4% der injizierten Menge.

Blutbefund: Vor Injektion . . . . . . 3,5 mg   Nach 3 Tagen 4,0 mg
Nach 10 Minuten . . . . 8,4 „   „ 4 „ 4,0 „
„ 1 Stunde . . . . 8,5 „   „ 5 „ 6,5 „ (?)[1]
„ 4 Stunden . . . . 5,9 „   „ 6 „ 4,3 „
„ 10 „ . . . . 2,5 „   „ 7 „ 5,1 „
„ 27 „ . . . . 3,9 „

Wir sehen, daß die Blutharnsäurekurve (Kurve schematisiert) denselben
Typus hat wie beim Gesunden, d. h. sie sinkt nach ihrem steilen Anstieg wieder
alsbald zur Norm ab, wobei allerdings eine gewisse Verzögerung des Abstieges
vorzuliegen scheint, um sich dann um ein weniges erneut zu heben. Da im
Urin ebenfalls wie beim Gesunden nur ein geringer Teil der Harnsäure in den
ersten Stunden ausgeschieden ist, *muß der größere Rest, genau wie beim Gesunden, ins Gewebe abgewandert sein.* Während nun aber beim Gesunden die
Harnsäure alsbald vom Gewebe wieder ins Blut abgegeben und durch die
Nieren ausgeschieden wird, *kommt beim Gichtkranken nur ein ganz geringer
Teil zur Ausscheidung, während der allergrößte Teil, bei dem sehr schweren
Gichtkranken annähernd die ganze Menge, aus dem Gewebe nicht wieder
erscheint, sondern dort offen-
bar festhaftet.* Denn würde
das Gewebe die aufgenom-
mene Harnsäure wieder her-
geben und diese durch die
Niere nicht ausgeschieden
werden können, so müßte
der Blutharnsäurespiegel ge-
waltig ansteigen, bis über
10 mg und mehr. Es erfolgt
aber nur ein ganz geringer
Anstieg, der offenbar einem
Gleichgewichtszustand zu-
strebt.

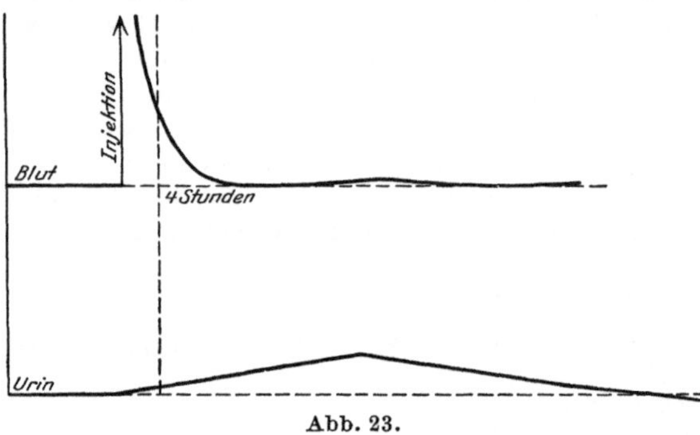

Abb. 23.

*Wir erkennen also durch
diese Versuche, daß die Ursache der verschleppten Harnsäureausscheidung nicht
zu suchen ist in einer isolierten Funktionsstörung der Niere, sondern in einer
Funktionsstörung des Gewebes, das die einmal aufgenommene Harnsäure abzu-
geben nicht mehr imstande ist.* Um Unklarheiten von vornherein vorzubeugen,
möchte ich sofort hervorheben, daß dieser veränderte Gewebszustand nicht
etwa eine Anziehung, eine Affinität der Harnsäure zum Gewebe bewirkt,
denn die Versuche lassen ein beschleunigtes Abwandern des Mononatriumurats
aus dem Blut keineswegs erkennen, eher das Gegenteil —, sondern eine
Haftung, ein Festhalten. Ich möchte deshalb diesen veränderten Gewebszustand als *Urathaftungsbestreben* bezeichnen.

Der Gedanke von der Zurückhaltung der Harnsäure im Gewebe bei Gichtkranken ist so alt wie die Feststellung, daß die Tophi bei der Gicht aus Harnsäure bestehen. Es haben ihn GARROD, EBSTEIN, MINKOWSKI, HIS, KLEMPERER,
eigentlich alle Autoren geäußert, die über das Gichtproblem publiziert haben.
Am schärfsten haben ihn neuerdings wieder UMBER, dann DOHRN zum Ausdruck gebracht, ohne ihm aber die experimentelle Grundlage gegeben zu haben,
wie es hier in den fortlaufenden Blut- und Urinuntersuchungen geschehen ist,
und ohne ihn für das Zustandekommen der Tophi und der akuten Gichtanfälle
richtig zu bewerten.

Der Befund der Gewebshaftung drängt sofort zur Prüfung der Frage, in
welche Organe und Gewebsteile das Urat abwandert und wo es, etwa bei der

---

[1] Hat wahrscheinlich heimlich Fleisch gegessen.

Gicht, besonders haftet und sich anhäuft. Aus Durchblutungsversuchen von FRIEDMANN und MANDEL sowie ROSENBERG wissen wir, daß die Leber Harnsäure speichert. Eigene Versuche an Patienten mit Ödemen infolge Herzinsuffizienz ließen erkennen, daß Harnsäure tatsächlich in vermehrter Menge in der Ödemflüssigkeit nach intravenöser Injektion wieder gefunden wird, nachdem der Blutharnsäurespiegel zur Norm abgesunken ist.

Geradezu mit der Schärfe eines Experimentes bestätigt meine Befunde eine Beobachtung von BECKMANN, die er im Verlaufe von *Ödemstudien* machen konnte. Er bestimmte fortlaufend die *Blut-* und *Ödemharnsäure* mehrere Tage hindurch bei einem Falle von Amyloidschrumpfniere *während und nach einem Gichtanfall*.

Am Tage des Gichtanfalles ist die Blutharnsäure von 4 auf 5 mg, die des Ödems aber auf 8 mg angestiegen. Die Anfangswerte waren einige Tage vorher bestimmt. Nach Atophandarreichung klingt der Anfall ab. Dabei sinkt sowohl im Ödem wie im Blut die Harnsäure ab, im Blut aber nicht so schnell. Es findet jetzt eine starke Harnsäureausschwemmung aus dem Ödem ins Blut statt, der die kranke Niere offenbar nicht so schnell Herr wird.

BECKMANN folgert daraus richtig, daß die hochgradige Retention im Gewebe dem bekannten Sinken der Urinausscheidung vor dem Gichtanfall entspricht. Mit dem Einsetzen der Harnsäureflut fließt vorwiegend die Gewebsharnsäure ab, das Blut bildet nur die Übergangsstation.

Wenn BRUGSCH annimmt, daß ein Zustand der Gewebshaftung zu ungeheurer Anhäufung von Harnsäure im Körper führen müßte, so übersieht er, daß, wie HIS schon früher und BECKMANN jetzt gezeigt hat, der Zustand der Gewebshaftung nicht zu allen Zeiten gleich groß ist; er verläuft offenbar in Paroxysmen. In der Zwischenzeit erfolgt eine teilweise oder vielleicht vollständige Entleerung des Gewebes bis auf den normalen Wert. Abgelagertes Urat kann außerdem durch Phagocytose weitgehend beseitigt werden.

Außerordentlich schön sind aber die Befunde von BAAS, die meine Auffassung in vielerlei Beziehung stützen. BAAS untersuchte Gelenkergüsse und Blut auf Harnsäure bei Nichtgichtischen und Gichtkranken.

	Harnsäure- gehalt im Gelenkpunktat	Harnsäure- gehalt im im Blut
a) Nichtgichtische Patienten.		
1. Arteriosklerose, Schrumpfniere . . . . . 14,6 mg		13,0 mg
2. Herzinsuffizienz, Stauungsniere . . . . . 9,6 „		9,8 „
3. Lebercirrhose . . . . 2,7 „		2,9 „
4. Polyarthritis . . . . 4,2 „		4,1 „
b) Gichtkranke.		
1. Gicht, Urämie . . . . 18,5 „		10,0 „
2. Gicht, Urämie . . . . 20,8 „		8,2 „

Ganz eindeutig geht aus den Befunden hervor, daß beim Gichtkranken eine Zurückhaltung und Anhäufung der Harnsäure im Gewebe, hier in der Gelenkflüssigkeit erfolgt, während bei Stoffwechselgesunden Blut- und Gewebskonzentration gleiche Höhe zeigen.

Ob auch andere Organe und Gewebsteile, wie Muskel, Haut, Knorpel, fibröse Gewebe bei dieser Versuchsanwendung Urat speichern, ist noch nicht hinreichend erforscht. Aus der klinischen Beobachtung wissen wir, daß fast in jedem Gewebe Tophi gefunden werden und die experimentellen Untersuchungen an Hähnen (EBSTEIN, SCHREIBER und ZAUDY u. a.), deren Ureter unterbunden wird, zeigen, daß sich Urat in allen Organen ablagert, sogar in den Blutbahnen.

Es war natürlich weiter zu prüfen, ob diese Gewebshaftung eine für die Gicht spezifische Eigenschaft ist. Schon frühere Untersuchungen anderer Autoren, die das Studium der sog. verschleppten Ausscheidung von purinhaltigem Material zum Gegenstand hatten, machen es wahrscheinlich, daß eine gewisse Haftung von Harnsäure im Gewebe auch noch bei anderen Krankheiten vorkommen kann. Uns schienen zunächst jene Erkrankungen für diese Prüfung am geeignetsten, von denen bekannt war, daß in ihrem Verlauf vermehrte Blutharnsäure zu beobachten ist (s. S. 54).

Es wurde demnach unter denselben Bedingungen wie bei Gesunden und Gichtkranken das Verhalten intravenös injizierter Harnsäure im Blut und Urin untersucht bei *Tabes, Greisenalter, Lungentuberkulose* leichten Grades, *Alkoholismus, Glomerulonephritis.*

In allen Fällen läßt sich eine Haftung der Harnsäure im Gewebe, wenn auch in viel geringerem Grade wie bei der Gicht, beobachten. So werden ausgeschieden bei:

Tabes . . . . 66% bzw. 65%
Greisenalter 64%
Lungentuberkulose leichten Grades 47%
Alkoholismus 63%
Glomerulonephritis 43%

Der zeitliche Gang der Ausscheidung ist dabei merklich verzögert. Die Blutharnsäurekurve zeigt in allen Fällen das bekannte Bild, zunächst steiler Anstieg, dann Abfall bis zur Norm in wenigen Stunden; später in einigen Fällen ein kaum merklicher Anstieg. Also auch hier wandert die Harnsäure störungslos in das Gewebe ab, um erst ganz allmählich in die Blutbahn zurückzukehren, von wo die Ausscheidung durch die Niere erfolgt. Recht bemerkenswert ist die Tatsache, daß bei der Glomerulonephritis eine Stauung im Blut, also ein Zurückhalten vor der Nierenschwelle nicht erkennbar ist.

LINDEMANN, DE KLEYN und STORM VAN LEEUWEN fanden, daß nahezu bei allen Fällen von Asthma bronchiale, ferner Fälle von Colitis mucosa membranacea, Migräne, Purpura haemorrhagica, Erythema nodosum, Rhinitis vasomotorica, also eine Reihe sog. allergischer Erkrankungen, die endogene Harnsäureausscheidung deutlich verzögert verlief, ähnlich wie bei Gicht.

THANNHAUSER und WEINSCHENK bezweifeln allerdings die Beweiskraft dieser Befunde von LINDEMANN u. a., weil hier das Versuchsmaterial verfüttert wurde, aber HAJOS und KÜRTI konnten die starke Haftung doch erneut dartun.

Ich möchte aber hierzu bemerken, daß nach meiner Erfahrung gerade bei allergischen Erkrankungen die Neigung zur Harnsäurehaftung stark zeitlichen Schwankungen unterworfen ist. Die Möglichkeit, daß derartige Haftungen von Harnsäure im Gewebe auch bei allergischen Krankheiten vorkommen, ist also nicht von der Hand zu weisen.

Jedenfalls sind diese Befunde, die natürlich durch systematische Untersuchungen noch erweitert werden müssen, für die Diskussion über das Wesen der Gicht von größter Bedeutung. Sie zwingen, zumal beim Festhalten an der Vorstellung, daß ein gestörter Harnsäurestoffwechsel die primäre Ursache der Gicht ist, naturgemäß dazu, der Frage nachzugehen, ob und welche Zusammenhänge zwischen diesen Krankheiten und der Gicht bestehen. Zunächst ist erwiesen, daß es neben der Gicht eine Reihe von Erkrankungen gibt, die in bezug auf ihr Verhalten zur Harnsäurespeicherung nur quantitative Unterschiede zeigen. Es ist aber auf Grund vielseitiger klinischer Erfahrung unmöglich, anzunehmen, daß diese Erkrankungen etwa die Vorläufer der Gicht seien. Zwar wissen wir, daß der chronische Alkoholismus und vielleicht eine Schrumpfniere zur Gicht führen, SCHREIBER fand sogar bei einer Leukämie Harnsäureinfarkte, doch liegen keine Beobachtungen vor hinsichtlich der so eminent chronisch verlaufenden Tabes oder der Lungentuberkulose. Aus späteren Ausführungen wird jedoch erkennbar sein, nach welcher Richtung eine Erklärung dieses Problems zu suchen sein wird.

Nachdem schon unsere Blutharnsäurebefunde dazu geführt haben, das Dogma von der ausschlaggebenden Bedeutung der Urikämie für die Pathogenese der Gicht aufzugeben, zwingt der Befund der Gewebshaftung, in den Vordergrund der Beobachtungen nicht mehr die Beziehungen der Harnsäure zwischen Blut und Niere, sondern zwischen Blut und Gewebe zu stellen, wobei die Niere als reines Ausscheidungsorgan in eine sekundäre Stelle tritt. Über die Grundgesetze des Austausches von Stoffen zwischen Blut und Gewebe haben wir ziemlich genaue Kenntnisse. Nach den schönen Untersuchungen von FREY vollzieht sich der Austausch nach den Gesetzen von *Diffusion* und *Osmose*. Wir müssen hiernach annehmen, daß beim Gesunden die Konzentration der Harnsäure im Gewebe gleich ist der Harnsäure im Blute, sobald nach erfolgter Zufuhr sich der Ausgleich hergestellt hat. Steigt die Harnsäuremenge im Gewebe, so muß sie auch im Blute steigen. Ein Beleg hierfür sind die folgenden Befunde:

Eigene Befunde	1. Stauungsödeme	3,1 mg in Ödemflüssigkeit
		3,0 ,, im Blut
	2. Polyarthritis chronica . . .	1,5 ,, im Gelenkpunktat
		1,5 ,, im Blut
	3. Ascites	1,5 ,, in Ascitesflüssigkeit
		1,5 ,, im Blut
Nach BAAS	4. Polyarthritis	4,2 ,, im Gelenkpunktat
		4,1 ,, im Blut
	5. Lebercirrhose	2,7 ,, in Ascitesflüssigkeit
		2,9 ,, im Blut

Dieser Gleichgewichtszustand scheint offenbar auch dann aufrecht erhalten zu werden, wenn der Abflußweg, die Niere, erkrankt ist. Wir wissen zwar heute, daß nicht bei jeder Nierenerkrankung die Blutharnsäure erhöht ist und daß im Verlauf der Erkrankung die Werte sehr schwanken können, doch können bei manchen Nierenerkrankungen die Blutharnsäurewerte außerordentlich ansteigen.

Aus den folgenden Befunden von BAAS sehen wir jedenfalls, daß in zwei daraufhin untersuchten Fällen die Konzentration zwischen Blut und Gewebsflüssigkeit gleich bleibt.

1. Arteriosklerose, Schrumpfniere . . .	14,6 mg im Gelenkpunktat
	13,0 ,, im Blut
2. Herzinsuffizienz, Stauungsniere . . .	9,6 ,, im Gelenkpunktat
	9,8 ,, im Blut.

Ob das immer der Fall ist, kann nur durch umfassende Untersuchungen entschieden werden.

Wie nun aber FREY hat zeigen können, kann schon beim Gesunden das Gesetz von der Gleichheit der Konzentration zwischen Blut und Gewebe eine Durchbrechung erfahren; einmal wenn bei bestimmten Substanzen, wie z. B. beim Magnesiumsulfat, der Zufluß aus dem Gewebe gegenüber dem Abfluß durch die Niere verlangsamt ist, oder wenn Substanzen wie Jod irgendwo im Gewebe gespeichert werden.

Es ist nun an den BAASschen Gichtfällen zahlenmäßig zu zeigen, daß bei den beiden untersuchten Patienten zwischen Gewebsflüssigkeit und Blutkonzentration eine erhebliche Spannung besteht.

1. Gicht, Urämie	18,5 mg im Gelenkpunktat
	10,0 ,, im Blut
2. Gicht, Urämie	20,8 ,, im Gelenkpunktat
	8,2 ,, im Blut

Hier ist also das Gesetz von der Gleichheit der Konzentration durchbrochen. Die Ursache ist, wie ich das schon vorher in den Injektionsversuchen habe zeigen können, die Haftung des Urats im Gewebe.

Es wird nun verständlich, warum nur bei einem Teil der Gichtkranken, allerdings dem größeren, die Blutharnsäure erhöht gefunden wird. Die Erhöhung der Gewebskonzentration bewirkt eine gleiche Erhöhung der Blutkonzentration. Nimmt aber die Gewebshaftung des Urats noch höhere Grade an, dann muß zu irgendeiner Zeit der Zustand eintreten, daß der Abfluß der Harnsäure durch die Niere den Zufluß aus dem Gewebe überwiegt. In diesem Moment muß der Blutharnsäurespiegel wieder absinken. Offenbar ist dieser spezielle Fall, wie das auch der Injektionsversuch bei Fall K. zeigt, bei den *schweren* Gichtkranken gegeben, bei denen der von uns beobachtete *normale* Harnsäurewert so paradox erscheint und nun seine einfache Aufklärung findet. Diese Vorgänge können nun durch den Hinzutritt einer Nierenerkrankung Abänderung erfahren und zwar dann, wenn die Niere insuffizient wird, im präurämischem und urämischem Stadium. Dann kommt es zur Zurückhaltung vieler sonst harnfähiger Stoffe, natürlich auch der Harnsäure. Diese staut sich also gewissermaßen vor ihr; der Blutharnsäuregehalt muß dann ansteigen und wir finden dann in der Tat jene hohen Werte von 10 mg-$\%$ und mehr, wie sie eigentlich nicht der reinen Gicht sondern nur der Gicht mit hochgradiger Niereninsuffizienz eigen sind.

Meine Auffassung von den Vorgängen im Harnsäurehaushalt bei der Gicht findet noch weitere Bestätigung durch Beobachtungen und Befunde anderer Autoren, die schon auf eine frühere Zeit zurückreichen.

His konnte 1896 zeigen, daß der akute Gichtanfall eingeleitet wird durch eine Verminderung der Harnsäureausfuhr, die dem Anfall um 1—3 Tage vorausgeht. Dem Anfall folgt eine Vermehrung der Ausfuhr, die ihr Maximum am 1.—5. Tage erreicht.

Es findet also vor dem Anfall eine erheblich gesteigerte Uratzurückhaltung statt. Daß diese Zurückhaltung nicht infolge plötzlicher Funktionsstörung der Niere erfolgt, wissen wir schon aus den Injektionsversuchen. Eine schöne Bestätigung sehen wir in den Blutanalysen, die inner- und außerhalb von Gichtanfällen gemacht wurden und keineswegs eine Stauung der Harnsäure im Blut erkennen lassen. Magnus-Levy konnte schon vor langer Zeit zeigen, daß bei 10 von ihm inner- und außerhalb von Anfällen untersuchten Gichtkranken die Blutharnsäurewerte in fünf Fällen im wesentlichen gleich, in drei Fällen im Anfall kleiner, in zwei Fällen im Anfall größer waren. Eigene Beobachtungen und auch solche von Baas, wie sie hier aufgeführt sind, ergeben gleiche Resultate.

1. Patient N., Gicht (eigener Fall).	5. Gicht.	
1. Untersuchung . . . . 3,8 mg	1. Untersuchung im Anfall . 7,2 mg	
2. ,, ... 2,0 ,,	2. ,, später . . . 7,4 ,,	
Darauf schwerer akuter Gichtanfall.	4. ,, im Anfall . 7,8 ,,	
2. Schrumpfniere, Gicht.	6. Hereditäre Gicht.	
1. Untersuchung . . . . . . 5,4 ,,	1. Untersuchung . . . . . . 5,8 ,,	
2. ,, im Anfall . 5,0 ,,	2. ,, im Anfall . 6,2 ,,	
3. ,, später . . 5,0 ,,	7. Bleigicht, Hypertonie.	
3. Gicht	Im Anfall . . . . . . 7,2 ,,	
1. Untersuchung im Anfall . 3,2 ,,	Anfallsfrei . . . . . 5,0 ,,	
2. ,, später . . 2,7 ,,	8. Typische Gicht.	
3. ,, desgleichen 4,1 ,,	Im Anfall . . . . . . 5,5 ,,	
4. Senile Gicht.	Anfallsfrei . . . . . 4,0 ,,	
1. Untersuchung im Anfall . 3,2 ,,	9. Typische Gicht.	
2. ,, später . . 3,2 ,,	Im Anfall . . . . . . 4,3 ,,	
3. ,, im Anfall . 3,0 ,,	Anfallsfrei . . . . . 2,7 ,,	

Wir können es also als gesicherte Tatsache ansehen, daß die von His gemachte Beobachtung der Verminderung der Harnsäureausfuhr vor dem akuten Anfall, und zwar infolge von Ursachen, die vor der Niere liegen müssen, einhergeht mit einer Haftung im *Gewebe,* die über das im Ruhezustand bestehende Maß, gewissermaßen paroxysmal, hinausgeht.

Dieses gesteigerte Haftungsbestreben des Gewebes wird mit dem Einsetzen des akuten Gichtanfalles wieder zur Norm zurückgeführt. Es setzt jetzt eine große Harnsäureflut ein, durch die sich der Körper bis zu einem gewissen Grade von der in ihm in übermäßigem Maße haftenden Harnsäure wieder befreit.

Welche Ursache letzten Endes die Haftung der Harnsäure im Gewebe bedingt, ist noch nicht hinreichend erforscht. Wir sahen, daß sie bei der Gichtkrankheit in besonders hohem Maße, und zwar gewissermaßen wellenförmig steigend und fallend, besteht, aber daß sie nicht allein auf diese Krankheit beschränkt ist; jedenfalls haben sich qualitative Unterschiede nirgendwo ergeben. Es ist bekannt, daß Inkrete der Blutdrüsen im innigen Zusammenhang mit dem parasympathischen Nervensystem auf die Haftung von Wasser, Kochsalz und anderen Mineralien im Gewebe von Einfluß sind. Ich erinnere nur an die wassermobilisierende Wirkung des Tyroxins. Kürzlich ist nun eine Arbeit von KÜRTI und GYÖRGYI erschienen, in der sie zeigen, daß unter Anwendung von Insulin in kleinen Dosen die Ausscheidung der exogenen Harnsäure bei Personen sonst normaler Harnsäureausscheidung eine Verzögerung solchen Grades aufweist, wie sie sonst nur zu Harnsäureretention besonders neigende Kranke aufweisen. Nach der Unterbrechung der Insulindarreichung hört die Neigung zur Harnsäureretention auf.

Es ist nicht unwahrscheinlich, daß Einflüsse derartigen Ursprungs auch den Purinhaushalt regeln und daß insbesondere bei der Gicht ihre regelnde Wirksamkeit irgendwie gestört ist.

Welche Folgerungen sich daraus für unsere Vorstellungen über die Tophusbildung und den akuten Gichtanfall ergeben, wird in einem späteren Kapitel gezeigt werden.

V. Das Vorkommen der Gicht.
1. Geographische Verbreitung, Alter, Geschlecht, Erblichkeit, Alkohol, Blei.

Über die *geographische Verbreitung* der Gicht ist außerordentlich viel geschrieben worden. Aber eine kritische Prüfung ergibt, daß keine der Angaben Anspruch darauf erheben darf, den tatsächlichen Verhältnissen gerecht zu werden. Es fehlt an jeder exakten Statistik; alles, was gesagt wird, beruht auf Eindrücke und Einzelerfahrung. Aber auch die Erfahrungen einzelner Ärzte sind mit unübersehbaren Fehlern behaftet. Man braucht nur an die unterschiedlichen Auffassungen vom Krankheitsbild zu denken; so ist für einen HAIG die Gicht in allen Kulturländern so ziemlich die verbreitetste Krankheit der Menschen. Auch die GOLDSCHEIDERsche Auffassung von der Gicht gibt dieser gegenüber der klassischen einen viel weiteren Rahmen. Bei Anerkennung seiner sog. ,,atypische Form der Gicht" würde man bei allen Völkern und in allen Breiten ,,die Gicht" zu einer sehr häufig vorkommenden Krankheit rechnen müssen. Aber auch bei Beschränkung auf die reine Form der Gicht (Anfälle und Tophi) wird es mehr oder weniger vom Zufall abhängen, welcher Eindruck vom Vorkommen der Gicht erhalten wird. So sagt MINKOWSKI über seine Erfahrungen in Deutschland, daß in Ostpreußen, am Rhein, in Schlesien zunächst auf der Klinik die Gicht als Rarität galt, in einiger Zeit aber, zumal in der Privatpraxis, die Zahl echter Gichtfälle infolge seines Rufes als Gichtkenner erheblich anstieg. Eigene Erfahrungen (Berlin-Ruhrrevier) und die vieler anderer Gichtkenner sprechen im gleichen Sinne.

Im Altertum kam die Gicht in allen damaligen Kulturländern vor. Zur Zeit der Hochblüte des römischen Kaisertums soll sie außerordentlich verbreitet gewesen sein. Auch heute ist sie in allen Kulturländern der Erde bekannt. Man nimmt an, daß sie in England besonders häufig sei. Aber ich stehe dieser Annahme mit größtem Mißtrauen gegenüber. In den Krankenhäusern Londons ist die Gicht eine ebenso seltene Erscheinung, wie bei uns, wie ich mich bei gelegentlichen Besuchen auch persönlich überzeugen konnte. Schon SCUDAMORE berichtet, daß in den Londoner Krankenhäusern keine Gichtkranken sind. *Glasgow* soll auffallend wenig Gichtkranke haben. Es gilt dort ein Sprichwort: „*der Punsch schützt gegen die Gicht*". Das gleiche gilt wohl auch von der Annahme, daß Hamburg, Bremen, überhaupt die Nordseeküste viele Gichtkranke aufzuweisen haben. MINKOWSKI erwähnt demgegenüber, daß zwei angesehene Ärzte in Kiel und in Hamburg in vielen Jahren keinen einzigen Fall von Gicht beobachteten, während UMBER feststellen konnte, daß in beiden Städten Gicht sehr häufig sei.

Es scheint auch nicht zu stimmen, daß die Gicht in Japan, China, Arabien, Afrika, Australien weniger verbreitet sein soll. Statistiken gibt es natürlich nicht, aber ich weiß aus persönlicher Mitteilung von Ärzten, daß mit der besseren Durchdringung der Bevölkerung mit vorgebildeten Ärzten auch die Zahl der Gichtkranken zunimmt. Man hat offenbar unter dem Einfluß von dem Dogma der Schädlichkeit der purinhaltigen Nahrungsmittel einen Gegensatz zwischen den nördlichen und südlichen Ländern konstruiert. Auch das scheint falsch zu sein; CANTANI konnte unter der doch vorwiegend sich vegetarisch ernährenden Bevölkerung Süditaliens auffallend viel Gichtkranke finden. Ob die Ureinwohner tropischer Länder an Gicht leiden, weiß man nicht. Es wird aber berichtet, daß, wenn sie die Lebensgewohnheiten der kultivierten Völkerschaften annehmen, auch von Gicht befallen werden.

Aus neuerer Zeit liegen einige statistische Angaben vor, die ein örtlich beschränktes, aber doch gesichertes Zahlenbild von dem Vorkommen der Gicht und Alter und Geschlecht der Gichtkranken geben.

GUDZENT und HOLTZMANN fanden unter 32089 Sektionen des pathologischen Instituts der Charité Berlin der Jahre 1901—1925 an echten Gelenkgichtfällen 76, das sind $2,36^0/_{00}$. Eine Frau war nicht darunter.

Unter rund 5000 Privatpatienten hatte ich in Berlin rund 200 Gichtkranke, gleich $4^0/_0$, darunter zwei Frauen mit echter Gicht.

Von diesen 200 Gichtkranken sind 78 genau untersucht und kontrolliert. Bei der ersten Untersuchung befanden sich die Patienten im folgenden Lebensalter:

20—30 Jahre	. . . . . .	1
30—40 „	. . . . . .	7
40—50 „	. . . . . .	17
50—60 „	. . . . . .	39
60—70 „	. . . . . .	18
70—80 „	. . . . . .	1

Diese Zahlen gestatten jedoch keine Rückschlüsse auf die Zeit des Beginns des Leidens; meine Nachforschungen ergaben aber, daß bei der größten Zahl der Patienten der erste akute Gichtanfall zwischen dem 35. und 45. Lebensjahr lag.

RACHAMIMOFF berichtet über 30 Gichtkranke, die im Laufe von vier Jahren an der II. Medizinischen Klinik in Berlin beobachtet wurden. Bei einem Drittel trat der erste Gichtanfall zwischen dem 30. und 40. Lebensjahr auf.

Ein Bericht von WILLIAMSON gibt uns einen Einblick in nordamerikanische Verhältnisse. Er beobachtete 116 Fälle, darunter eine Frau; auf 1000 ins Hospital aufgenommene Kranke kamen 3,9 echte Gichtkranke; zwei Drittel hiervon standen im Alter von 30—50 Jahren; $47^0/_0$ waren geborene Amerikaner.

Über *Geschlecht* und *Alter* bei der Gicht gibt es in der Literatur nicht wesentliche Differenzen. *Die Gicht ist vorwiegend eine Männerkrankheit.* Das lassen auch die vorher mitgeteilten Zahlen genügend erkennen. Ob das so zu allen Zeiten war, bleibe dahingestellt; jedenfalls berichten römische Schriftsteller von der Zunahme der Gicht bei Frauen zur römischen Kaiserzeit. Auffällig und im direkten Gegensatz zu eigenen Erfahrungen und der anderen Autoren stehend, sind die Angaben von UMBER, der in seiner Privatpraxis eine sehr hohe Zahl gichtkranker Frauen aufzuweisen hat.

Ich glaube nicht daran, daß die größere Mäßigkeit der Frauen im Essen und Trinken die Ursache ihrer geringen Beteiligung an der Gichtkrankheit ist. Viele meiner gichtkranken Männer lebten mindestens ebenso mäßig, ja einige abstinent, und litten doch an akuten Anfällen. Es sind hier zweifellos durch das Geschlecht gegebene konstitutionelle Faktoren, die die Frauen vor der Gicht schützen. Schon HYPOKRATES dachte daran: Mulier podagra non laborat, nisi ipsi menstrua defecerint. Zwar lehrt die Erfahrung, daß diese Behauptung in dieser Ausschließlichkeit nicht zutrifft, aber sie kennzeichnet meines Dafürhaltens den wesentlichen Faktor.

Abgesehen von den bereits mitgeteilten Zahlen über das Alter der Gichtkranken verdanken wir SCUDAMORE eine sehr sorgfältige Statistik, die sich auf 515 Fälle erstreckt.

Die Krankheit begann im Alter von

8 Jahren	. . . .	1 mal
12 ,,	. . . .	2 ,,
16 ,,	. . . .	1 ,,
17 ,,	. . . .	1 ,,
18 ,,	. . . .	5 ,,
19 ,,	. . . .	3 ,,
20—25 Jahren	. . . . .	57 ,,
25—30 ,,	. . . . .	85 ,,
30—35 ,,	. . . . .	105 ,,
35—40 ,,	. . . . .	89 ,,
40—45 ,,	. . . . .	64 ,,
45—50 ,,	. . . . .	54 ,,
50—55 ,,	. . . . .	26 ,,
55—60 ,,	. . . . .	12 ,,
60—65 ,,	. . . . .	8 ,,
66 Jahren	. . . .	2 ,,

Es können also auch schon *Kinder* an der Gicht erkranken; das ist wiederholt bestätigt worden. MINKOWSKI hat eine Reihe solcher Fälle aus der Literatur aufgeführt. Aber sie sind doch ebenso selten, wie Erkrankungen im *Greisenalter*, wenn auch schon GARROD einige solche aufführt, die nach dem 70. Lebensjahr den ersten akuten Anfall bekamen. Das *vierte* Lebensjahrzehnt ist offenbar der Lebensabschnitt, in dem sich die Gicht am häufigsten manifestiert.

Die *Erblichkeit* ist eine für die Gichtkrankheit äußerst auffällige Tatsache. GARROD fand in *mehr als der Hälfte* der Fälle eine erbliche Belastung. SCUDAMORE hat unter 500 Fällen 332 mal den heriditären Ursprung nachweisen können. Nach ihm hatten an Gicht gelitten:

der Vater	. . . .	in 181 Fällen
die Mutter	. . . .	,, 59 ,,
beide Eltern	. . . .	,, 24 ,,
ein Großvater	. . . , ...	,, 37 ,,
beide Großväter	. . . .	,, 3 ,,
eine Großmutter	. . . .	,, 3 ,,
ein Großvater und eine Großmutter	. . .	,, 1 Falle
ein Onkel	. . . .	,, 21 Fällen
eine Tante	. . . .	,, 3 ,,

Ich selbst konnte unter meinen Fällen nur bei etwa einem Drittel Erblichkeit nachweisen, WILLIAMSON nur bei 12%, RACHAMIMOFF gar nur bei 10%.

Wenn also auch an dem heriditären Faktor bei der Gicht nicht zu zweifeln ist, so verbleibt doch noch ein hoher Prozentsatz, bei dem nach anderen Faktoren gesucht werden muß.

Die Meinung ist ganz allgemein verbreitet, daß in diesen Fällen exogene Schädigungen, und zwar *üppige Lebensweise,* insbesondere übermäßiger Fleischgenuß, *Alkoholabusus* und chronische *Bleivergiftung,* die Gicht verursacht haben. Es ist sicher, daß bei manchen Gichtikern sich diese Faktoren aufweisen lassen, aber die klinische Beobachtung zeigt, daß es schwer angängig ist, sie als direkte Ursache der Gicht zu bezeichnen. Zunächst müßte dann die Gicht sehr viel häufiger beobachtet werden als das in Wirklichkeit der Fall ist. Nach meiner Auffassung können üppige Lebensweise und Alkohol einen akuten Gichtanfall auslösen, unter Umständen das Krankheitsbild verschlimmern, indem sie die durch die Gichtkrankheit bedingte Schädigung der Blutgefäße und der Nieren steigern, aber die Anlage zur Gicht muß als vorhanden angenommen werden. Die Zahl der Fälle, bei denen diese Schädigungen nicht in Frage kommen, ist viel zu groß, als daß sie einfach übersehen werden darf. Unter meinen Gichtkranken, bei denen der heredofamiliäre Faktor fehlt, konnte ich noch nicht bei 5% üppige Lebensweise und Alkoholabusus nachweisen.

Mehr Schwierigkeit bereitet die Frage nach der Rolle des Bleis für die Entstehung der Gicht. Auffällig ist es aber doch, daß unter den Gichtkranken sich häufig Personen finden, die gewerblich mit Blei und Bleiverbindungen in Berührung kommen. Unter meinen 78 genau kontrollierten Fällen kam diese Schädigung allerdings nur 2mal, bei den 77 Sektionsfällen aber 6mal in Frage. Lüthge meint, daß die Bleigicht sich häufig durch die größere Schwere des Verlaufes von echter Gicht unterscheidet: „Der erste Anfall erfolgt in einem relativ jugendlichen Alter. Die Bleigicht hat die Tendenz, sich in kurzer Zeit mit großer Schnelligkeit über viele Gelenke des Körpers zu verbreiten. Die Lokalisation der Gelenkaffektion zeigt einen besonderen Charakter dadurch, daß häufig Gelenke ergriffen werden, die bei der gewöhnlichen Gicht nie oder äußerst selten befallen werden. Die Neigung zu Tophusbildung und deformativen Prozessen ist bei der Bleigicht eine viel ausgeprägtere als bei der gewöhnlichen Gicht. Die Prognose der Bleigicht ist infaust."

Umber schließt sich dieser Meinung an. Ich möchte aber doch hervorheben, daß diese Auffassung keine Allgemeingültigkeit haben kann. Meine beiden eigenen Fälle unterscheiden sich nicht von solchen echter Gicht, auch die Sektionsprotokolle über die 6 Patienten der Charitégruppe geben keine Veränderung an, die man sonst bei der gewöhnlichen Gicht nicht sieht. Gleicher Meinung ist auch Minkowski.

Über die Häufigkeit der Gicht bei Bleiarbeitern gehen die Meinungen übrigens sehr auseinander. Soviel läßt sich aber mit Sicherheit sagen, daß die Gicht neben den sonstigen Erscheinungen der chronischen Bleivergiftung doch äußerordentlich zurücktritt. |

Wir dürfen also auch hier nur annehmen, daß die Schädigungen des Bleies zu einer gegebenen gichtischen Anlage hinzutreten müssen, um das Bild der echten Gicht zu erzeugen. Das Blei schädigt, in ähnlicher Weise wie das Gichtgift, insbesondere die Blutgefäße des Körpers und die der Nieren. Insbesondere Brogsitter hat darauf hingewiesen, daß die Blutgefäße der Nieren beim Bleikranken und beim Gichtiker gleichsinnig alteriert sind. Neben den sklerotischen Veränderungen der Blutgefäße imponieren entzündliche Prozesse, die der Bleiniere wie der Gichtniere ihr charakteristisches Bild geben und sie bis zum gewissen Grade von anderen Schrumpfnieren absondern. So können durch die doppelte Schädigung die sonst latent gebliebenen Gichtanlagen zur Entwicklung gelangen und einer an sich nicht bösartigen Gichtkrankheit den Stempel eines schweren Verlaufes aufdrücken.

2. Vorkommen in Gemeinschaft mit anderen Krankheiten.

a) Arthritismus.

Es waren insbesondere französische Ärzte (BAZIN, LANCERAUX, BOUCHARD), die darauf hinwiesen, daß gewisse Erkrankungen, wie Gicht, Diabetes, Fettsucht, Steinbildung in Gallen- und Harnwegen, Präsklerose, Rheumatismus, Myalgien, Neuralgien, Ischias, Migräne, Asthma bronchiale und allerlei Dermatosen (Psoriasis, Prurigo, Urticaria, Ekzeme) einerseits bei ein und demselben Individuum mit einer gewissen Vorliebe in variabler Kombination simultan oder sukzessive aufzutreten und andererseits in mannigfacher Verteilung und Gruppierung die verschiedenen Mitglieder einer Familie zu befallen pflegen. Diese an sich richtige Beobachtung führte zu der Anschauung, daß bei diesen Individuen und Familien eine konstitutionell bedingte erworbene Krankheitsbereitschaft — eine sog. Diathese — vorliegt. Man faßte den gesamten Krankheitskomplex zusammen unter dem Begriff *Arthritismus* oder *Herpetismus* (Frankreich) oder *Lithämie* (England). Die deutsche Klinik lehnte lange Zeit den Anschluß an diese Auffassung ab, zumals als sie in Frankreich im Überschwang ihrer werbenden Kraft durch Hinzunahme aller möglichen Erkrankungen, bei denen konstitutionelle Anomalien in Frage kamen, sich stark verwässerte. Inzwischen ist auch in Frankreich (RICHARDIÈRE und SICARD) der Begriff auf seinen ursprünglichen Kreis zurückgedrängt worden und in Deutschland haben sich die Stimmen vermehrt, welche dieser Anschauung eine Berechtigung zuerkennen. Das kam am deutlichsten auf dem 28. Kongreß für innere Medizin 1911 in dem Vortrag von HIS über „Geschichtliches und Diathesen in der inneren Medizin" zum Ausdruck. Eine kritische Prüfung des Fragenkomplexes, die allgemeine Eindrücke, Auffassungen und hypothetische Vorstellungen ausschließen, ist nun inzwischen verschiedentlich, wenn auch nicht umfassend genug, erfolgt. Die Ergebnisse sind von ungeheurem Wert, weil sie Auskunft geben müssen, ob diese Anschauung überhaupt berechtigt ist und in welchem Umfange tatsächlich dieses gemeinsame personelle Vorkommen und das heredo-familiäre Alternieren sich feststellen läßt. Wir verdanken SECKEL, einem Schüler von UMBER eine sehr eingehende und kritische Arbeit vom Standpunkt des Diabetes aus. Hiernach findet sich *Gicht* in Diabetikerfamilien seltener als Fettleibigkeit. Es kommen auf 391 Fälle nur 10mal Gicht, also 2,6%. Das Geschlecht der gichtischen Familienmitglieder ist 9mal männlich, 1mal weiblich. Diabetes und Gicht beim Patienten selbst unter Belastung mit Gicht (neben Diabetes) ist in 1 Fall vermerkt. Diese Befunde seien durch ältere Mitteilungen ergänzt:

v. NOORDEN findet 4,2% seiner Diabetiker mit Gicht bei Vater oder Mutter belastet, GRUBE 13% seiner Fälle, CANTANI gibt familiäre Gicht in 3% der Fälle, KÜLZ in 7,8% an.

SECKEL fand echte Gicht mit Diabetes kombiniert nur 9 mal (nur Männer) bei 430 Fällen von Diabetes, also in 2,1% der Fälle, wobei die leichtere Altersform des Diabetes überwog. CANTANI findet Gicht bei Diabetes in 0,5%, SEEGEN in 3,4%, LENNÉ in 4,6%, v. NOORDEN in 8% der Fälle. Der Diabetes scheint nach Angaben von CANTANI und von NOORDEN die meist schon vor ihm bestehende Gicht günstig zu beeinflussen. UMBER erwähnt aber einen schweren Fall von Altersdiabetes, bei dem durch einen heftigen Podagraanfall das tödliche Koma herbeigeführt wurde.

Ich selbst fand unter meinen 78 genau kontrollierten Gichtfällen nur 2mal einen gleichzeitigen leichten Diabetes und nur 1mal eine Familie, wo der Vater Gichtiker, der Sohn Diabetiker war.

Fettleibigkeit und Diabetes sind in ihrem personellen und heredofamiliären Vorkommen anscheinend bedeutend häufiger. SECKEL fand bei 430 Diabetikern 148mal Fettsucht, also 34,4%. Ein großer Teil der Fettsucht ist aber zweifellos exogenen Urprunges (nach SECKEL etwa $^5/_6$); es dürfte also nur eine Belastung bei 5% in Rechnung gesetzt werden. Familiäre Belastung findet SECKEL bei 391 Fällen 50mal, also in 12,8%, v. NOORDEN sah familiäre Fettleibigkeit in 25%. Aber auch hier muß die exogen bedingte Fettsucht von der endogenen vererbbaren getrennt werden. Es blieben dann in SECKELs Fällen nur 13 Fälle übrig. also etwa 3%.

Fettleibigkeit und Gicht ist nach eigenen Beobachtungen keine so häufige Kombination als man annimmt. Zahlen liegen hierüber in der Literatur nur sehr spärlich vor. BOUCHARD fand unter 94 Fällen von Fettsucht bei den Vorfahren 43mal Fettsucht und 28mal Gicht. Aber hier ist anscheinend exogene und endogene Fettsucht nicht auseinander gehalten und die Angabe nicht verwertbar. Ich fand unter meinen rund 200 Gichtpatienten in 10 Fällen auffällige Fettsucht, wobei allerdnigs 7mal hereditäre Belastung festgestellt wurde, das sind 3,5%.

Über das personelle und heredofamiliäre Vorkommen von Gicht mit Steinleiden, Migräne, Asthma bronchiale, Urticaria, Dermatosen liegen in der Literatur zahlenmäßige Angaben überhaupt nicht vor. Ich selbst fand unter meinen 78 genau kontrollierten Fällen 1mal Harnleitersteine, 2mal Ekzem, 1mal hatte die Mutter eines Gichtkranken Migräne; Urticaria, Asthma bronchiale fand ich niemals.

Bei kritischer Betrachtung ergeben die zahlenmäßigen Unterlagen für den Begriff des Arthritismus, wenn wir die Gicht nur in ihrer klassischen Form gelten lassen, keine ausreichende Stütze. Die personellen und heredofamiliären Kombinationen bewegen sich in so niedrigen Prozentzahlen, daß sie mit gleichem Recht als Zufälligkeiten angesehen werden könnten. Das kann nicht scharf genug hervorgehoben werden gegenüber jenen, die den Arthritismusbegriff auch heute in Deutschland übermäßig propagieren und damit für manche chronisch verlaufenden dunklen Krankheitserscheinungen ein Dach zu finden glauben.

Auch die Entwicklung der Kenntnisse vom Wesen der drei Hauptkrankheiten, der sog. Trias (Gicht, Diabetes, Fettsucht) spricht gegen ihre irgendwie begründete Verbundenheit. Die Grundlagen der arthritischen Diathese suchte man bekanntlich unter französischem Einfluß (BOUCHARD) in einer „Bradytrophie" der Gewebe bzw. in einer Verlangsamung der Assimilations- und Dissimilationsprozesse, des Stoffwechsels also. Bei keiner dieser Krankheiten hat sich diese Auffassung als richtig erwiesen; sie sind ihrem Wesen nach grundverschieden. Es fehlt beim Festhalten an diesen Anschauungen jedes einigende Band. Auch die Einengung des Begriffs des Arthritismus auf eine Gruppe von Krankheiten, die lediglich sog. gichtische Symptome aufweisen, auf den Begriff der *harnsauren Diathese,* ist nicht zu verteidigen. Wir kennen bis heute keine Krankheit mit einer Anomalie des intermediären Harnsäurestoffwechsels; wir anerkennen nur Störungen des Harnsäurehaushaltes. Diese sind allerdings sehr charakteristisch für die Gicht (Gewebsheftung, Tophusbildung), aber sonst in dieser Form bei keiner anderen Krankheit bekannt.

Ich werde im nächsten Kapitel über das Wesen der Gicht zeigen, wie sich eine Auffassung über die Zusammenhänge der Gicht mit bestimmten anderen Krankheiten ergibt, die mir dem gegenwärtigen Stande unseres Wissens besser angepaßt scheinen.

b) Gicht und Leukämie.

Bei an Leukämie Gestorbenen sind wiederholt in der Niere und auch in anderen Organen Uratablagerungen gefunden worden. Es ist nicht erlaubt, hier ohne weiteres eine echte Gicht anzunehmen, weil Uratablagerungen auch ohne Gicht vorkommen. Es sind aber in der Literatur bisher 15 Fälle beschrieben worden (zusammengestellt von HAGEDORN) bei denen die Gemeinsamkeit echter Gicht mit Leukämie feststeht. Doch kam schon MINKOWSKI angesichts dieses an sich sehr seltenen Vorkommens zu der Überzeugung, daß dieses Zusammentreffen nur ein zufälliges sein kann. HAGEDORN kommt auf Grund seiner klinischen Studien an einem Fall aleukämischer Myelose mit Osteosklerose und einer alten Gicht zu einer gleichen Anschauung. Es muß die Gichtnoxe noch zu der Leukämie hinzutreten, um eine wirkliche Gicht hervorzurufen; sie hat aber in der Harnsäureüberproduktion der Leukämie wohl ein stark förderndes Moment.

c) Gicht und hämolytischer Ikterus.

Von STRAUSS wurde ein Fall mitgeteilt, den ich auch wiederholt klinisch beobachten konnte. LESCHKE hat dann den gleichen Fall 1922 publiziert. Es handelt sich um einen noch lebenden höheren Postbeamten, der an einem vererbten angeborenen hämolytischen Ikterus leidet, zu dem sich im vierten Lebensjahrzehnt eine typische Gicht gesellte. Der Großvater litt an derselben Kombination. Es sind dann noch einige solche Fälle von französischen Autoren mitgeteilt worden. An sich ist aber diese Kombination eine große Seltenheit. Der Versuch, eine innere Beziehung des hämolytischen Ikterus zur Gicht zu konstruieren, ist nicht überzeugend und die Annahme eines zufälligen Zusammentreffens beider heredofamiliären Erkrankungen viel wahrscheinlicher.

VI. Wesen der Gicht und ihrer klinischen Manifestationen (akuter Gichtanfall, Tophusbildung, Gefäßsklerose).

Jede Zeit schuf sich ihre eigene Anschauung von dem Wesen dieser für den Arzt wie für den Laien gleich hoch interessanten Krankheit. Soweit diese Theorien schon der Geschichte angehören, sollen sie hier nicht erörtert werden. Sie wurden schon gestreift in dem Kapitel über Gesichte der Gicht. Dort ist auch auf die einschlägige Literatur verwiesen. Im heißen Kampf um Anerkennung und Überwindung wurde aber doch manche neue Einsicht in das rätselvolle Krankheitswesen gewonnen. So haben auch die überwundenen Theorien immer ihre Berechtigung gehabt und dem Fortschritt gedient.

Untrennbar verflochten mit den Vorstellungen über das Wesen der Gicht sind die Fragen nach dem *Wesen der Tophusbildung* und dem *akuten Gichtanfall*. Ich habe sie einer erneuten Prüfung unterzogen und will im folgenden den Versuch machen, von einem neuen Standpunkt aus ein besseres Verständnis für die biologischen Vorgänge zu gewinnen.

Es sind zwei klinische Erscheinungen, welche die Diagnose der Gicht mit Sicherheit gestatten, der akute Gichtanfall und die Ablagerung von Mononatriumurat im Gewebe als sog. Tophi. Immer wieder ist nun die Frage geprüft worden, ob Ablagerungen von Urat nur unter attackenartig auftretenden entzündlichen Erscheinungen erfolgen können, ob also der Gichtanfall und die Ablagerung untrennbar verbunden sind. Für GARROD waren beide Vorgänge eine Einheit und er hat große Mühe darauf verwandt, den akuten Gichtanfall als lediglich durch das Ausfallen von Harnsäure verursacht zu erklären. Spätere Gichtforscher sind ihm nicht immer gefolgt. Sie verwiesen auf die Tatsache, daß die Bildung von Tophi am Ohr vom Patienten ganz unbemerkt erfolge, daß ferner bei Operationen an Gelenken mit Gichtanfall infolge Verkennung der Ursache häufig nicht die Spur von ausgefallenem Urat gefunden wird. Meine eigenen Beobachtungen sprechen im gleichen Sinne. Ich sah bei einem jungen Gichtkranken im Laufe einiger Wochen Tophi am Ohr kommen — und wieder langsam verschwinden —, ohne daß der Patient irgendeine schmerzhafte Empfindung hatte — das Kennzeichen des akuten Gichtanfalles ist bekanntlich der gewaltige Schmerz — und bei einem alten Gichtkranken im Laufe einiger Jahre in der Haut beider Unterschenkel die Bildung mächtiger Uratablagerungen ohne jede sichtbare entzündliche Erscheinung entstehen. JULIUS COHNHEIM, der bekannte Pathologe und Anatom, hatte etwa 15 Anfälle. Bei der Sektion wurde keine Spur von Uratablagerung gefunden. Die Zahl gleicher Beobachtungen kann aus den mitgeteilten Krankengeschichten anderer Autoren sehr leicht vermehrt werden.

Erkennt man die Richtigkeit dieser Befunde an — und ich glaube, daß kein Gichtkenner sie bestreiten wird —, dann wird man die Frage nach dem Wesen des akuten Gichtanfalles abtrennen müssen von der Frage nach den Vorgängen, die das Ausfällen von Urat im Gewebe bedingen. Ich werde zeigen, daß beide Vorgänge in ihrem Wesen grundverschieden sind.

Erörtern wir zunächst unsere Kenntnis von den Bedingungen der Tophusbildung.

An anderer Stelle habe ich zeigen können, daß die Harnsäure im Blut und Gewebe nur als *Mononatriumurat* kreisen kann. In dieser Form krystallisiert sie auch bei der Tophusbildung aus, was ja schon lange bekannt ist. Es wurde auch gezeigt, daß der obere stabile Löslichkeitswert bei 13 mg-$\%$ liegt. Er kann zwar überschritten werden, vielleicht infolge der Eigenschaft des Urats, bei höheren Konzentrationen den Zustand eines Elektrokolloids anzunehmen, aber dieser Wert ist doch als die kritische Grenze anzunehmen.

Wir wissen heute, daß der Uratgehalt im Blut des gesunden Menschen unter dem stabilen Sättigungswert liegt, nämlich unter 13 mg pro 100 ccm, etwa bis 5 mg-$\%$ bei purinfreier Kost. Auch bei Vögeln, die bekanntlich ihr Eiweiß zu Harnsäure abbauen, fand ich keinen höheren Wert (nach zweitägigem Hungern 2,7 mg-$\%$, in voller Verdauung 8,3$\%$ mg-$\%$).

Gewebsuntersuchungen in Gemeinschaft mit KEESER ergaben mir ähnliche Werte für Muskel, Schilddrüse, Lunge, niedrigere Werte für das Fettgewebe, höhere Werte für Hoden und Galle, dann Niere und Gehirn — bis 12 mg-$\%$ etwa. Die höchsten Werte fanden sich in der Leber und der Milz, von 7,8 bis etwa 25 mg-$\%$. An diesen für den Purinstoffwechsel zentralen Stellen kommt es also zeitweilig zur Überschreitung der stabilen Sättigungsgrenze. Dann befindet sich die Lösung in einem metastabilen Zustand, in dem theoretisch Urat auskrystallisieren könnte, nicht müßte. Daß es nicht dazu kommt — wenigstens hat man das bisher nicht beobachtet —, hängt offenbar mit dem schnellen Ausgleich gegenüber dem Blut und mit der verhältnismäßig geringen Überschreitung des stabilen Löslichkeitswertes zusammen.

Es kann also normalerweise im Körper von Mensch und Tier ein Ausfallen von Urat, also eine Tophusbildung, nicht erfolgen, was ja auch mit unserem Wissen von Harnsäurestoffwechsel beim Gesunden übereinstimmt.

Nun kennen wir Krankheiten, die mit Gicht nichts zu tun haben, bei denen aber häufig Harnsäurewerte im Blut über 13 mg-$\%$ gefunden werden. Es sind das gewisse Fälle von Nierenerkrankungen (Schrumpfniere, Bleiniere) und von Leukämie. *Hier sind also die physikalisch-chemischen Bedingungen zum Ausfallen von Urat gegeben.* Man hat in der Tat an den verschiedensten Stellen des Gewebes Ablagerungen von Mononatriumurat gefunden (Literatur hierüber BRUGSCH-SCHITTENHELM).

Hierher gehören auch die *Harnsäureinfarkte* bei *Neugeborenen.* An den Papillen und mehr oder weniger weit in die Marksubstanz hineinragend findet man bei Neugeborenen gelbliche oder ziegelrote streifige Massen, welche in Büscheln nach der Papillenspitze zusammenfließen. Die hellen Konkremente unterscheiden sich lebhaft gegen die dunkelrote Farbe der Marksubstanz; sie liegen in Harnkanälchen. Mikroskopisch erweisen sich diese Konkremente bestehend aus Harnsäure und Natron- und Ammoniumurat, durchsetzt von einem organischen Gerüst. Zum Teil krystallisiert die Masse schon in den Epithelien der Tubuli contorti aus, zum Teil werden sie gelöst sezerniert, um alsdann zu krystallisieren (Kaufmann).

Diese Harnsäureausscheidung ist nach Kaufmann physiologisch und wird als Ausdruck einer Harnsäureüberladung des Blutes angesehen, welche eine Folge der nach der Geburt eintretenden Änderung des Stoffwechsels ist. C. Lubarsch nimmt allerdings den Standpunkt ein, daß in der Mehrzahl der Fälle doch krankhafte Vorgänge mitwirken. Die Harnsäureinfarkte sollen fast nur bei Neugeborenen, die geatmet haben, vorkommen und zwischen dem 2. und 21. Tage erfolgen. Aber sie sind auch einmal bei einem 5 jährigen, einmal bei einem 7 jährigen Knaben beobachtet worden. Meistens werden sie durch den Urinstrom entleert, können aber auch in der Niere stecken bleiben oder im Nierenbecken, im Harnleiter und in der Blase als größere Konkremente gefunden werden. Es kann aber auch zur Ausbildung größerer Harnsäuresteine, vorherrschend aus harnsaurem Ammon, kommen. Solche Harnsäuresteine sind nach Kaufmann gerade bei Kindern sehr häufig.

Derartige Harnsäureinfarkte kommen auch bei neugeborenen Tieren vor. Neuerdings hat Baumann solche bei jungen Schweinen gefunden, die an allerlei Erkrankungen verendet waren. Da bei Tieren die Harnsäure durch ein urocolytisches Ferment zu Allantoin abgebaut wird, muß eine krankhafte Störung des Purinstoffwechsels vorgelegen haben.

Es ist nicht schwierig, Ablagerungen von Urat im Organismus jener Tiere, die ihr gesamtes Eiweiß zu Harnsäure abbauen, also bei Vögeln und Reptilien, auch experimentell zu erzeugen, wie es u. a. die klassischen Versuche von Ebstein beweisen, der Vögeln die Ureteren unterband oder durch Injektion von chromsaurem Salz die Niere schwer schädigte und dann in den verschiedensten Organen Ablagerungen von Mononatriumurat fand. Durch diese Unterbindung kommt es zweifellos zu einer Stauung der Harnsäure im Blut und Gewebe und zu einer Überschreitung der Löslichkeitsgrenze.

Es besteht kein Meinungsunterschied darüber, daß sich derartige Ablagerungen ohne die typischen Erscheinungen des akuten Gichtanfalls vollziehen. Zwar finden sich in der Umgebung reaktive Entzündungserscheinungen — manchmal sogar Nekrosen — Ebstein, His und Freudweiler haben die Vorgänge sehr genau experimentell studiert — doch sind diese erst die Folge der Ablagerung und ihr nicht vorausgegangen.

In gleichem, vielleicht in noch höherem Maße sind die Bedingungen für das Ausfallen von Urat bei der Gicht gegeben. Hier haben wir es nach meiner Auffassung mit einer spezifisch funktionellen Gewebsstörung zu tun, deren auffälligstes Kennzeichen die zeitweise starke Haftung und Anhäufung der Harnsäure im Gewebe ist. Bereits an anderer Stelle sind von mir die zahlenmäßigen und experimentellen Beweise gegeben. Ich möchte hier nur einige Zahlen von Bass wiedergeben, die augenfällig den höheren Harnsäuregehalt außerhalb der Blutbahn demonstrieren. So wurden gefunden:

	Blut	Gelenkpunktat
1. Fall	10 mg-%	18,5 mg-%
2. Fall	8,2 mg-%	20,8 mg-%

Der stabile Löslichkeitswert von 13 mg-%/₀ ist hier also überschritten. Die physikalisch-chemischen Bedingungen für eine Tophusbildung sind erfüllt. Es bedarf aus theoretischen Gründen hierzu nicht eines Ereignisses, wie es der akute Gichtanfall darstellt. Die klinische Beobachtung, daß es in der Tat bei der Gicht zu Tophusbildung ohne einen akuten Gichtanfall kommt, findet damit eine verständliche Erklärung.

Warum besonders der Knorpel des Gelenkes bevorzugt wird, ist eine noch nicht befriedigend zu beantwortende Frage. Man hat in seiner Blutgefäßlosigkeit und in dem verlangsamten Saftstrom die Ursache gesehen. Wahrscheinlich ist diese Anschauung die richtige. Eine besondere Absorptionskraft des Knorpels für Harnsäure besteht wohl nicht. In eigenen Untersuchungen, die später von DOHM bestätigt wurden, habe ich zeigen können, daß eine erhöhte Aufnahme von Urat im Laboratoriumsversuch nicht erfolgt, und daß die gegenteiligen Angaben von ALMAGIA sowie CITRON auf Versuchsfehlern beruhen. Dagegen könnte physikalisch-chemisch betrachtet, der etwas erhöhte Kochsalzgehalt des Knorpels eine Rolle spielen. Für die Herabsetzung der Löslichkeit von Mononatriumurat ist der Gehalt an Natriumionen im Lösungsmittel maßgebend. So drückt eine 0,2%/₀ Kochsalzlösung, also eine etwa doppelt so große Kochsalzkonzentration wie die physiologische, die Löslichkeit des Urats um etwa 20%/₀ herab. Das ist aber ein Wert, der nicht wesentlich ins Gewicht fallen kann, wenn man an die starke Übersättigungsneigung des Urats denkt. Deswegen möchte ich auch nicht glauben, daß der im Knorpel in der Tat etwas erhöht gefundene Kochsalzgehalt, von dem man übrigens nicht genau weiß, ob er dort in ionendisperser Lösung vorhanden ist, von entscheidendem Einfluß auf das Ausfallen von Urat ist.

Durch die soeben entwickelte Anschauung über die Tophusbildung wird die Bahn frei, den akuten Gichtanfall von anderen, nicht lediglich an die Harnsäure gebundenen Gesichtspunkten genetisch zu betrachten. Was hebt rein klinisch betrachtet den akuten Gichtanfall aus so vielen anderen Krankheitserscheinungen heraus und macht ihn für Patient und Arzt so eindrucksvoll?

Es ist:

1. der plötzliche fieberhafte Beginn fast ohne Vorboten,

2. der gewaltige Schmerz,

3. die merkwürdige livide Verfärbung mit Schwellung der benachbarten Venen,

4. die den Gichtanfall langüberdauernde merkwürdige ödematöse Schwellung der Umgebung und Abschuppung der Haut.

Daß ein derartiges klinisches Bild nicht auf einer vulgären infektiösen bzw. eitrigen Entzündung beruht, bedarf keines Beweises. Wir könnten aber zunächst mit GARROD annehmen, daß das Urat diese Entzündung bewirkt.

Ablehnen müßten wir hier allerdings ohne weiteres die Annahme, daß der Symptomenkomplex ausgeht vom auskrystallisierten Urat. Wir wissen ja bereits, daß die Tophusbildung ohne einen akuten Gichtanfall vor sich gehen kann, daß man bei einem operativen Eingriff kein ausgefallenes Urat zu finden braucht, und daß auskrystallisiertes Urat auffallend wenig das umliegende Gewebe reizt. Aber wir könnten ja annehmen, daß kurz vor dem akuten Anfall die Konzentration des *gelösten* Urats am Orte des Anfalls einen so hohen Grad erreicht, daß sie nunmehr giftig wirkt.

Diese Annahme hat aber zur Voraussetzung das plötzliche Auftreten von örtlich gebundenen Kräften, durch die an umschriebenen Stellen eine ziemlich erhebliche Erhöhung der Uratkonzentration erfolgt und wieder beseitigt wird.

Zwar wissen wir, vor allem aus den Untersuchungen von HIS, daß kurz vor dem Anfall die Ausscheidung der Harnsäure im Urin abnimmt (anakritisches

Depressionsstadium), und wir müssen, da wir ja die Harnsäure als Endprodukt des Purinstoffwechsels ansehen und diesen auch bei der Gicht nicht gestört finden, hieraus eine Zunahme im Gewebe folgern, zumal, wie die Untersuchungen von MAGNUS LEWY, mir und anderen gezeigt haben, ein ins Gewicht fallender Anstieg der Harnsäure im Blut nicht erfolgt. Aber es bliebe uns doch ohne neue Hypothesen ganz unverständlich, wie die Anhäufung lediglich an den Anfallsorten zustande kommt. Wir müssen als die obenerörterte Möglichkeit als hypothetisch und unbewiesen außer Betracht lassen.

Schon seit einigen Jahren haben mir nun Beobachtungen, die ich an Gichtkranken in ihrem Verhalten gegenüber der Nahrung, den Getränken, dem Klima, den Jahreszeiten, gewissen atmosphärischen Störungen registrieren konnte, den Gedanken aufgedrängt, einmal zu prüfen, ob der akute Anfall sich nicht erklären ließe als eine *Überempfindlichkeitserscheinung gegen für den Gichtkranken schädliche Stoffe der Umwelt oder,* anders ausgedrückt, als eine *allergische Reaktion.*

Bei Durchsicht der Literatur stellte ich fest, daß LLEWELLYN IONES bereits vor mir einen gleichen Gedankengang entwickelt hat. LICHTWITZ hat ihn sich offenbar auch zu eigen gemacht. WIDAL und seine Mitarbeiter verfolgen ähnliche Gedankengänge.

Durch eine große Reihe ausgezeichneter Arbeiten in den letzten Jahren hat der Begriff der Allergie, der von PIRQUET stammt, nicht nur einen gut umschriebenen Inhalt bekommen, es ist auch eine Fülle von Tatsachenmaterial zusammengetragen, das, unter ihm subsumiert, viele bisher dunkle Krankheitserscheinungen dem ärztlichen Verstehen nähergebracht hat. Ich verweise hier insbesondere auf das Referat von DOERR auf der 88. Versammlung deutscher Naturforscher und Ärzte in Innsbruck 1924 und auf die Arbeit von STORM VAN LEEUWEN und KÄMMERER über allergische Krankheiten.

Amerikanische Forscher, wie COOKE u. a. haben den Ausdruck „Allergische Krankheit" in die Klinik eingeführt. Es sollen hierunter klinische Krankheitserscheinungen verstanden werden, die hervorgerufen werden durch eine Überempfindlichkeit gegen Eiweiß und andere Stoffe, welche sonst für den gesunden Organismus unschädlich sind. Das Charakteristische dieser Krankheit ist ihr Auftreten in *akuten Attacken,* während in der anfallsfreien Zeit die Patienten sich durchaus wohl befinden. Manche Menschen zeigen dauernd einzelne Symptome ihrer Krankheit, leiden aber außerdem noch an akuten Verschlimmerungen ihres Zustandes.

Es werden zu dieser Krankheitsgruppe gerechnet das Heufieber, die meisten Fälle von Bronchialasthma, viel Fälle von Urticaria, Ekzem und anderen Hautkrankheiten, Quinckes Ödem, manche Fälle von Migräne, auch bestimmte Fälle von Epilepsie.

Die Erreger der Überempfindlichkeitsreaktion, die Allergene, können sein Arzneimittel und sonstige chemische Substanzen, ferner verschiedene Pollenarten, gewisse tierische Proteine, bestimmte Nahrungsmittel, Bakterienprodukte. LEEUWEN fügt diesen Allergenen noch gewisse kolloidale Substanzen hinzu, die er in der Luft unter gewissen klimatischen Verhältnissen vermutet, und für manche Fälle von Bronchialasthma verantwortlich macht. Ich darf an dieser Stelle darauf verzichten, das große Tatsachenmaterial, welches über die verschiedenen Allergene und ihre Auswirkungen zusammengetragen ist, hier wiederzugeben, zumal heute der Begriff der Allergie auch dem Praktiker geläufig, geworden ist wegen der gerade bei den vielen modernen Arzneimitteln häufig zu beobachtenden Überempfindlichkeiten (Idiosynkrasien) und wegen des gefürchteten anaphylaktischen Shocks nach wiederholten Seruminjektionen mit artfremden Serum.

Seit etwa zwei Jahren unterziehe ich meine Gichtkranken einer von dem entwickelten Gedanken geleiteten Analyse.

Das klinische Bild des akuten Gichtanfalles, wie ich seine wesentlichsten Merkmale schon vorher skizziert habe, zeigt, abgesehen von den ihn aus dem gewöhnlichen Entzündungsbild heraushebenden Erscheinungen ganz zweifellos eine Übereinstimmung mit der Definition, wie sie heute für die allergischen Reaktionen im wesentlichen anerkannt ist: akute Attacke nach vorherigem Wohlbefinden und bei schweren Fällen dauernd Symptome der Krankheit, die anfallsweise akute Verschlimmerung erfahren.

Ich werde zeigen — an Hand der Literatur und an eigenen Beobachtungen —, daß auch die Forderung des Nachweises von Allergenen, also von Stoffen gegen die der Gichtkranke überempfindlich ist, und die den akuten Gichtanfall hervorrufen, sich im allgemeinen erfüllen läßt, wenn auch für den Einzelfall wie es später gezeigt werden wird, manchmal große Schwierigkeiten zu überwinden sind.

Es wird nicht bestritten werden, daß die Geschichte der Ernährungstherapie der Gicht eigentlich eine Geschichte der merkwürdigsten und — es ist nicht zuviel gesagt — der lächerlichsten Widersprüche ist. In den nordischen Ländern wie England, Holland, Deutschland u. a. gilt als größter Feind der Gichtkrankheit das Fleisch; ich verweise nur auf die Klassiker der Gicht SYDENHAM, SCUDAMORE und GARROD und auf unsere Lehrbücher; in Italien lehrte der große Gichtkenner CANTANIA, daß nichts so schädlich für den Gichtkranken sei wie Milch, Mehlspeisen, Obst und Tomaten. Ich erwähne weiterhin einige Absonderheiten. So berichtet ein englischer Arzt, daß er bei einer Ernährung mit großen Mengen von gekochtem Ochsenfleisch ausgezeichnete Heilerfolge erzielte, von anderer Seite wird ein gleicher Erfolg Obstkuren, Kartoffelkuren, Milchkuren, vegetarischer Kost zugeschrieben.

In unserer Zeit, unter dem Einfluß der Gichttheorien, die die Harnsäure als *primäre* Ursache der Gicht zur Grundlage haben, gilt als besonders schädlich die purinreiche Fleischkost. Wir können in der Tat immer wieder beobachten, daß manche Gichtkranke nach großen Diners, bei denen Fleisch gewöhnlich in reichlichen Mengen genossen wird, Gichtanfälle bekommen. Aber ich verfüge über drei Beobachtungen, wo nach einer Milchkur ein Gichtanfall auftrat. Aus jüngster Zeit kenne ich zwei Gichtkranke, die beide nach etwa sechsmonatiger strenger vegetarischer Kost Gichtanfälle bekamen.

In diese rätselhaften Widersprüche und Verschiedenheiten kann die Anschauung, daß der Grund nicht zu suchen ist in der Diät als solcher, sondern in gewissen Bestandteilen der Nahrung oder in deren Abbauprodukten, gegen die der Gichtkranke überempfindlich ist, und die nun eine allergische Reaktion, den akuten Gichtanfall hervorrufen, neues Licht bringen.

In noch auffälligerem Maße widerspruchsvoll sind die Anschauungen über den Einfluß der alkoholischen Getränke. Allgemein gilt der Genuß alkoholischer Getränke als schädlich, aber es gibt Gichtkranke, die sich ihren Gichtanfall durch starken Alkoholgenuß gewissermaßen wegtrinken können. Wir wissen heute mit Sicherheit, daß die Gicht bei Jugendlichen zum Ausbruch kommt, die noch keinen Alkohol genossen haben, und es ist ganz allgemein bekannt, daß nur bestimmte alkoholische Getränke Gichtanfälle auslösen.

So sagt schon SCUDAMORE, daß zwar Wein am meisten die Gicht macht, *aber es kommt auf die Sorte an.* Er beruft sich dann weiter auf VAN SWIETEN, der behauptete, daß die Holländer erst die Gicht bekamen, als sie vom Bier zum Wein übergingen. Dann meint er, daß die Leute in Glasgow deswegen so wenig an Gicht litten, weil sie viel Punsch trinken. Es gäbe infolgedessen folgendes Sprichwort: *Der Punsch schützt gegen die Gicht.*

Ich machte bei einem gichtkranken Freunde folgenden Versuch: Er mußte einmal eine Menge reinen Äthylalkohol gemischt mit Wasser zu sich nehmen, die etwa in Menge und Konzentration dem Alkoholgehalt einer Flasche deutschen Sekts entsprach; drei Tage später mußte er eine Flasche Sekt trinken. Er bekam nach 16 Stunden prompt einen Gichtanfall, was er übrigens aus früheren Erfahrungen voraussagte, während der reine Alkohol keine Reaktion hervorrief.

Es ist hier wohl ein gleiches wie bei den Nahrungsmitteln. *In gewissen alkoholischen durch Gärung gewonnenen Getränken finden sich Stoffe, Allergene, für die der Gichtkranke überempfindlich ist, und die nun einen Gichtanfall auslösen,* wobei zwischen den einzelnen Gichtkranken gegenüber den einzelnen alkoholischen Getränken Unterschiede bestehen können, was ja durchaus geläufig ist. Diese Allergie der Gichtkranken gegen bestimmte Stoffe muß individuell ziemlich verschieden sein. Das zeigen uns die sicher nicht anzuzweifelnden guten Erfolge bei den verschiedenen an sich widerspruchsvollen Diätvorschriften. Fast mit der Sicherheit des Experiments läßt sich das an der individuell verschiedenen Verträglichkeit alkoholischer Getränke erweisen. Der Zustand des Magen-Darmkanals scheint eine gewisse Rolle zu spielen. Wir wissen ja, daß bei überfülltem Magen Gichtanfälle auftreten können und daß außerordentlich häufig einem akuten Gichtanfall Magen-Darmstörungen, wie Dysepsie, abnorme Gärungen, Flatulenz, häufig auch Verstopfung unmittelbar voranzugehen pflegen, und wir wissen, daß einfache blande Kost und Regelung des Stuhlgangs oft allein hinreichen, um den akuten Gichtanfall zum schnellen Abklingen zu bringen und das Auftreten neuer Anfälle zu verhüten. Ferner ist bekannt, daß Erkrankungen der Magen-Darmschleimhaut, sei es auch nur in funktioneller Beziehung, Resorption und Abbau der Nahrungsstoffe verändern können. In gleicher Weise können auch Verschiebungen der Wasserstoffionenkonzentration des Magendarmsaftes nach der mehr sauren oder mehr alkalischen Seite hin sich pathologisch auf Abbau und Resorption von Nahrungsstoffen auswirken. Es wird Aufgabe der Klinik sein, nachdem sie die alte nicht mehr haltbare Anschauung von dem Primat der Harnsäure bei der Gicht wird überwunden haben, die Beziehungen des Magen-Darmkanals zum akuten Gichtanfall näher zu studieren. Wie bei anderen allergischen Krankheiten, so scheint auch hier eine irgendwie geschädigte Schleimhaut für die Allergene durchgängiger zu sein.

Die Mitteilungen erfahrener Gichtkenner und eigene klinische Beobachtungen lehren, daß der Gichtkranke nicht zu allen Zeiten gegen Nahrung und alkoholische Getränke gleich stark empfindlich ist. Häufig sehen wir auch, wie einer Periode gehäufter Anfälle Ruheperioden folgen. Die Gicht hat sich gewissermaßen ausgetobt.

Diese Tatsache weist darauf hin, daß der Gichtkranke zu manchen Zeiten eine gewisse Immunität gegen seine Allergene erwirbt; etwas Ähnliches gibt es ja auch bei anderen allergischen Erkrankungen.

Diese Immunität mag begründet sein in einer Besserung des gichtischen Krankheitszustandes — Desensibilisierung —, und umgekehrt kann die gesteigerte Allergie zusammenhängen mit einer Verschlechterung der Gichtkrankheit als solcher — Sensibilisierung —. Die hiermit im Organismus ablaufenden Vorgänge bleiben zunächst noch dunkel, wie überhaupt auch bei den anderen allergischen Reaktionen, aber wir kennen Zeichen, die darauf hindeuten, daß der akute Gichtanfall nicht der einzige faßbare Ausdruck dieses Geschehens ist. Wir wissen von guten klinischen Beobachtern — und ich muß das aus eigener Erfahrung bestätigen —, daß manchmal, nicht immer, Dysepsie, Herzbeschwerden, nervöse Symptome verschiedenster Art dem Gichtanfall, der allergischen Reaktion also, voran oder direkt parallel gehen. Ein eindrucksvolles typisches

Verhalten zeigt der Purinhaushalt, der in dem Parallelismus seiner Änderung zum akuten Gichtanfall gewissermaßen der chemische Ausdruck des biologischen Geschehens ist. Wie His erstmalig gezeigt hat, sinkt vor dem Anfall die Urinharnsäure ab — Depressionsstadium —; im Anfall und bei seinem Abklingen erfolgt eine wahre Harnsäureflut. Ich konnte zeigen, und Beckmann brachte später eine Bestätigung, daß die Harnsäure dabei im Gewebe gestapelt wird und von dort aus über die Blutbahn wieder zum Abfließen kommt.

Es muß hierbei geprüft werden, ob dieses Verhalten des Purinhaushaltes lediglich ein paralleler Vorgang zum akuten Gichtanfall, der allergischen Reaktion ist, oder sich mit dieser irgendwie genetisch verknüpft erweist. Daß die Harnsäure als solche nicht die Ursache des akuten Gichtanfalles sein kann, habe ich schon vorher gezeigt, ebensowenig, wie sie nach meiner Auffassung die primäre Ursache der Gichtkrankheit ist. Sie könnte aber, wie manche chemischen Stoffe bei anderen allergischen Krankheiten, worauf van Leeuwen in seiner Studie über das Asthma bronchiale hinweist, die Empfindlichkeit des Gichtkranken gegenüber seinen Allergenen steigern.

Sicher kann man bei einem Gichtkranken durch eine intravenöse Injektion von Harnsäure einen akuten Gichtanfall auslösen, das habe ich mehrmals bei meinen Versuchen an Gichtkranken festgestellt, aber das gleiche gilt auch für viele andere Eingriffe. Ziehen wir noch in Betracht, daß im akuten Gichtanfall eine Eosinophilie, ähnlich wie bei anderen allergischen Krankheiten beobachtet werden kann, bei der intravenösen Injektion von Harnsäure anscheinend aber nicht — ich habe verschiedentlich bei gesunden Versuchspersonen danach vergebens gesucht — so wird eine über den erwähnten Parallelismus hinausgehende Beziehung der Harnsäure zum akuten Gichtanfall unwahrscheinlich. Folgende experimentelle Prüfung an einigen Gichtkranken spricht im gleichen Sinne:

Ich injizierte Gesunden und typisch Gichtkranken intracutan $^1/_2$ ccm einer 20 promill. Mononatriumuratlösung, sah aber keinerlei Differenzen in der Reaktion.

Meine Auffassung von dem akuten Gichtanfall als einer allergischen Reaktion beeinflußt aufs tiefste unsere Vorstellungen von der therapeutischen Wirkung unserer arzneilichen Mittel gegen den akuten Gichtanfall, andererseits erhält sie wieder eine Stütze durch die auffälligen Heilerfolge einiger dieser Stoffe. Wir kennen als unbestritten wirksame Mittel nur zwei Stoffe, das den alten Ärzten schon bekannte Colchicum, ein Alkaloid der Herbstzeitlose, und nach Lowes Untersuchungen ein Capillargift, und die von Nickolaier und Dohrn dargestellten Chinolincarbonsäurepräparate (Atophan u. a.), deren Angriffspunkte im Gewebe zu liegen scheinen (s. S. 97).

Alle Anstrengungen waren bisher darauf gerichtet, aus der Wirkung dieser Körper auf den Purinstoffwechsel ihre therapeutische Wirkung zu erklären. Obwohl beide Mittel eine Steigerung der Harnsäureausfuhr bewirken, — Atophan anscheinend viel intensiver als Colchicum — besteht bei allen Gichtkennern Klarheit, daß die schnelle und auffallende Wirkung auf den Schmerz und die Entzündung mit dieser gesteigerten Harnsäureausfuhr nicht erklärt werden kann. Weniger zuverlässig sind die Salicylderivate, doch kommen sie in manchen Fällen dem Atophan gleich.

Mir scheint, die Auffassung, daß sie *als spezifisch wirksame Mittel die allergische Reaktion direkt beeinflussen,* etwa wie Kalk und Strontium andere allergische Krankheiten (Urticaria, Arzneiexantheme, Quinckesches Ödem, manche Fälle von Asthma) nicht nur die klinischen Beobachtungen verständlicher zu machen, sondern auch einen Hinweis zu geben, von welcher Seite ihre Pharmakologie neu zu prüfen wäre.

Die Entwicklung unserer Vorstellungen über Wesen des akuten Anfalles und der Tophusbildung gestattet es nun, von einem bereits gegebenen Standpunkt an die Kritik und die Entwicklung eigener Vorstellungen über das Wesen der Gichtkrankheit als solcher heranzugehen.

In unsere Zeit ringen im wesentlichen drei Theorien um ihre Anerkennung.

BRUGSCH und SCHITTENHELM sahen in den reinen Formen der Stoffwechselgicht eine Trias von Erscheinungen: „*Verlangsamte Harnsäurebildung, verlangsamte Harnsäurezerstörung, verlangsamte Harnsäureausscheidung,* bedingt durch eine Fermentanomalie. Diese Erscheinungen verursachten die Urikämie, den zeitlich gegenüber der Norm verlängerten Aufenthalt der Harnsäure im Blute und die gewöhnlich erniedrigte Harnsäureausscheidung im Urin, bei der jede Verlangsamung im Ablaufen des Stoffwechsels unfehlbar zur Verminderung der Leistung führen muß. Die Urikämie ist die Ursache der akuten Gichtanfälle, deren Symptomenbild als Ausdruck einer Schädigung des Gelenkes durch Ablagerung krystallisierter Urate angesehen wird."

Für sie ist die Harnsäure also die prima causa der Gicht, ihr abnormer intermediärer Stoffwechsel erklärt das gesamte Krankheitsbild. Ihre Theorie ist letzten Endes die Krönung und der Abschluß des von *Garrod* aufgerollten Harnsäureproblems in der Gichtfrage mit einer gewissen Anpassung an den von BOUCHARD inaugurierten Gedanken der Stoffwechselverlangsamung schlecht-hin. Sie hat in dem Nachweis, daß die Harnsäure beim Menschen und auch beim Gichtkranken Endprodukt des Purinstoffwechsels ist, und daß ein uricolytisches Ferment nicht aufgefunden werden konnte, ihre Hauptstütze verloren.

THANNHAUSER greift auf die alte GARRODsche, später von diesem aber wieder verlassene, Vorstellung von einer primären Nierenschädigung zurück. Er unterscheidet nun eine *primäre konstitutionelle* und eine *sekundäre Gicht.* Die primäre konstitutionelle Gicht soll ihre Ursache in einer konstitutionellen Funktionsschwäche (Minderwertigkeit) der Nieren für die Harnsäureausscheidung haben. Infolge der hierdurch entstehenden Anhäufung von Natriumurat im Blut und in den Geweben kann es zu einer sich schleichend entwickelnden diffusen nephritischen Erkrankung kommen. Diese Theorie gibt kein Verständnis für den akuten Gichtanfall. Sie steht auch im Widerspruch mit der vielfältig bestätigten Beobachtung, daß bei vielen Fällen echter Gicht unzweifelhaft eine Nierenschädigung nicht gefunden wird, und daß auch das Ausscheidungsvermögen für Harnsäure nicht gestört ist.

LICHTWITZ gibt der THANNHAUSERschen Theorie ein etwas anderes Gesicht, indem er annimmt, daß die Gicht auf eine *partielle* Nierenfunktionsstörung, nämlich auf die Schädigung des Harnsäurekonzentrierungsvermögens als primäre Ursache zurückzuführen ist. Wir wissen aber (LOEWENHARDT u. a.), daß Gichtkranke unter Umständen ganz ausgezeichnet konzentrieren können. Dann hat LICHTWITZ selbst gezeigt, daß diese von ihm angenommene Nierenfunktionsanomalie auch bei anderen Krankheiten vorkommt, die keinerlei Beziehung zur Gicht haben, wie bei schweren Nierenerkrankungen, sowohl bei glomerulären wie bei pyelonephritischen Schrumpfnieren, ferner bei tubulären Nephropathien nach Vergiftungen (Oxalsäure, Salvarsan), ferner als Erscheinung seniler Involution, weiter bei schwer Kranken sub finem vitae, in einer nicht unbeträchtlichen Zahl von Kranken mit Hydrops durch Kreislaufinsuffizienz und bei Bleikolik. Bei keiner dieser Erkrankung entsteht aber als Folge der Nierenschädigung die echte Gicht. Es ist doch einfacher und einleuchtender, die bei manchen Fällen der echten Gicht zu findenden Konzentrationsanomalien als Folge der sekundären Schädigung der Niere durch die Gicht aufzufassen.

Meine eigene Auffassung geht andere und von den bisherigen Vorstellungen abweichende Wege. Sie wurzelt in rein klinischem Boden und lehnt die Harnsäure als prima causa sowohl des akuten Gichtanfalles als auch der pathologisch-anatomischen Folgeerscheinungen an den inneren Organen des Gichtkranken ab. Die Begründung dieser Anschauung wurde in den vorhergehenden Kapiteln ausführlich gegeben.

Hiernach sehe ich das Wesen der Gicht in einem konstitutionell bedingten krankhaften Gewebszustand, dessen wesentliche Äußerungen Überempfindlichkeitsreaktionen und zeitweilige Haftung von Mononatriumurat im Gewebe sind.

Die Anfälle haben einen entzündlichen Charakter und lokalisieren sich vorwiegend in den Gelenken. Sie werden verursacht durch gewisse noch unbekannte Stoffe, die vorwiegend aus der Nahrung und aus den alkoholischen Getränken stammen. Aber sie können auch im eigenen Körper durch physische Überanstrengung, Stoß, Verletzung und psychische Traumen entstehen, wobei neben lokaler Schädigung des Gewebes eine Veränderung der chemischen, physikalischen und parasympathischen Regulationsmechanismen angenommen werden muß. Über die eigentlichen Vorgänge hierbei ist noch nichts Genaueres bekannt. Die Studien bei anderen allergischen Krankheiten lassen aber tiefere Einblicke erhoffen.

Dem Überempfindlichkeitszustand oder der Allergie des Gichtkranken läuft parallel und vielleicht mit ihm auch irgendwie innig verflochten eine zeitweilige starke Haftung von Mononatriumurat im Gewebe. Vor dem Anfall ist diese besonders gesteigert (präkritisches Depressionsstadium) und einige Zeit nach dem Anfall herabgesetzt (postkritisches Ausschwemmungsstadium).

Bei gegebenen physikalisch-chemischen und kolloidchemischen Bedingungen, die in mancher Beziehung noch dunkel sind, kommt es aus übersättigten Lösungen zum Ausfallen von krystallinischem Mononatriumurat auf der Gelenkfläche und im Gewebe, zur Tophusbildung also. Diese Uratablagerungen bewirken dann rein sekundär und rein örtlich die S. 23 beschriebenen Gelenk- und Gewebsveränderungen.

Die Gichtkrankheit hat vom pathologisch-anatomischen Standpunkt aus in ihrer Einwirkung auf die inneren Organe eine Schädigung, und zwar eine Sklerose der Blutgefäße zur Folge, wobei die Nierensklerose, die sog. Gichtniere, nur ein Teilsymptom dieses Prozesses ist, in ihren funktionellen Auswirkungen allerdings von ausschlaggebender Bedeutung für die Lebensdauer der Gichtkranken.

Es wird vermutet, daß jene Stoffe, gegen welche der Gichtkranke so überempfindlich ist, das Gichtgift sind, welche die Blutgefäßsklerose bedingen.

Die Gicht erscheint somit eingeflochten in das Band, das die allergischen Erkrankungen anderer Art verknüpft. Es sind das nach STORM VAN LEEUWEN und KÄMMERER das Heufieber, viele Fälle von Bronchialasthma, von Urticaria, von Ekzemen und anderen Hautkrankheiten (Dermatosen), das Quinckesche Ödem, manche Fälle von Migräne, auch bestimmte Fälle von Epilepsie, nach eigener Auffassung der Muskelrheumatismus und wahrscheinlich noch manche Formen gelenkrheumatischer Erkrankung. Dazu kommen noch gewisse Formen von angioneurotischem Ödem und intermittierender Gelenkschwellung. HIS hat interessanterweise schon 1912 derartige Fälle beschrieben und ihren genetischen Zusammenhang mit der Gicht erkannt. Man kann diese Krankheiten auch bildlich auffassen als in ihren Äußerungen verschieden aussehende Äste eines Baumes, der die allgemeine allergische konstitutionelle Anlage versinnbildlicht. Die Forschung auf diesem Gebiete ist im Fluß und verspricht interessante neue Einblicke in Krankheitsvorgänge, die zwar in ihrem Krankheitsbild den Ärzten schon immer bekannt waren, aber ihrem Wesen nach dunkel und rätselvoll blieben.

Aus dem Begriff des Arthritismus scheidet nach unserer Auffassung die Gicht aus. Wie ich schon vorher zeigte, sind ihre Beziehungen zum Diabetes und zur Fettsucht zahlenmäßig so wenig begründet, daß das personelle und heredofamiliäre Zusammentreffen auch als rein zufällig aufgefaßt werden kann. Das anscheinend einigende Band des verlangsamten Stoffwechsels (BOUCHARD) ist vor den Erkenntnissen der modernen Diabetes- und Fettsuchtforschung, die keine im Wesen der Krankheit liegende Beziehungen zur Gicht erkennen läßt, zerflossen. Die Einordnung unter die allergischen Krankheiten ist sowohl vom klinischen Standpunkt als auch nach den Ergebnissen der experimentellen Harnsäureforschung viel begründeter und natürlicher. Die zukünftige Forschung wird lehren müssen, inwieweit diese neue Auffassung vom Wesen der Gicht sich fruchtbar erweist.

VII. Differentialdiagnose.

Das sicherste klinische Zeichen der Gicht ist der akute Gichtanfall in einem Gelenk. Seine charakteristischen Erscheinungen (plötzlicher Beginn, Schmerz, Schwellung, lividrote Verfärbung des befallenen Gelenkes) lassen ihn unschwer erkennen. Schwierigkeiten können entstehen bei der Abgrenzung der *Monarthritis gonrrhoica* und von akuten *eitrigen Entzündungen* des Gelenkes. Die Anamnese (Heredität, Alter, Geschlecht [Frauen sehr selten Gicht], Lokalisation [bei Gicht vorwiegend das Metatarsophalangealgelenk der großen Zehe]) müssen dann Leitlinien geben. Auf das Aussehen des befallenen Gelenkes ist zu achten. Die lividrote Verfärbung, der starke Schmerz der Haut beim Kneifen über dem befallenen Gelenk, die starke Schwellung der Venen in der Nachbarschaft sprechen für Gicht.

Bei polyartikulärer Erkrankung muß an den *akuten Gelenkrheumatismus* gedacht werden. Da dieser im späteren Alter sehr selten ist, wird er etwa vom 40. Lebensjahre ab unwahrscheinlich.

Selten lokalisiert sich der Anfall an den kleinen Gelenken, etwa jenen des Ohres und des Kehlkopfes; bei verdächtiger Anamnese ist aber hierbei immer an gichtischen Ursprung der Erkrankung zu denken.

Unentwickelte akute Gichtanfälle werden häufig übersehen. Gewöhnlich wird dann ein Trauma, eine Distorsion, ein Stiefeldruck als Ursache der Beschwerden beschuldigt. Hier sichert erst die Kenntnis vorangegangener oder die Beobachtung folgender akuter Anfälle die Diagnose.

Bei Anfällen an gelenkfernen Orten wird die Diagnose äußerst schwierig, ja häufig unmöglich. Die Möglichkeit des Vorkommens von Anfällen am Auge, an den Innenhäuten des Körpers und an sonstigen Orten mesodermalen Ursprungs muß im Auge behalten werden.

Da wir aber keine charakteristischen Zeichen, die eine einigermaßen sichere Abgrenzung gegen andersartige Erkrankungen gestatten, kennen, ist kritische Einstellung geboten. Manchmal entscheidet hier die Therapie.

Die Blutharnsäurebestimmung ist kein zuverlässiges Zeichen. Die Uricämie kommt vor bei anderen Krankheiten und ist bei vielen Fällen typischer Gicht nicht vorhanden. Außerdem liegen die Werte, falls sie erhöht gefunden werden, häufig nicht sehr über den normalen, die infolge der verfeinerten Untersuchungsmethode immer höher gerückt sind, so daß, da Schwankungen erwiesen sind, auch hierbei eine Unsicherheit bestehen bleibt. Dort, wo sie etwa um das Doppelte oder mehr erhöht gefunden werden, liegt häufig eine chronische Nierenerkrankung vor. Diese kann gichtischen Ursprungs sein, läßt sich aber in keiner Weise mit Sicherheit von anderen Nierenerkrankungen abtrennen. Aber ein erhöhter Blutharnsäurewert wird immerhin ein Anhaltspunkt sein. Deswegen ist eine Blutanalyse nach dreitägiger purinarmer Ernährung zu empfehlen.

Sichtbare Uratablagerungen am Ohr oder an anderen Stellen des Körpers sind naturgemäß ein sehr sicheres Zeichen für Gicht — wenn auch das äußerst seltene Vorkommen bei Leukämie im Auge zu behalten ist. Notwendig ist in jedem Fall die Murexidprobe auf Harnsäure, um Verwechslungen mit Kalk oder Cholesterinablagerungen vorzubeugen. Unsicher in ihrer Beurteilung sind die tiefer gelegenen Tophi. Verwechslungen mit Atheromen, Ganglien, kleinen Abscessen sind möglich. Kleine Knötchen um das Gelenk herum sollen für Gicht typisch sein. Es kann nicht genug davor gewarnt werden, lediglich aus dem Ergebnis der Palpation auf Uratablagerungen zu schließen. Ich habe häufig derartige Knötchen exstirpiert, niemals aber in ihnen Harnsäure gefunden. Ein ganz unsicheres Zeichen ist auch das Knirschen in den Gelenken, insbesondere den Kniegelenken bei aktiven und passiven Bewegungen. Feines Knirschen wird so häufig auch bei anderen Gelenkerkrankungen gefunden, daß daraufhin eine Diagnose auf Gicht nicht gestellt werden darf.

Daß die HEBERDENschen Knoten (symmetrische Verdickungen an den Phalangealgelenken der Finger), die eine Zeitlang als typische Gichtzeichen galten, als solche nicht mehr gewertet werden dürfen, ist hinreichend bekannt.

Gelenkergüsse können gichtischen Ursprungs sein; hier kann manchmal eine Punktion die Diagnose sichern. Es wurde wiederholt im Punktat krystallinisches Urat oder auch ein erhöhter Harnsäuregehalt gefunden.

Die Untersuchung der erkrankten Gelenke mit Röntgenstrahlen ist in unsicheren Fällen immer zu empfehlen, wenn sie auch, wie auf S. 28 näher ausgeführt, nicht von entscheidender Bedeutung sein wird.

VIII. Therapie der Gicht.

1. Behandlung des akuten Gichtanfalls.

Der Gichtkranke erbittet die Hilfe des Arztes am dringendsten im akuten Gichtanfall. Neben dem Krankheitsgefühl und dem Fieber, ist es der gewaltige Schmerz, der gebieterisch nach Linderung und Beseitigung verlangt. Aber nur bei einer ganz besonders schmerzhaften Attacke darf von *Morphium* und seinen Derivaten, sei es als Injektion, sei es in Form von Tropfen oder als Zäpfchen, Gebrauch gemacht werden. Wir verfügen in unserem Heilschatz über einige Mittel, die, wie kaum bei einer anderen Krankheit, geradezu spezifisch wirken. Das ist das *Colchicum*, ein Alkaloid des Colchicum autumnale, der Herbstzeitlose, das *Atophan*, eine Phenylchinolindicarbonsäure und seine vielen Derivate und im gewissen Sinne die *Salicylsäure* und deren Derivate.

a) Das Colchicum.

Im Samen, dann weniger reichlich in der Blüte, am wenigsten in den Knoten der Herbstzeitlose findet sich eine erst in neuerer Zeit genauer untersuchte krystallisierbare, stickstoffhaltige, den Alkaloiden nahestehende, aber nicht beständige Verbindung, *das Colchicum* ($C_{22}H_{22}NO_2$). Unter Einwirkung von Säuren zerfällt es in Methylalkohol und Colchicein.

Das Colchicum war hinsichtlich seiner chemischen Struktur lange unerforscht. Es gelang WINDAUS die Konstitution dieses „sauren Alkaloids" (es enthält neben basischem Stickstoff die Phenolhydroxylgruppe der Carbolsäure) fast restlos aufzuklären und eine Reihe von Abbau- und Umbauprodukten herstellen. Es sei aber schon hier bemerkt, daß keines dieser Derivate dem Colchicin an Wirksamkeit gleichkommt.

Die pharmakologische Prüfung hat ergeben, daß das Colchicin für den *Kaltblüter,* den Frosch, fast unwirksam, für den *Warmblüter* aber ein schweres Gift ist.

Bei Hunden ist 1 mg, bei Kaninchen 2—3 mg auf 1 kg Körpergewicht bereits eine tödliche Dosis.

An Säugetieren treten in erster Linie heftige Magen- und Darmerscheinungen in Form eines Brechdurchfalles auf. Es findet sich starke Schwellung der Schleimhäute des Magens und Darms. Dazu gesellen sich allmählich die Erscheinungen der Lähmung des *Zentralnervensystems.*

Die Vergiftungserscheinungen beim Menschen sind die gleichen. Zuerst stellt sich, gewöhnlich 2—3 Stunden nach Aufnahme des Giftes, ein ungemein heftiger Brechdurchfall ein, mit häufig übelriechenden Stühlen, der zuweilen ohne längere Unterbrechung tagelang anhalten kann, nur daß bald an Stelle des Erbrechens qualvolles Würgen, an die der Durchfälle heftige Tenesmen treten. Dann folgen Erschöpfung und Kollaps mit über einzelne oder mehrere Glieder verbreitete Muskelzuckungen, schließlich bei schwerer Vergiftung der Tod.

Über den Wirkungsmechanismus des Colchicins war man lange im Zweifel. Nach den Untersuchungen von S. LOEWE müssen wir annehmen, daß es als *Capillargift* wirkt.

Unter Capillargift versteht man seit den Untersuchungen von SCHMIEDE-BERG und W. HEUBNER Substanzen, die durch einen lähmenden Angriff an den kontraktilen Elementen der Capillarwand zur Erweiterung im Bereich der capillaren Anteile des Kreislaufsystems führen. Die Folge sind Reizerscheinungen und bei höherer Giftdosis nachfolgende degenerative Schädigungen in den von den gelähmten Capillaren versorgten Organen. Das Vorwiegen von Darmerscheinungen erklärt sich aus dem außerordentlichen Anteil, der dem Gebiet der Splanchnicusgefäße am Querschnitt der gesamten capillären Strombahn zufällt. Die etwaigen zentralen Lähmungssymptome im Vergiftungsbild einer solchen Substanz lassen sich als sekundäre Folge einer Verblutung in das so außerordentlich aufnahmefähige System der Splanchnicuscapillaren, also in den ungeheuren Hohlraum der Darmgefäße erklären (LOEWE).

Von seinen sonstigen Einwirkungen auf den Allgemeinstoffwechsel ist wenig bekannt. Es ware lange zweifelhaft, ob es irgendeinen Einfluß auf den Harnsäurestoffwechsel hat. Eine etwaige Wirkung auf den intermediären Purinstoffwechsel ist auch bis heute nicht erwiesen, dagegen scheint es im Organismus retinierte Harnsäure zu mobilisieren und durch die Niere zur Ausscheidung zu bringen (GUDZENT, MAASE und ZONDECK), was allerdings eine Reihe anderer Pharmaka, die keinerlei Zusammenhang mit dem Colchicin haben, auch tun (s. S. 66 ff.).

Seine therapeutische Wirkung auf den akuten Gichtanfall steht aber außer jedem Zweifel. Nach der Einnahme einer wirksamen Dosis eines zuverlässigen Präparates tritt bereits im Verlauf einiger Stunden ein ganz auffälliges Nachlassen des Schmerzes ein, der den Patienten so sehr quält. In weiteren Stunden kann der Schmerz vollkommen verschwinden. Zu dieser äußerst wohltätigen Wirkung gesellen sich nun in der Regel Diarrhöen. Ob die Wirkung in gewisser Abhängigkeit von den Durchfällen steht, wie von manchen Autoren behauptet wird, ist sehr zweifelhaft. Andere diarrhoisch wirkende Pharmaka lassen jede irgendwie überzeugende Wirkung auf den Gichtanfall vermissen. Außerdem sieht man gute Wirkung recht häufig, ohne daß dünne Stühle auftreten. Das wußte auch schon SCUDAMORE; auch GARROD gibt an, daß zu seiner Wirkung das Stadium der Purgatio nicht nötig ist. *Aber ich habe doch beobachtet, daß die wirksame Dosis in der Nähe jener liegt, die Diarrhöen macht und benutze dieses Zeichen für die Bemessung der Höhe der Dosis.*

Langsamer geht die Anschwellung zurück, aber diese hindert den Patienten gewöhnlich nicht mehr daran, das Bett zu verlassen.

Ob durch chronische Darreichung von Colchicin das Auftreten neuer Gichtanfälle verhindert werden kann, ist bei dem launischen Charakter der Gicht schwer zu beurteilen. Aber einige meiner Patienten versicherten mir, daß sie mit Colchicin den herannahenden Gichtanfall, der sich ihnen in bestimmten Zeichen kundgibt, koupieren können. Das berichten auch andere Autoren.

Ein Heilmittel der Gicht als solches ist Colchicin anscheinend nicht, denn die meisten Patienten betonen, nach mehr oder weniger langer Zeit neue Gichtanfälle zu bekommen.

Ein Verständnis für die therapeutische Wirkung des Colchicins läßt sich aus seinem pharmakologischen Verhalten schwer ableiten. LOEWE weist darauf hin, daß von mehreren Autoren bei Versuchen an Gesunden heftige Gelenkschmerzen beobachtet wurden und glaubt annehmen zu dürfen, daß die Capillargiftwirkung über das Splanchnicusgebiet hinaus auch auf andere Capillargebiete, eben der der Gelenke, übergreift.

Auf Grund meiner klinischen Einstellung zum Gichtproblem möchte ich eine spezifische Wirkung auf das allergische Zustandsbild des akuten Gichtanfalls annehmen, etwa zu vergleichen mit der Wirkung von Adrenalin oder Kalk auf das Asthma bronchiale oder die Urticaria. Ein Verständnis für die inneren Vorgänge ist allerdings auch damit noch nicht gefunden, aber vielleicht wird so ein aussichtsvollerer Weg für die künftige Forschung gegeben.

Der Vorgänger unseres Colchicums, das übrigens 1763 von STOERK in die wissenschaftliche Therapie als Diureticum eingeführt wurde, ist wahrscheinlich der *Hermodactylus* der alten griechischen und arabischen Ärzte, die Anima articolorem. In FLÜCKIGER: Pharmakognosie 1891 heißt es, daß Colchicum während des Altertums und des Mittelalters als Giftpflanze bekannt war, aber medizinisch kaum verwertet wurde; man zog zu diesem Zwecke unter dem Namen der Hermodactyli die Knollen orientalischer Colchicumarten herbei. Doch nahm die Londoner Pharmakopie von 1618 daneben auch den Knollen des Colchicum autumnale auf. Colchicin ist in den Hermodactylarten bisher nicht sicher nachgewiesen.

Unsere Pharmakopie kennt die *Tinctura colchici* und den *Vinum colchici.* Beide Präparate sind höchst unzuverlässig infolge ihres wechselnden und unkontrollierbaren Colchicingehaltes und deswegen zu vermeiden.

Die deutsche Großindustrie (Merk u. a.) stellt heute zuverlässige Reinpräparate des Colchicins zur Verfügung. Am brauchbarsten sind die Tabletten oder Granula mit je 0,5—1 mg Colchicin. Man verordnet 4—5 Tabletten zu 1 mg im Verlauf von etwa 6—8 Stunden zu nehmen, am zweiten Tag 3, am dritten Tag 2 Tabletten. Doch richtet sich die Verordnung je nach dem Verlauf der Wirkung. Bei Eintritt der Durchfälle muß man pausieren. Als vorbeugende Dosis gibt man etwas weniger.

Das Ziel muß sein, den Anfall möglichst im ersten Angriff niederzukämpfen. Eine verzettelte Dosis ist also zwecklos, unter Umständen schädlich.

Neben diesen Präparaten gibt es nun eine Menge *Geheimmittel,* die aber alle mehr oder weniger Colchicum in unkontrollierbarer Menge enthalten.

Das älteste aus der zweiten Hälfte des 16. Jahrhunderts stammende ist das *Eau médicinal de Husson,* dem aber nicht die an Colchicin reicheren Semina, sondern die Tubera colchici zugrunde gelegt sind. Dann sind zu nennen einige vorwiegend französische Geheimmittel, die von Gichtkranken vielfach gebraucht werden, wie:

Liqueur de Laville
Liquor Mylius
Alberts Remedy
Pilules de Becquerel
Pilules de Débout u. a.

Der Arzt sollte diese Mittel, die unzuverlässig und in ihrem Gehalt an Colchicin unkontrollierbar sind, nicht verordnen.

b) Das Atophan.

1908 fanden A. NICOLAIER und M. DOHRN, daß verschiedene Abkömmlinge der Chinolincarbonsäure die Harnsäureausscheidung beim Menschen in hohem noch nie beobachtetem Maße steigern. Am stärksten zeigte diese Wirkung die 2-Phenylchinolin-4-Carbonsäure, das *Atophan*. Seine Formel ist: $C_{16}H_{11}NO_2$ seine Konstitution:

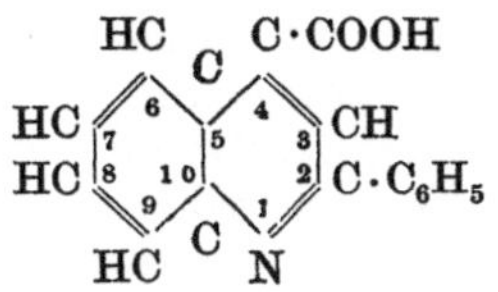

$$
\begin{array}{c}
\text{HC} \quad \text{C·COOH} \\
\text{C} \\
\text{HC}\; \overset{6}{\underset{7}{\big/}} \; {}_5 \; \overset{4}{\underset{3}{\big\backslash}} \;\text{CH} \\
\text{HC}\; {}_8 \; {}_{10} \; {}_9 \; {}_2 \; {}_1 \;\text{C·C}_6\text{H}_5 \\
\text{C} \\
\text{HC} \quad \text{N}
\end{array}
$$

Es krystallisiert in kleinen farblosen Nadeln, die bei etwa 210° schmelzen und einen etwas bitterem Geschmack haben. In heißem Wasser fast unlöslich, löst sich die Säure leicht in Alkalien, ferner in heißem Alkohol, Aceton und siedendem Eisessig. In Äther und Benzol löst sie sich schwer. Von TSCHERNICKOW und WEINTRAUT wurde es am Krankenbett studiert und als eines unserer wertvollsten Mittel erkannt und in die Therapie eingeführt.

Im *akuten Gichtanfall* entfaltet es in einer Dosis von 2—3 g die gleichen Wirkungen, wie das Colchicum, ohne die Giftigkeit dieses Mittels zu besitzen. Der Schmerz mindert sich; die Entzündung geht schnell zurück, das Fieber fällt ab. Diese analgetische, antiphlogistische und antipyretische Wirkung zeigt das Atophan und seine Derivate übrigens auch bei einer Reihe von anderen entzündlichen Krankheiten, wie beim akuten und chronischen Gelenkrheumatismus, ferner bei Neuralgien, Myalgien, bei gonorrhoischen Arthritiden, bei Infektionskrankheiten. Die auffälligste Wirkung ist die Beeinflussung des Purinhaushaltes. Bereits in einer Gabe von 0,25 g tritt eine vermehrte Harnsäureausscheidung auf, wobei die Blutwerte ansteigen. Die Wirkung ist vorübergehend. Bei weiteren Gaben erschöpft sie sich. Erst nach 1—2 Tagen ist sie erneut vorhanden. Besonders stark ausgeprägt ist diese Wirkung bei der Gicht.

Da auch bei purinfreier Kost die Ausscheidung der Harnsäure nach Atophan vermehrt ist, wobei die Menge des zugeführten Atophans keine entscheidende Rolle spielt, so ist die Annahme einer Mobilisierung der vorhandenen Harnsäuredepots am wahrscheinlichsten. Für vermehrte endogene Harnsäurebildung oder gar für herabgesetzte Harnsäurezerstörung fehlen die Beweise. Im weiteren Verlauf der Atophanwirkung (nach STARCKENSTEIN und WICHOWSKI) scheint eine Hemmung der Harnsäurebildung und damit eine Einschränkung des Purinstoffwechsels zu erfolgen. Wie sich dieser Vorgang etwa auf die Gicht auswirkt, ist unbekannt.

Auch bei der Gicht ist die Harnsäuremobilisierung im Gewebe wohl der Wirkungsfaktor. Die frühere Anschauung, daß der Angriffspunkt lediglich an der Niere zu suchen sei, findet keine experimentelle Stütze.

Um die Erforschung einiger seiner pharmakologischen Eigenschaften hat sich besonders STARCKENSTEIN sehr verdient gemacht. Nach ihm kommt dem Atophan eine omnicelluläre Wirkung zu. Damit ist gemeint, daß das Atophan zu denjenigen Stoffen gehört, die nicht bestimmte Organe in elektiver Weise beeinflussen, sondern die Reaktionsfähigkeit des Organismus ändern. Atophan führt zu einer Umstimmung des gesamten Organismus und seiner Vitalität. Als Teilerscheinung dieser Grundwirkung des Atophans sind besonders die Entzündungshemmung und die Veränderung der Reaktionsfähigkeit des Organismus im Sinne erhöhter Widerstandsfähigkeit gegenüber Giften, die Beeinflussung des Harnsäurestoffwechsels, die schmerzstillende und temperaturherabsetzende Wirkung aufzufassen. Diese Befunde STARCKENSTEINs stehen sehr gut in Übereinstimmung mit meiner Auffassung, daß vom klinischen Standpunkt aus gesehen, das Atophan in gleicher Weise wie das Colchicum auf den allergischen Zustand, der im akuten Gichtanfall gewissermaßen seine Entladung findet, spezifisch einwirkt.

Ein Heilmittel der Gicht ist also das Atophan anscheinend ebensowenig wie das Colchicum. Aber es gestattet infolge seiner weitgehenden Ungiftigkeit öftere Wiederholungen und auch längere Kuren. Dadurch gelingt es, manche chronisch gewordenen Erscheinungen des akuten Gichtanfalls, wie Entzündung und Schwellung, die mit dem giftigen Colchicum nicht chronisch behandelt werden könnten, zur Abheilung zu bringen.

Im akuten Gichtanfall soll man große Dosen geben, 3—5 g pro die, 2—3 Tage lang. Auch beim Atophan muß die Losung lauten, den Anfall im ersten Ansturm niederzukämpfen. Dann muß man die Medikation nach einer Pause von 2 bis 3 Tagen wiederholen. Manchmal versagt das Atophan; ich habe es bei drei Gichtkranken ganz ohne Wirkung gesehen. Hier hilft gewöhnlich Colchicum.

Einige wenige Menschen sind gegen Atophan überempfindlich. Sie bekommen auch schon nach kleinen Dosen von etwa 0,25—0,5 g Übelkeit, Erbrechen, unter Umständen Fieber mit Exanthem. Bei chronischem Gebrauch sind auch Leberschädigungen (akute gelbe Leberatrophie) und Nephrosen beobachtet worden. Eine gewisse Vorsicht bei Patienten, die man nicht kennt, ist also angebracht. Um das Ausfallen von Harnsäure und ihrer Salze in den Harnwegen zu verhindern, empfiehlt es sich, einen halben Teelöffel Natriumcarbonicum mit viel Wasser oder dünnem Tee zu geben.

Werden größere Dosen viele Tage hindurch gegeben, so tritt meistens eine Magenverstimmung ein, die so stark sein kann, daß die Patienten die Weiternahme des Mittels verweigern. Es empfiehlt sich deshalb, bei chronischer Darreichung immer Pausen von 2—3 Tagen einzuschieben.

Außerordentlich prompt wirksam hat sich die *intramuskuläre* und noch besser die *intravenöse Injektion* von Atophan und seinen Derivaten erwiesen. Auch die Verordnung des Atophans per rectum in Form von Atophan-Suppositorien hat manchmal gegenüber der peroralen Therapie Vorteile, zumal, wenn der Patient einen empfindlichen Magen hat.

In neuerer Zeit hat man, manchmal mit Vorteil, das Atophan mit anderen Mitteln kombiniert, mit Salicylsäure als Atophanyl und Arcanol, mit Hexamethylentetramin als Leukotropin.

Neuartig und therapeutisch außerordentlich wirksam, ist die Kombination mit Radium als *Radiophan* (s. S. 115). Als andere Derivate des Atophans sind zu nennen das Iriphan, das Atochinol, das Novatophan u. a.

c) Die Salicylsäure.

Sie wurde vor der Einführung des Atophans vielfach als Gichtmittel gebraucht und wirkt klinisch ähnlich wie Atophan, jedoch nicht immer so zuverlässig und so prompt. Manchmal ist sie da wirksam, wo anscheinend das Atophan versagt. Einer meiner Gichtkranken hatte das schon bei sich selbst herausgefunden. Man soll also in geeigneten Fällen den Versuch mit Salicylsäure und ihren Derivaten nicht unterlassen.

d) Andere therapeutische Maßnahmen.

Gegenüber der medikamentösen Therapie des akuten Gichtanfalls treten alle anderen Maßnahmen in den Hintergrund.

Die *Bettruhe* ist eine gebieterische Notwendigkeit. Bequeme Lagerung des befallenen Gelenks und alle unnötigen Bewegungen ersparen dem Patienten Schmerzparoxysmen. Jeder Druck, jede Erschütterung ist möglichst zu vermeiden.

Nebensächlich sind die lokalen Behandlungsversuche, wie kalte oder warme Umschläge, Einreibungen usw. Sie helfen nicht überzeugend, können aber bei ungeschickter Applikation den Schmerz erhöhen. Allenfalls können Einreibungen mit Atophan- oder Salicylsäurepräparaten vorgenommen werden, doch soll hierbei im akuten Anfall ängstlich jeder übermäßige Hautreiz vermieden werden.

Abführmittel sind gewöhnlich zwecklos. Sie verbieten sich bei der Colchicum- und sehr häufig auch bei der Atophantherapie, da beide Präparate abführend wirken.

Die *Diät* sei eine leichte Fieberdiät. Da unter Umständen der akute Gichtanfall durch Fehler in der vorangegangenen Nahrung hervorgerufen sein kann, ist es zweckmäßig, zunächst nur dünnen Tee mit Zwieback zu geben. Dann kann eine leichte lakto-vegetabilische Kost folgen mit allmählicher Zulage von Eiern, Fisch, Fleisch. Es empfiehlt sich, möglichst bald zu einer einfachen, gemischten Kost überzugehen, da nach den bisherigen Erfahrungen eine längere Zeit fortgesetzte einseitige Diät die Quelle neuer Gichtanfälle sein kann (s. S. 100).

2. Die Behandlung der Gichtkrankheit und der Folgezustände.

Ob es möglich ist, die Gichtkrankheit zu heilen, ist eine zu allen Zeiten heftig diskutierte Frage. Es sind natürlich immer wieder Propheten aufgetreten, die ein sicherwirkendes Mittel oder eine sichere Methode gefunden zu haben glauben, sie verfügen auch über Patienten, die glauben, geheilt zu sein, aber schon die Vielheit der Methoden und ihr dauernder Wechsel beweist, daß sie die Erwartungen doch nicht erfüllt haben. In der wissenschaftlichen Medizin ist ein merkwürdiges Kennzeichen dieser Mittel und Methoden, daß sie ausgehen von irgendeiner theoretischen Auffassung über das Wesen der Gicht oder einzelner Krankheitserscheinungen, die sich meistens aufbaut auf Ergebnisse des Laboratoriums. Sie verfallen sehr oft dem gleichen Schicksal wie die Theorien, wenn nicht ein glücklicher Zufall ihnen dauernden Wert verleiht.

Aberglaube und Kurpfuscherei machen sich in unserer Zeit bei der Gicht besonders breit. Es gibt kein irgendwo einmal empfohlenes Mittel, das nicht der eine oder andere Gichtkranke im Glauben an seine Heilkraft anwendet und — bis zum nächsten Gichtanfall als unfehlbar wirksam hält. Beliebt ist in gegenwärtiger Zeit unter anderem das Tragen von Kastanien in der Hosentasche. Ein sehr hochstehender Mann hat mir einmal allen Ernstes versichert, daß er auf der Reise nur deswegen einen Gichtanfall bekommen hätte, weil die Kastanien zufällig zu Hause geblieben wären. Daß die vielen Diners Schuld haben könnten, wollte ihm nicht einleuchten.

Die Beurteilung des Wertes von Heilmitteln bei der Gicht ist in vieler Hinsicht besonders erschwert. Wir müssen ja annehmen, daß es sich um eine konstitutionell bedingte Anlage handelt, die in ihren Auswirkungen im Einzelfall ganz unübersehbar und unberechenbar ist. Die Erfahrung hat gezeigt, daß auch ohne jede Behandlung lange Stillstände im Krankheitsverlauf erfolgen, ja in Einzelfällen nach einem oder mehreren Anfällen überhaupt keine klinischen Erscheinungen der Krankheit mehr beobachtet werden. Es ist eine Frage der ärztlichen Einstellung, hier von einer Heilung zu sprechen.

Andererseits wissen wir, daß in einigen Fällen trotz aller sorgfältigen Behandlung die akuten Anfälle in kürzeren oder längeren Pausen immer wieder auftreten, daß sich Tophi und schwere Gelenkveränderungen bilden, daß die Blutgefäße des Körpers und der Nieren sklerotisch erkranken und schließlich den Tod herbeiführen.

Bei Anerkennung dieser Sachlage erscheint mir jede allgemeine Therapie der Gicht nur von Wert, wenn sie sich auf die Empirie stützt. Diese mag zur Befriedigung des kausalen Bedürfnisses von Arzt und Patient nach theoretischen Erklärungsmöglichkeiten suchen, soll sich aber durch Erkenntnisse, die fern vom Krankenbett gewonnen werden, nicht in falsche Bahnen lenken lassen.

a) Die Ernährungstherapie.

Zu allen Zeiten hat man der Ernährung des Gichtkranken große Bedeutung beigemessen, ohne allerdings in bestimmten Besonderheiten Schädlichkeiten oder auch Heilwirkungen zu sehen. Man war überzeugt, daß üppiges Leben, Schlemmerei im Essen und Trinken die Gicht hervorrufen können. Insbesondere hielt man übermäßigen Alkoholgenuß für schädlich. Dabei machte man allerdings Unterschiede zwischen den verschiedenen Sorten der Getränke. Man hatte beobachtet, daß schwere Weine und Biere weniger verträglich waren, als die leichteren einfachen Landweine und leichte Biere, wobei bekanntlich die Qualität weniger von der Menge des Alkohols als von den Extraktstoffen abhängig ist. Ein Umschwung in diesen Anschauungen, insbesondere in Deutschland, trat ein unter dem Einfluß der Forschungsergebnisse auf dem Purinstoffwechselgebiet. Die physiologische Chemie hatte in den Zellkernen die Quelle der Harnsäure erkannt, und die Klinik, insbesondere unter Führung von BRUGSCH und SCHITTENHELM, stellten nun in den Mittelpunkt ihrer Auffassungen von dem Wesen der Gicht die Störung des Harnsäurestoffwechsels. Die logische Folge war natürlich die Kampfansage gegen alle Nahrungsmittel, die in reichlichen Mengen Zellkerne enthielten. Das sind insbesondere das Fleisch und vor allem die inneren Organe, wie Leber, Kalbsmilch, Hirn, Niere. Die Nahrungsmittelchemie ermittelte alsbald genauere Zahlen über den Puringehalt der einzelnen Nahrungsmittel, die nun zur Grundlage einer sog. purinfreien, besser purinarmen Gichtdiät gemacht wurden und in allen einschlägigen Lehr- und Handbüchern in ausführlichen Tabellen Aufnahme fanden. Ausgehend von Ergebnissen des Laboratoriums, schien man jetzt die richtige Diät für den Gichtkranken gefunden zu haben. Auf S. 88 ist schon gezeigt, wie wenig die Beobachtung am Krankenbett diese Anschauung bestätigen kann. Zwar ist es durchaus richtig, daß manche Gichtkranke nach großen Diners, bei denen gewöhnlich auch Fleisch in reichlichen Mengen genossen wird, Gichtanfälle bekommen, aber ebenso richtig ist es, daß diese auch auftreten bei Menschen, die niemals in ihrem Leben geschlemmt oder sonst irgendwie unsolide gelebt hätten. Es sei erinnert an die von vielen Autoren gemachte Erfahrung, daß nach Milchkuren Gichtanfälle auftreten, ja daß eine viele Monate fortgesetzte vegetarische Diät Anfälle nicht verhindern kann. Einer der merkwürdigsten Widersprüche liegt in den Anschauungen zwischen dem nördlichen und südlichen Europa. Während in England, Holland, Deutschland, wenigstens in der schulmäßig gelehrten Medizin, Fleisch als schädlich gilt, lehrte in Italien der große Gichtkenner CANTANI, daß nichts so schädlich für den Gichtkranken sei, wie Milch, Mehlspeisen, Obst und Tomaten. Es sei nebenbei bemerkt, daß aus dieser Quelle offenbar die insbesondere in Deutschland häufig verbreitete Anschauung von der Schädlichkeit der Tomaten bei der Gicht stammt.

Jedenfalls behandelte CANTANI seine Gichtkranken gerade mit einer Kost, die genügend Fleisch enthielt und berichtet in guten zuverlässigen Krankengeschichten über ausgezeichnete Erfolge. Gleich widerspruchsvoll stehen nebeneinander die *Fleisch-Diät* — große Mengen gekochtes Ochsenfleisch in mehrwöchiger Kur —, neben Obstkuren, Kartoffelkuren, Milchkuren, vegetarischer Kost und Rohkost. Jede dieser Kuren preist ihre Erfolge.

Vom Alkohol gilt genau das gleiche. Ich verweise auf meine Ausführungen auf S. 88. Viele jugendliche Gichtkranke waren fast abstinent, einer meiner jüngsten Gichtkranken war 19 Jahre alt und hatte bis dahin überhaupt keinen Alkohol in irgendwie nennenswerter Weise genossen und erkrankte doch an akuten Anfällen; ein Arzt trank sich wieder durch Zuführung größerer Mengen von Rotwein seinen Gichtanfall gewissermaßen fort. Es ist jenen Gichtkranken, die nach Alkoholgenuß einen akuten Gichtanfall zu bekommen pflegen, eine geläufige Tatsache, daß nur ganz bestimmte alkoholische Getränke für sie schädlich sind, wobei außerdem noch individuelle Unterschiede bestehen. Im allgemeinen ist Sekt, Burgunder, Portwein gefürchtet, weniger Schnaps, das „reine Wort Gottes", wie ein Gichtkranker mir einmal sagte.

Es ist außerdem eine immer wieder gemachte Erfahrung, daß zwar der Gichtkranke sich sehr geduldig seine purinarme und alkoholfreie Diät verschreiben läßt, sie aber auf die Dauer nicht einhält, gewöhnlich mit der Entschuldigung, daß sie doch nicht vor akuten Anfällen schütze.

Schon die früheren Befunde, daß die Harnsäure nicht die primäre Ursache der Gicht ist, bedingten bei mir eine kritische Einstellung gegen die Lehre von der Heilkraft der purinfreien Diät; diese gewann an Schärfe, nachdem STEUDEL gezeigt hatte, daß im Magen-Darmkanal Harnsäure und ihre Vorstufen durch Bakterientätigkeit in ganz unkontrollierbarer Weise zerstört werden kann und damit zu einem nicht unerheblichen Anteil gar nicht in den Körperstoffwechsel gelangt. Praktische Erfahrungen an Gichtkranken, von denen ich schon an anderer Stelle sprach (Gichtanfälle nach einer Milchkost und nach langdauernder purinfreier Diät) gaben dieser theoretisch postulierten kritischen Einstellung nachkontrollierbare Beweise.

Aber erst meine Auffassung, daß der akute Gichtanfall eine Überempfindlichkeitserscheinung ist, hervorgerufen durch Stoffe, die überaus häufig aus der Nahrung, den alkoholischen Getränken und vielleicht noch aus anderen Quellen der Umwelt stammen, gab meinen Bemühungen, die richtige Diät für jeden meiner Gichtkranken zu finden, Richtung und Ziel. Meine Erfahrungen in den letzten zwei Jahren haben mich gelehrt, daß ich damit einen gangbaren Weg beschritten habe.

Ich erkenne ein Schema in der Ernährung und in der Alkoholfrage nicht mehr an. In jedem Falle suche ich durch die Anamnese — unter Umständen durch das Experiment — zu ermitteln, welche Gruppe von Nahrungsmitteln und welche Art der alkoholischen Getränke einen Gichtanfall auslösen. Ich erforsche auch die Art der Zubereitung der Speisen, ob gekochtes oder gebratenes Fleisch bevorzugt wird, ob rohe oder gekochte Milch, in welcher Form Gemüse und Obst vorwiegend genossen wird und ob stark gesalzene und gewürzte Speisen bevorzugt werden. Mich leitet dabei der Gedanke, die Allergene zu suchen, und sie dann dem Gichtkranken fernzuhalten. Es gelingt das hinsichtlich der alkoholischen Getränke verhältnismäßig leicht, hinsichtlich der Nahrung sehr viel schwerer. Hierbei achte ich auf lokale und klimatisch bedingte Eigentümlichkeiten, weil ich in zwei Fällen beobachtete, daß die Gichtanfälle fortblieben, nachdem die Patienten von Ostpreußen (ländliche Umgebung) nach Berlin übersiedelten.

In einigen Fällen habe ich nach dem Vorgang von WIDAL, der durch Skarifikation der Haut und Betupfen mit 1 Tropfen Wein die Überempfindlichkeit bei Gichtkranken prüfte und bei 19 Fällen die Probe 16 mal positiv fand durch intracutäne Impfungen von Extrakten aus den verschiedenen Sorten von Fleisch, Fisch, einigen Vegetabilien usw. nach Überempfindlichkeitsreaktionen gefahndet, kann aber bei der geringen Zahl der Versuche noch nichts Positives berichten.

Dann dringe ich bei meinen Patienten auf *Mäßigkeit* im Essen und Trinken und warne vor *Überladung* des Magens, zumal in jenen erfahrungsgemäß nicht sehr häufigen Fällen, wo Neigung zu Excessen besteht. Andererseits aber können Kuren mit einseitiger Kost, Entfettungskuren, Obstkuren, Milchkuren, Rohkostkuren u. a., wenn sie ohne jede Überleitung begonnen werden, akute Gichtanfälle auslösen. Deshalb ist Vorsicht geboten, zumal, wenn man nicht weiß, ob der Patient nicht zufällig gerade gegenüber den gewählten Nahrungsmitteln überempfindlich ist. An sich können aber derartige Kuren in bestimmten vorsichtig ausgewählten Fällen nützlich sein, zumal dann, wenn bereits die Folgen der beginnenden Sklerose der Körper- oder gar der Nierenblutgefäße in klinischen Erscheinungen sichtbar werden. Es können dann Kopfschmerzen, Schwindelgefühl, Insuffizienzerscheinungen des Herzens, wie Beklemmungsgefühl, Dyspnoe, Leberschwellung gemildert, unter Umständen für längere Zeit beseitigt werden. Auch Insuffizienzerscheinungen von Seiten der Niere lassen sich, wenn auch häufig nur vorübergehend, durch derartige Kuren bessern.

So kann in der Hand des erfahrenen Arztes die Ernährungstherapie eine ausgezeichnete Waffe im Kampfe gegen die mancherlei quälenden Beschwerden des Gichtkranken sein, andererseits aber durch unzweckmäßige Verordnung akute Anfälle provozieren und indirekt schaden.

b) Die Bewegungstherapie.

Es ist eine alte Erfahrungstatsache, daß Bewegung in jeder Form — Spazierengehen, Reiten, Jagen, Gartenarbeit usw. — dem Gichtkranken nützlich ist. Zu Zeiten erhöhter körperlicher Bewegung, etwa wie im Sommer bei gichtkranken Landwirten, scheinen akute Anfälle weniger häufig aufzutreten. Andererseits ist bekannt, daß langes Stillsitzen, etwa bei geistiger Tätigkeit, die Neigung zu Anfällen fördert. SCUDAMORE berichtet, daß SYDENHAM dann seinen schwersten Gichtanfall bekam, wenn er über die Gicht schrieb. Von mancher Seite wird sogar empfohlen, durch forciertes Spazierengehen den akuten Gichtanfall niederzukämpfen. Ich glaube aber nicht, daß bei der so großen Schmerzhaftigkeit des akuten Gichtanfalls jemand von diesem etwas heroischen Mittel Gebrauch machen wird.

Die Erfahrung hat im Gegenteil gelehrt, daß ein Trauma und eine übermäßige Anstrengung, die sich beispielsweise bei jeder sportlichen Betätigung sehr leicht ergeben kann, einen akuten Gichtanfall auslösen. Man wird also bei der Verordnung der Bewegungstherapie mit großer Umsicht vorgehen. Richtig angewandt, kann sie aber auf Grund eigener Erfahrung als *hervorragendes Mittel zur Bekämpfung des Gichtleidens* bezeichnet werden.

Im akuten Anfall verbietet sich jede Bewegung von selbst. Nach dem Abklingen beginne man aber alsbald mit Gehübungen. Ein zu langes Verweilen im Bett wird oft mit einem nachfolgenden Gichtanfall bestraft.

Von passiver und aktiver *Massage* ist schon in diesem Stadium ausgiebig Gebrauch zu machen, zumal dann, wenn chronische Entzündungszustände am Gelenk die Heilung verzögern, oder wenn Versteifungen der Gelenke — sei es durch Vernachlässigung, sei es durch die Bösartigkeit der Krankheit selbst — eingetreten sind. Bei Gichtkranken, die aus beruflichen Gründen wenig Bewegung haben, ist auf irgendwelche gymnastische Übung — Freiübungen, Widerstandsbewegungen, Erschütterungsbewegungen, schwedische Heilgymnastik —, die möglichst täglich vorgenommen werden muß, zu dringen. Sehr zu empfehlen ist der *Reitsport,* ferner Golf, Tennis, Hockey und andere. Von allen robusteren Sportarten ist wegen der Gefahr der plötzlichen Überanstrengung, der ja gewöhnlich ein akuter Gichtanfall folgt, abzuraten. Von großem Wert halte ich tägliche ausgiebige Spaziergänge. Ich kenne Gichtkranke, die nach der Aufnahme der ihnen empfohlenen täglichen größeren Spaziergänge von akuten Anfällen verschont blieben.

Der günstige Einfluß der Bewegung auf den gichtkranken Menschen kann auf vielerlei Ursachen beruhen. Zunächst wird ja ein gesteigerter allgemeiner Stoffumsatz, eine bessere Blut- und Lymphzirkulation zweifelsohne herbeigeführt. Dadurch können auch die Ausscheidungen von Harnsäure, zu deren Haftung im Gewebe beim Gichtkranken ja große Neigung besteht, gefördert werden. Das ist durch Stoffwechseluntersuchungen wiederholt erwiesen. Gesteigerte körperliche Bewegung scheint aber auch die Bereitschaft des Gichtkranken zu Überempfindlichkeitsreaktionen herabzusetzen, ihn gewissermaßen zu desensibilisieren. Über die inneren Vorgänge hierbei besteht allerdings noch ziemliches Dunkel.

c) Heilbäder- und Radiumtherapie.

α) *Physikalische und chemische Faktoren.*

Jahrhunderte alte Erfahrung hat gelehrt, daß gewissen *Quellen* eine Heilwirkung gegen Gicht und Rheumatismus inne wohnt. Die Heilwirkungen werden erzielt durch Trinken dieser Wässer, durch Baden oder durch Einatmen gasförmiger Substanzen.

Eine besondere Art der Heilbäder stellen die *Moor-* und *Schlammbäder,* ferner die *Sandbäder* dar. Ihre Anwendung erfolgt, soweit sie eine natürliche Wärme nicht besitzen, nach vorheriger Anwärmung in Form von Ganz- oder Teilpackungen. Hier ist der wesentlich wirksamste Faktor die gleichmäßige Wärme, wie etwa bei den Sandbädern. Bei den Moorbädern tritt hinzu die hautreizende Wirkung der verschieden gelösten Mineralbestandteile und der Säuren, bei den Schlammbädern die Strahleneinwirkung der im Schlamm vorhandenen radioaktiven Substanzen, wie etwa beim Fango.

Die in den letzten Jahrzehnten mit wissenschaftlichen Methoden vielfach nachgeprüften empirischen Erfahrungen haben den Ruf von der Heilwirkung dieser Bäder auf gichtische Leiden bestätigt. Die einfache *klinische Beobachtung* zeigt, daß die Residuen eines akuten Gichtanfalles, wie die schmerzhafte Schwellung, die mehr oder weniger entzündlichen Ergüsse in den Gelenkhöhlen und deren Anhänge, in den Sehnenscheiden und den Schleimbeuteln, die einer häuslichen Behandlung trotzten, zurückgehen und eine vollständige institutio ad integrum eintritt. Wo infolge gehäufter Gichtanfälle oder bei übermäßig lang andauernder Abheilung eines akuten Anfalles regressive und produktive Prozesse an den gelenkbildenden Teilen auftreten und schwere Funktionsbeschränkungen bedingen, ist naturgemäß nicht immer eine vollständige Wiederherstellung zu erwarten. Aber manchmal ist diese, im Gegensatz zu einem rheumatischen Leiden, geradezu erstaunlich weitgehend. Das sind jene Fälle, die im Rollstuhl oder auf Krücken in die Bäder kommen und diese in 4—6 Wochen anscheinend vollkommen oder doch weitgehend geheilt verlassen.

Öfter sieht man auch Tophi von nicht zu großem Umfange sich verkleinern oder gar verschwinden. Wir wissen heute, daß im Verlaufe der Gicht sklerotische Veränderungen an den Blutgefäßen der Nieren und auch des übrigen Körpers auftreten, die je nach der Bevorzugung einzelner Organe bestimmte Krankheitserscheinungen bedingen. Man sieht dann häufig, wie diese sich bei geeigneter Anwendung der Kurmittel bessern. Schwindelgefühl, Kopfschmerz, Dyspnoe, Herzbeschwerden, Leberschwellung verschwinden oder lassen nach: der Blutdruck sinkt häufig ab. Der kundige Badearzt wird aus der klinischen Untersuchung erkennen, ob mehr die Erkrankung der Nieren oder die der Kreislauforgane (Herz und Gefäße) den Krankheitszustand bedingen und hiernach seine Maßnahmen treffen. Eine Heilung einmal eingetretener Sklerose der Gefäße ist natürlich nicht zu erwarten, aber manche klinische Beobachtung spricht dafür, daß der Ablauf des Prozesses vielleicht doch sehr verlangsamt werden kann. Einen wesentlichen Anteil an diesem Erfolg hat wahrscheinlich auch die Stuhlbeförderung und Regulierung durch die mineralischen Bestandteile der Heilquellen. Kontraindiziert sind die Heilbäder natürlich beim akuten Gichtanfall. Es ist eine geläufige Erscheinung, daß akute Gichtanfälle im Verlauf von Badekuren auftreten können. In solchen Fällen hat die interne Behandlung einzusetzen.

Weniger sichergestellt ist die Einwirkung dieser Heilbäder auf das Gichtleiden als solches. Aber auch hier lehrt die klinische Beobachtung, daß in vielen Fällen manchmal jahrelang Gichtanfälle ausbleiben oder daß sie milder verlaufen. Ob aber eine vollkommene Heilung vom Gichtleiden erfolgen kann, so daß akute Anfälle nicht mehr auftreten und die Sklerose der Blutgefäße, der Nieren oder des Körpers ausbleibt, ist doch, auch auf Grund eigener Erfahrung, sehr zweifelhaft.

Unter dem Einfluß von der Lehre, daß ein krankhafter Harnsäurestoffwechsel die Ursache der Gicht sei, hat man — insbesondere in Deutschland — große Mühe darauf verwandt, durch Stoffwechseluntersuchungen die Wirksamkeit der Heilbäder zu beweisen.

So hat man geglaubt, durch Zuführung alkalischer Wässer, insbesondere von Lithium, die Harnsäure löslich zu machen. Bei anderen Quellen nahm man an, daß sie die Harnsäure harnfähiger machen. Abgesehen davon, daß ein überzeugender Beweis hierfür nicht hat erbracht werden können, beruhen diese Annahmen auch auf irrtümlichen Vorstellungen von der Reaktion und Beeinflussung des Blutes und des Gewebes.

Dagegen hat der vielfach geführte Nachweis, daß eine gewisse Zeit hindurch *Harnsäure in vermehrter Menge ausgeschieden* wird, der Kritik Stand gehalten. Im wesentlichen handelt es sich hier um die Mobilisation retinierter Harnsäure. Schon an anderer Stelle ist gezeigt, wie sehr der Gichtkranke zur Zurückhaltung und Aufstapelung von Harnsäure im Körper neigt und daß diese gestapelte Harnsäure durch vielfältige Eingriffe wieder in Bewegung gesetzt und ausgeschieden werden kann. Dann aber ist auch zu denken an die Beeinflussung des Gewebszustandes, der die Haftung des Urats bedingt; dieser könnte eine Umstimmung, eine Funktionsverbesserung erfahren, als deren sekundäre Folge die Haftung der Harnsäure verringert und die Ausscheidung gesteigert wird. Dazu kommt die unzweifelhafte Wirkung auf den Verdauungstraktus und seine Funktionen. So würde auch ein Verständnis gegeben sein für die Minderung der Häufigkeit und der Schwere des akuten Gichtanfalls. Eine Zusammenstellung der Heilbäder ist auf S. 178 gegeben.

Die wirksamen Faktoren in der Heilquelle sind zunächst die getrunkenen *Wassermengen,* die durch die erhöhte Diurese rein mechanisch Harnsäure ausschwemmen können, ferner bestimmte *mineralische* Bestandteile, die *diuretisch* wirken, wie das Kochsalz, die kohlensauren Salze und die Kohlensäure. Die alkalisch-sulfatischen Quellen scheinen ihre Hauptwirkung in der *Regelung der Darmtätigkeit* zu haben. Die alten Ärzte legten dieser Wirkung eine hohe Bedeutung bei, aber die Harnsäureanalysen des Urins ließen keine oder nur sehr unwesentliche Vermehrung der Harnsäureausscheidung erkennen, so daß diese Anschauung hierdurch keine Stütze fand. Ich sehe ihren sicher beobachteten günstigen Einfluß bei der Gicht im wesentlichen in der Wiederherstellung geschädigter Verdauungstätigkeit, die die Aufnahme oder die Bildung von Stoffen, welche einen Gichtanfall auslösen, herabmindert.

Ein weiterer Faktor ist die *Wärme*, die insbesondere bei den Moor-, Schlamm- und Fangopackungen in besonderem Maße zur Wirkung kommt. Zusammen mit dem *Hautreiz* bewirkt sie eine bessere Durchblutung des Gewebes, eine, gesteigerte Reaktion des erkrankten Gewebes mit den Folgeerscheinungen der Phagocytose von Uraten und Resorption von Exsudaten.

β) Die radioaktiven Stoffe.

Als wichtigsten und wirksamsten Faktor betrachte ich aber die *Radiumemanation* und die sonstigen in den Heilquellen enthaltenen *radioaktiven Stoffe* (Radiumsalze, Radiothor, Thorium-X u. a.). Es war ja eine merkwürdige, den Ärzten von jeher bekannte Tatsache, daß jene Heilquellen bei Gicht besonders wirksam erschienen, die arm an gelösten, mineralischen Bestandteilen sind; es sind das die sog. Wildbäder oder Akrathermen, wie Baden-Baden, Wildbad u. a. in Deutschland, Gastein in Österreich, Bathe in England und viele andere. In der Folgezeit erwiesen sie sich als stark radioaktiv. Die ersten Untersuchungen von ELSTER und GEITEL über die Radioaktivität verschiedener Bodenarten führten bald zu der Erkenntnis, daß nicht bloß die eigentlichen Uran- und Thormineralien, sondern fast alle natürlich vorkommenden Gesteins- und Bodenarten radioaktive Bestandteile enthalten und daß die radioaktiven Substanzen, insbesondere das Radium, über die ganze Oberfläche der Erde verbreitet sind. Demzufolge enthalten auch fast alle Quellen, Brunnen und Wasserläufe diese Substanzen. Bedeutung für die Heilwissenschaft hat von allen bekannten radioaktiven Bestandteilen nur die Radiumemanation, und auch erst dort, wo sie in einer gewissen höheren Konzentration und Menge vorkommt. Wie die Untersuchungen ergaben, sind das fast ausschließlich bekannte Heilbäder, zum großen Teil solche, die im übrigen fast .frei von anderen gelösten Mineralien sind.

Die Radiumemanation entstammt bei diesen Heilquellen in der Regel von dem den Quellauf umgebenden Gestein und ist in ihrem Betrage abhängig vom Radiumgehalt und seiner Emanierungsfähigkeit. Manche Quellen, insbesondere kochsalzhaltige Thermen, führen aber auch gelöste Radiumsalze mit sich; dort sind dann auch die Sedimente der Quellen aktiv, wie in Kreuznach, Münster a. St., Teplitz, Kissingen, Baden-Baden u. a.; neben den Radiumsalzen werden auch hier und da Thor, Thoremanation, Actinium und dessen Emanation angetroffen; bewußte therapeutische Verwendung haben aber diese Bestandteile bisher nicht gefunden.

In gashaltigen radiumemanationshaltigen Quellen findet sich naturgemäß die Emanation auch in dem abgeschiedenen Gas, und zwar entsprechend dem Lösungskoeffizienten in bedeutend größerer Menge als im Wasser. In bewußter Weise nutzt Münster a. St., Kreuznach und Landeck diese emanationshaltigen Gase zu therapeutischen Zwecken aus. Bad Kreuznach, Joachimsthal und Oberschlema weisen auch insofern eine Besonderheit auf, als sie die Radiumemanation nicht nur ihren Quellen, sondern auch einer Höhle, oder den Stollen entnehmen, in welchen sich aus dem radioaktiven Gestein und den in den Höhlen oder Stollen stehenden Wässern die Emanation ansammelt.

Es ist von geschichtlichem Interesse, daß in früherer Zeit unbewußt solche Gasquellen und Höhlen zu therapeutischen Zwecken benutzt worden sind, wie z. B. in Bad Landeck.

Ob mit der Entdeckung ihrer Radioaktivität ihre Wirksamkeit restlos erklärt ist, kann natürlich nicht eindeutig beantwortet werden. Es darf die Möglichkeit, daß noch andere unbekannte Kräfte wirksam sind, bei der im Flusse befindlichen Forschung nicht abgelehnt werden.

Jedenfalls aber haben die ausgedehnten und vielfach wiederholten Untersuchungen über die biologische und therapeutische Wirkung radioaktiver Substanzen, insbesondere der Radiumemanation, außerhalb der Heilquellen an Kliniken, Krankenhäusern und Forschungsinstituten, zweifelsfrei eine mächtige Beeinflussung vieler Funktionen des Körpers, ferner auch des Gesamtstoffwechsels und insbesondere des Harnsäurestoffwechsels ergeben. Klinisch ließen sich ähnliche Heilwirkungen auf das gichtische Leiden beobachten, wie in den Heilbädern. Es sei hier verwiesen auf die speziellen Lehr- und Handbücher (H. MEYER, GUDZENT).

Da dem Purinstoffwechsel bei der Gicht immer eine hohe Bedeutung zugemessen worden ist, hat dieser besondere Beobachtung bei den Untersuchungen gefunden. KRIEG, ferner WILKE beobachteten als erste in einem Versuch am Gesunden bzw. im Selbstversuch eine *Vermehrung der Harnsäureausscheidung* durch die stark radioaktive Büttquelle (etwa 140 ME. oder 500 Eman) in Baden-Baden bzw. durch Radiogenwasser (Trinkwasser mit etwa 1000 ME. oder 3600 Eman im Liter).

Unter Vermeidung der diesen Versuchen anhaftenden Fehlerquellen studierten GUDZENT und LOEWENTHAL an einer größeren Zahl von Patienten, Rheumatikern und Gichtkranken, die Beeinflussung des Purinstoffwechsels bei Einatmung von Radiumemanation im Emanatorium, wo alle anderen mitwirkenden Faktoren wie Wasser und Wärme, ausgeschlossen sind. Der Gehalt an Radiumemanation betrug hierbei 2—4 ME. pro Liter Luft. Von sieben untersuchten Fällen zeigten vier ein deutliches zum Teil recht erhebliches Ansteigen der Harnsäurewerte im Urin, zwei eine Abnahme und ein Fall keine Beeinflussung. Dieser Befund fand in der Folgezeit eine vielfältige Bestätigung auch mit anderen radioaktiven Substanzen. Meine ersten Beobachtungen, die wegen der tastenden kleinen Dosis nicht immer konstant waren und deshalb bezweifelt wurden, haben sich also als richtig erwiesen. Untersuchungen von GUDZENT, MAASE und ZONDECK geben auch Aufschluß über das Verhalten der Harnsäure im Blut bei einmaliger Verabfolgung einer kleinen Dosis von Thorium X.

Sie seien hierunter auszugsweise wiedergegeben:

```
1. Tag 388,7 mg Urinharnsäure  1,4 mg Blutharnsäure
2.  „   301,8 „         „       1,4 „        „
```

Injektion von 0,2 mg Thorium-X intramuskulär.

```
3. Tag 469,1 mg Urinharnsäure  1,9 mg Blutharnsäure
4.  „   507,4 „         „       1,9 „        „
5.  „   509,7 „         „       1,9 „        „
6.  „   308,9 „         „       1,4 „        „
```

Man sieht, wie mit dem Anstieg und Abfall der Harnsäurewerte im Urin auch im Blut Anstieg und Abfall erfolgt und kann daraus zunächst folgern, daß auch die radioaktiven Substanzen im Gewebe retinierte Harnsäure mobilisieren.

Aber sie müssen darüber hinaus auch tiefer in das Gefüge des Gesamtstoffwechsels eingreifen, denn, wie SILBERGLEIT, KIKKOJE, BERNSTEIN gezeigt haben, wird auch der Grundumsatz gesteigert.

Klinisch ist eine der auffälligsten Erscheinungen therapeutischer Dosen radioaktiver Substanzen auf den kranken Menschen die sog. *Reaktion.* Nach einer gewissen Behandlungszeit treten Steigerungen der bestehenden Beschwerden auf, wie beispielsweise Schmerz, Rötung, Schwellung bei Gelenkerkrankung, oft mit Temperatursteigerung und mit Verschlechterung des Allgemeinbefindens. Bei Gichtkranken kommt es, falls die Dosierung nicht ganz vorsichtig erfolgt, zu akuten Gichtanfällen. Diese Reaktion ist eine den Bädeärzten wohlbekannte Erscheinung. Die Annahme ist also erlaubt, sie zu einem wesentlichen Teil auf die Einwirkung der in den Heilquellen enthaltenen radioaktiven Substanzen zu beziehen.

Auch die vergleichende Prüfung der therapeutischen Wirkung der Radiumemanation auf den gichtkranken Menschen hat zweifelsfrei Heilwirkungen ergeben.

So wurden in einer eigenen Versuchsweise an 86 ausreichend im Radiumemanatorium behandelten Gichtkranken 89% gebessert, 11% nicht gebessert. Auffällig war die oft erstaunlich schnelle Beseitigung von Residuen vorher durchgemachter Gichtanfälle.

Nachprüfungen ergaben, daß ähnlich wie in den Heilbädern eine Heilung der Gicht im strengen Sinne wahrscheinlich nicht erzielt werden kann. Im Laufe der Jahre treten bei den meisten Patienten erneut Gichtanfälle auf, aber einige (drei Patienten), die ich bis heute in ihrem Schicksal verfolgen konnte, sind doch bisher von Anfällen befreit geblieben.

Zur Technik der Anwendung sei folgendes bemerkt:

Inhalation im Emanatorium.

Soll die Radiumemanation frei von allen anderen therapeutisch wirksamen Bestandteilen der Heilquellen zur Anwendung kommen, so kommt nur der Weg der Einatmung in Frage, wie ihn GUDZENT und LÖWENTHAL durch die Einführung der Radiumemanatorien in die Therapie als erste beschritten haben. Alle radioaktiven Bäder haben inzwischen, diesem Prinzip folgend, sog. Quellemanatorien errichtet. Geschlossene Räume werden mit der den Quellwässern oder den Quellgasen entnommenen Radiumemanation gespeist. Die Radiumemanationskonzentration wird auf 5 ME. und darüber gehalten, die Dauer der Sitzung beträgt bis 2 Stunden, ihre Gesamtzahl etwa 24—40.

Trinkkur.

Die Quellwasser, welche Radiumemanation enthalten, werden zweckmäßig in 5—6 Portionen über den Tag verteilt, getrunken, wenn möglich nach einer Mahlzeit, da alsdann die Resorption langsamer erfolgt. Um die Emanation am Entweichen aus dem Trinkgefäß zu verhindern, sind Fläschchen mit engem Hals zu verwenden, aus denen die Flüssigkeit mittels einer Trinkröhre aus Glas hochgesaugt wird.

Nur jene wenigen Quellen, deren Radiumemanationsmenge größer als 1000 ME. in einem Liter ist, gestatten, eine derartige Trinkkur durchzuführen. Gegenwärtig kommt nur Brambach und Oberschlema in Frage. Bei einem anderen Teil der Quellen wird das Quellwasser mit Emanation verstärkt, die, käuflich erworben oder in eigenem Betrieb gewonnen (Kreuznach), von reinen Radiumsalzen stammt.

Badekur.

Es ist hierbei zunächst zu beachten, daß der Lösungskoeffizient der Radiumemanation in Wasser von 20 Grad gleich 0,25 ist und mit der Temperatur abnimmt; bei 40 Grad beträgt er nur 0,16. Das in der Wanne gelassene radioaktive Quellwasser wird also je nach den äußeren Bedingungen mehr oder weniger schnell den weitaus größten Teil seiner Emanation an den Baderaum abgeben. Andererseits wissen wir, daß die Aufnahme von Radiumemanation durch die Haut so minimal ist, daß die Werte, zumal im Verhältnis der zur Einatmung im Baderaum zur Verfügung stehenden Emanation, von keiner therapeutischen Bedeutung sind. Demnach wird bei radioaktiven Bädern die Radiumemanation doch im wesentlichen durch die Inhalation dem Körper als therapeutischer Faktor zugeführt. In Joachimsthal ist dieser Erkenntnis in der Weise Rechnung getragen, daß über den Badewannen Vorrichtungen angebracht sind, die die Emanation sammeln und direkt vor den Mund des Badenden führen. Andere Bäder, wie z. B. Münster a. St., haben ihre Wannen unter den Fußboden der Badezellen versenkt und so ein Sammelbecken für die entweichende Emanation, die ja schwerer als Luft ist, geschaffen. Dagegen ist es richtig, daß sich die Zerfallsprodukte der Radiumemanation, zumal wenn die Quelle gashaltig ist und sich das Gas an der Hautoberfläche in bekannter Weise in Form kleiner und kleinster Bläschen niederschlägt, auf der Haut des Badenden ansammeln und mittels ihrer wenn auch äußerst minimalen Strahlung auf den Körper wirken können.

Packungen mit radioaktivem Wasser, Schlamm, Moor usw.

Da die Aufnahme der Emanation durch die Haut auszuschalten ist, kommt als therapeutischer Faktor hierbei im wesentlichen die Strahlung in Frage, welche von den radioaktiven Stoffen ausgeht.

γ) Zusammenstellung der wichtigsten radioaktiven Bäder des deutschen Sprachgebietes.

Die in der Literatur vorliegenden Zusammenstellungen der radioaktiven Bäder haben zum Maßstab ihrer Einordnung die Menge der in ihren Quellen gefundenen Radiumemanation. Der Wert einer Quelle für die Radiotherapie ist aber dadurch nicht hinreichend gekennzeichnet. Es kommt vielmehr darauf an, ob und wieweit es möglich ist, die vorhandene Radiumemanation dem menschlichen Organismus als therapeutischen Faktor zuzuführen. Da wird die Temperatur der Quelle, ihre Ergiebigkeit, ihre Fassung, die geschaffenen Einrichtungen mit herangezogen werden müssen, um ihren Wert als für die Therapie nutzbare Quelle bestimmen zu können. Andernfalls kann in besonders gearteten Fällen die Bewertung einer Quelle lediglich nach ihrem Emanationsgehalt direkt irreführend sein. So wird eine kalte Quelle mit geringer Ergiebigkeit, aber hohem Emanationsgehalt einer warmen, aber sehr ergiebigen mit niedrigem Emanationsgehalt unterzuordnen sein.

Wir führen deshalb im folgenden in bewußter Abweichung von den bisher üblichen Zusammenstellungen in alphabetischer Reihenfolge diejenigen Bäder im deutschen Sprachgebiet an, von denen bekannt ist, daß sie in ihren Quellen vorhandene Radiumemanation als therapeutischen Faktor bewußt verwenden, und bringen dabei genauere Beschreibungen der geschaffenen Einrichtungen.

Baden-Baden.
(Nach Angaben der Verwaltung.)

Die Quellen Baden-Badens sind hochtemperiert und haben folgende Aktivität:

Büttquelle	23,5⁰ C	82—125	ME.
Moorquelle	59,0⁰ C	24	ME.
Kirchenquelle	56,3⁰ C	3,3	ME.

Sie finden zu *Bädern* Verwendung. Aus der *Büttquelle* wird ein *Radiumemanatorium* gespeist.

Bad Brambach i. V.
(Nach Angaben der Verwaltung.)

Auf dem Grundbesitz des Bades Brambach entspringen gegen 100 meist radioaktive Quellen. Gefaßt und in Benutzung davon sind:

Wettinquelle mit	2270	ME.
Schillerquelle „	400	„
Wiesenquelle „	160	„
Eisenquelle „	150	„

Die wichtigste dieser Quellen, die Wettinquelle, ein alkalisch-erdig-salinischer Eisensäuerling von 7,4⁰ C, enthält auch Spuren von Radiumsalz und erlaubt infolge ihrer außerordentlich hohen Radioaktivität die Durchführung ohne Zusatz von Radiumemanation. Weitere Einrichtungen sind die Radiumbäder, deren Stärke durch Zusatz von Radiumquellwasser gesteigert werden kann, und das Emanatorium, zu dessen Speisung die aus der Wettinquelle entweichende Radiumemanation benutzt wird.

Gastein.
(Nach Angaben der Verwaltung.)

Die Quellen haben folgende Aktivität:

Grabäckerquelle	36,3⁰ C	Wasser = 155 ME.	Gas = 564 ME.
Elisabethstollen	46,8⁰ „	„ = 133 „	„ = 412 „

Sie finden zu *Bädern* Verwendung.

Joachimsthal.
Nach Angaben von DAUTWITZ.)

Das durch seine reichen Uranerzlager und die Gewinnung von Radium weltbekannte Joachimsthal verfügt über eine Reihe in den Bergwerksschächten entspringende hochradioaktive Quellen, vom Bergmann „Grubenwässer", genannt. Diese Quellen werden gemeinsam in drei am Horizonte des Danielstollens befindlichen Reservoirs aufgefangen und von dort mittels Rohrleitung der Kuranstalt zugeführt. Das Wasser hat nach Durchfließen der Rohrleitung eine Temperatur von 10,5⁰ C und einen Radiumemanationsgehalt von 600 ME.

Dieses hochaktive Quellwasser dient

a) zur Bereitung von *Bädern.*

Es sind dabei sinnreiche Einrichtungen getroffen, die es ermöglichen, ein Bad mit der Inhalation von Radiumemanation zu verbinden.

b) Zur Vornahme von *Emanationspackungen* und *Teilbädern.*

c) Zur Speisung von *Radiumemanatorien.*

Karlsbad.

(Nach Angaben der Verwaltung.)

Die Quellen haben folgende Aktivität:

     Sprudel . . . . 71,3⁰ C   Wasser = 0,1 ME.   Gas = 0,88 ME.

enthält *Radiumsalz* in *Spuren*.

     Mühlbrunnen . . . . . . 39,2⁰ C   Wasser = 31,5 ME.   Gas = 94,2 ME.
     Schloßbrunnen . . . . . 30,2⁰ „   „ = 17,4 „   „ = 50,2 „

Sie finden zu Trink- und Badekuren Anwendung.

Bad Kreuznach.

(Nach Dr. ASCHOFF: Kureinrichtungen und Kurmittel des Radiumsolbades
Kreuznach. 1916.)

Die Kreuznacher Solquellen enthalten nachweisbare Mengen von Radium,
Radiothor, Actinium und in reichlicher Menge Radiumemanation. Es haben
Radiumemanation:

   a) Elisabethquelle (im Kurpark gelegene Trinkquelle, bestimmt im Früh-
      jahr 1913 von ASCHOFF) . . . . 25,0 ME.
      Die der Quelle entströmenden Gase . . . . 70,0 „
   b) Inselquelle (im Rosenpark gelegene Trinkquelle, bestimmt im Früh-
      jahr 1913 von ASCHOFF) . . . . 25,0 „
      Die der Quelle entströmenden Gase . . . . 68,0 „
   c) Bäderquelle im Rosenpark (bestimmt im Juni 1914 von ASCHOFF) 24,0—25,0 „
      Die der Quelle entströmenden Gase . . . . 68,0 „
   d) Solquelle am Gradierhaus 1 der Kreuznacher Saline Theodorshalle, nach
      ASCHOFF am 29. Juni 1914 . . . . 171,4 „
      Am 30. Juni 1914 . . . . 167,6 „
   e) Solquelle am Gradierhaus 2 der Kreuznacher Saline Theodorshalle (nach
      NEUMANN) . . . . 56,8 „
   f) Hauptbrunnen der Kreuznacher Saline Theodorshalle (bestimmt von
      ASCHOFF am 29. Juni 1914) . . . . 51,5 „

Außer der Radiumemanation bringen, wie schon erwähnt, die Kreuznacher
Solquellen auch *Radiumsalze* selbst mit aus der Tiefe heraus. Während des
Gradierprozesses, dem ein Teil der Kreuznacher Sole zur Gewinnung von Kochsalz und Mutterlauge unterworfen ist, scheiden sich diese Radiumsalze teilweise
mit dem sog. Quellenschlamm oder Sinter wieder aus; dieser Schlamm stellt
so eine radioaktive Substanz dar, aus der mit Erfolg Radiumsalze und Radiothor
isoliert werden.

Die so gewonnenen radioaktiven Substanzen werden zum Teil zum Beschicken
von Aktivierungsapparaten (Aktivatoren) benutzt, welche ihrerseits zur Herstellung von Emanationswasser, zu Trink- und Badekuren dienen; ein
anderer Teil dient zur Herstellung von Radiolpräparaten zur lokalen Radium-
behandlung.

1. Radioaktive Bäder. Die radioaktive Sole wird den Wannen der Bade-
häuser aus den Quellen durch besondere Einrichtungen zur Vermeidung starken
Gas- und Emanationsverlustes zugeführt.

Diese Bäder können durch Zusatz von Emanation aus den Aktivatoren verstärkt werden.

Eine weitere Bereicherung der Kreuznacher Radiumbäder bilden die *Kreuznacher Sol-, Sprudel- und Emanations-Perlbäder*. Ihre Zusammensetzung ist die
der Radiumsolbäder. Außerdem perlen während der Badedauer andauernd
die radioaktiven Gase der Kurparkquellen in feinster Verteilung durch die Bäder
hindurch, ihnen fortwährend neue Emanation zuführend.

Die Aufgabe, eine besonders große Menge des radioaktiven Niederschlags auf den Körper des Patienten anzusammeln, erfüllen die *radioelektrischen Luftbäder*.

Bei ihnen wird der Kranke in einem mit stark emanationshaltiger Luft gefülltem Raum negativ elektrisch aufgeladen und so eine möglichst starke Schicht der elektropositiven Zerfallsprodukte der Radiumemanation auf seiner Körperoberfläche niedergeschlagen. Eine Einatmung der Emanation findet nebenbei natürlich auch statt.

2. Das Radiuminhalatorium vor der Radiumhöhle. Das Kreuznacher Radiuminhalatorium liegt im Kurpark vor dem Ausgange eines über 300 Meter in den Porphyrfelsen eingesprengten Stollens, in welchem aus den Spalten des radiumhaltigen Porphyrs andauernd große Mengen Radiumemanation ausströmen (oft bis 250 ME. im Liter). Diese Emanationsluft wird dem Inhalatorium durch eine lange Rohrleitung zugeführt. Der Emanationsgehalt des Inhalatoriums betrug bei Probemessungen nach halbstündigem Pumpen meist etwa 15 bis 25 ME. im Liter Luft.

3. Die Radiumtrinkkur bildet eine Ergänzung der Radiumbäder und Inhalationen. Das hierzu dienende Radiumemanationswasser der Kreuznacher Aktivatoren enthält im Liter 20 000 ME.

Bad Landeck.

(Nach Angaben der Verwaltung.)

Temperatur der Mineralquellen 19,5—29,6° C.

Nach SCHÄFER hat die

Georgenquelle	206,0	ME.
Friedrichsquelle	119,8	„
Wiesenquelle	53,8	„
Marienquelle	51,5	„
Mariannenquelle	19,4	„

Das *Radiumemanatorium* wird von der Georgenquelle gespeist und hat einen großen und zwei kleine Räume.

Das Wasser der Georgenquelle wird in den unterhalb der Emanationsräume gelegenen Maschinenraum bis in die Zerstäubungsschächte geleitet und hier durch zwei an zwei gegenüberliegenden Wänden befindliche Rohre mit je 10 Düsen, zusammen also 40 Düsen, fein zerstäubt. Die kurz vor den genannten Schächten in die Leitung eingebauten zwei elektrischen Pumpen sorgen für feinste und kräftigste Zerstäubung.

Mittelst Luftpumpen wird die Luft aus den Emanationsräumen abgesaugt und in die Zerstäubungsschächte geleitet. Hier nimmt die Luft die Emanation der Georgenquelle auf und tritt in den daneben liegenden Schacht ein zur Abkühlung und Abscheidung des Wasserdampfes. Weiter gelangt nun die Luft in einem dritten Schacht mit eingebauten Kalkfiltern, zur Befreiung von Kohlensäure. Neben dem dritten Schacht ist ein Ozonisierungsapparat mit einem Sauerstoffbehälter angebaut. Nach Zuführung des nötigen Sauerstoffes tritt die Luft in den Emanationsraum von oben herab ein.

Dieser Kreislauf der Luft wird einige Stunden vor Beginn der Sitzung in Betrieb gesetzt und während derselben beibehalten. Ist die Luft schon genügend mit Emanation angereichert, dann werden die Zerstäubungspumpen ausgeschaltet und die Zerstäubung auf die durch eigenen Druck des Quellwassers erfolgende Zerstäubung beschränkt.

Durch früheres Einstellen und längeres Laufenlassen des Quellwassers mit den Pumpen ist es möglich, den Emanationsgehalt zu steigern. Der höchstgemessene Emanationsgehalt schwankt zwischen 11 und 12 ME., kann aber noch erhöht werden.

Bad Münster a. St.

(Nach Angaben von Dr. GLÄSSGEN, Rad. in Biologie und Heilkunde,
Bd. 1, H. 2.)

Die Thermalquellen in Bad Münster a. St. enthalten an Emanation nach den Untersuchungen von K. W. SCHMIDT und K. KURZ, Gießen (1905) $= 23{,}4$ ME im Liter, ENGLER und SIEVEKING, Karlsruhe (1909) $= 19{,}7$ ME. im Liter. I. GLÄSSGEN, Bad Münster a. St. (1910) $= 20{,}4$ ME. im Liter. Die Schüttung der drei Quellen beträgt in einer Stunde 41 220 Liter.

Die Quellgase ergaben an Emanation (direkt über der Quelle) nach I. GLÄSSGEN 1910 $= 78{,}6$ ME. im Liter.

Die Menge der Quellgase ergab als Mindestmaß 300 Liter in einer Stunde, ansteigend bis 1400 Liter.

Die Gase, durch glattes Kupferrohr nach den Emanatorium geleitet und unter Wasser aufgefangen, ergaben in einem Liter 63,2 ME. (I. GLÄSSGEN).

Es sind zwei *Emanatorien* in nächster Nähe der von *Scherer*-Ems 1910 neugefaßten Quellen angelegt, das größere von 60 cm³, das kleinere von 20 cm³. Sie sind derartig eingerichtet, daß sie allen Anforderungen der Wissenschaft vollkommen entsprechen (Luft, Reinigung, Ozonisierung usw.).

Durch den hohen Emanationsgehalt der Quellgase kann in weniger als sieben Stunden das Emanatorium von 60 cm³ auf 2 ME. pro Liter und in etwa 14 Stunden auf 5 ME. pro Liter Luft gebracht und da die Quellgase ständig reichlich zuströmen, diese Höhe nicht nur erhalten, sondern nach Bedarf angereichert werden. In gleicher Weise kann man im kleinen Emanatorium von 20 cm³ den Emanationsgehalt auf höhere Stärke bringen.

Ferner sind Einrichtungen getroffen, das emanationsreiche Solwasser zu natürlichen *Emanationsbädern* (Radiumbädern) zu verwenden, indem die Badezellen um die Quellen gruppiert wurden, und zwar tiefer als der Wasserspiegel der Quellen, so daß die Sole ohne jedes Schütteln oder Pumpen direkt von unten in die Wannen einläuft und dauernd während des Bades in die Wanne zu- und abfließt.

Die Badewannen liegen an tiefster Stelle der Badezelle, die sich dort wesentlich verengt. Die Wannen sind am oberen Rand ringsum bis zur Wand abgedichtet, so daß alle dem Bade entweichende Emanation seitlich nicht versinken kann und sich in dem kleinen Raum über der Wanne und weiterhin ansammeln muß und so zugleich in reichem Maße zur *Inhalation* dient.

Diese Badezellen sind dicht geschlossen und in gleicher Weise wie bei den Emanatorien in einen Luftreinigungskreislauf zur Ozonisierung eingeschlossen. Daher wird auch hier die Emanation den Baderäumen immer wieder zugeführt und durch die neuerdings dem Bade entströmende Emanation weiterbereichert.

Radiumbad Oberschlema.

(Nach Angaben der Verwaltung.)

In seinen Stollenwässern und Erdbohrungen besitzt Oberschlema Quellen von bisher nirgends erreichter Aktivität. Die höchst gemessene Aktivität beträgt 5800 ME.

Es sind folgende Einrichtungen geschaffen:

1. *Emanatorium.* Die Radiumemanation wird der hochradioaktiven Stollenluft entnommen und mittels Exhaustor dem Inhalationsraum zugeführt.

2. *Badehaus* mit 21 Badezellen, darunter 5 Badezellen deren Luft mit Emanation angereichert werden kann durch Zuleitung radioaktiver Stollenluft.

Die Bäder können in jeder Stärke verabfolgt werden.

3. *Trinkhallen.* Es stehen hierzu die Wässer zweier Bohrungen zur Verfügung in der Stärke von 4500—5800 ME.

Sie gestatten die Durchführung einer Trinkkur in der üblichen Dosis ohne jede Verstärkung.

Bad Teplitz-Schönau.
(Nach Angaben der Verwaltung.)

Die Quellen von Teplitz sind *radioaktive* Akrothermen.

Die *Urquelle* hat eine Temperatur von 46,3⁰ C und einen Radiumemanationsgehalt von 25 ME.

Sie findet Verwendung zu

1. *radiumemanationshaltigen Bädern.*

2. Zur Beschickung von *Einatmungskammern,* in denen das Wasser an den Wänden herabrieselt und an den Raum Wärme, Dampf und *Radiumemanation* abgibt. Diese Einrichtung ist bisher einzig in ihrer Art und nur durch die große Ergiebigkeit und die hohe Temperatur der Urquelle trotz des an sich geringen Radiumemanationsgehaltes möglich.

Weiterhin besitzt Teplitz ein *Radiumemanatorium.*

Wiesbaden.
(Nach Angaben der Verwaltung.)

Seine warmen Quellen haben folgende Radioaktivität:

Kochbrunnen	68⁰ C	Wasser = 1,2 ME.	Gas = 30,5 ME.
Adlerquelle	54⁰ ,,	,, = 0,6 ,,	,, = 22,7 ,,
Schützenhofquelle	50⁰ ,,	,, = 7,8 ,,	,, = 64,2 ,,
Goldener Brunnen	— ,,	,, = 4,1 ,,	,, = 42,8 ,,

Die Quellen finden zu *Radiumbädern* Verwendung.

Aus dem Kochbrunnen wird, unter Zusatz von Radiumemanation aus Radiumsalzlösung, ein *Radiumemanatorium* gespeist.

d) Die radioaktive Therapie außerhalb der Heilbäder.

Die Entwicklung der Wissenschaft von den biologischen und therapeutischen Wirkungen radioaktiver Substanzen hat dazu geführt, daß gewisse Firmen, ich nenne hier nur die älteste in Deutschland, die Allgemeine Radium-Aktien-Gesellschaft, Berlin, Einrichtungen geschaffen haben, die eine Behandlung mit radioaktiven Stoffen auch außerhalb der Heilbäder gestatten.

Über die Technik der Anwendung und der Dosierung sei folgendes bemerkt:

α) *Radiumemanation.*

1. **Inhalation.** Sehr zweckmäßig kann diese im geschlossenen Raum im sog. „Emanatorium" durchgeführt werden. Jeder beliebige, nur einigermaßen gut abdichtbare Raum ist zu gebrauchen. Es ist nur notwendig, aus einer Radiumlösung, deren Gehalt an Radium nach der pro Liter gewünschten Menge von Emanation zu bestimmen ist, die Emanation auszublasen und alsdann die

Patienten in diesem Raum die gewünschte Zeit zu belassen. Bei dieser Anwendung gibt praktisch 1 mg Radiumelement in 24 Stunden rund 220 000 bis 300 000 ME. her. (Der theoretisch zu erwartende Wert ist 453 750 ME.; die Minderabgabe erklärt sich aus den Verlusten, die durch ungenügenden Verschluß und ungenügendes Abpumpen entstehen.) Zum Betrieb eines Emanatoriums von 20 m³ Raum mit 5 ME. pro Liter Luft bedürfte man also nur 0,5—0,6 mg Radiumelement. Werden mehrere Patienten zu gleicher Zeit behandelt, so sind Einrichtungen für Zufuhr neuen Sauerstoffes und Absorption der ausgeatmeten CO_2 zweckmäßig. Die Allg. Radium-Aktiengesellschaft bringt entsprechende Apparate in den Handel.

Als ausreichende Emanationsdosis sind 4—5 ME. zu fordern, es können aber auch höhere Dosen, 20—60 ME. und darüber, gegeben werden. Die Dauer der Sitzungen ist auf 2 Stunden und ihre Gesamtzahl auf etwa 24—40 Sitzungen zu bemessen.

Für Einzelbehandlung kommen sog. Maskenemanatorien und Einzelinhalationsapparate in den Handel.

2. Trinkkur. Der Lösungskoeffizient der Radiumemanation im Wasser beträgt bei gewöhnlicher Zimmertemperatur etwa 0,27. Wenn man also Radiumsalz zur Verfügung hat, kann man sich Emanationslösungen selbst darstellen, indem man durch gewöhnliches Wasser mittels eines Zirkulationsgebläses Emanation hindurchperlen läßt. Oder aber man bringt unlösliche Radiumsalze in gut verschlossene Kieselgurfilter, die man in Trinkwasser legt. Durch die Poren des Filters tritt dann die Emanation in das Trinkwasser über. Selbstverständlich sind noch andere Wege möglich, um in Wasser Emanation zu lösen. Um die Emanation am Entweichen aus dem Trinkgefäß zu hindern, sind zweckmäßig Fläschchen mit engem Hals zu verwenden, aus denen die Flüssigkeit mittels einer Trinkröhre aus Glas hochgesaugt wird. Die zu verabfolgende Dosis kann in breiten Grenzen variieren, von 1000 ME. bis zu 100 000 ME. täglich. Wir geben 5 Portionen täglich zu 10 cm³ mit insgesamt 1000—50 000 ME. nach dem Essen und bemessen die Kur im Durchschnitt auf 6 Wochen.

3. Badekur. Da die Aufnahme der Emanation praktisch lediglich durch Inhalation erfolgt, so ist die Durchführung einer Emanations-Badekur außerhalb der Badeorte nicht zu empfehlen.

β) Lösliche Radiumsalze.

1. Injektion. Man darf zu Injektionen nur absolut reines Radiumbromid oder -chlorid in physiologischer Kochsalzlösung verwenden. Die Injektionen können entweder in die Umgebung der erkrankten Gelenke oder auch intramuskulär gemacht werden. Wir pflegen einen um den andern Tag 0,005—0,05 mg Radiumelement zu injizieren und im Durchschnitt 15—20 Injektionen zu verabfolgen. Ausnahmsweise haben wir bis 0,1 mg im ganzen (pro Woche eine Injektion von 0,02 mg) injiziert. (Verfasser und Graf CASTELL.) Sehr häufig kombinieren wir eine Trink- oder Inhalationskur mit diesen Injektionen.

2. Trinkkur. Man kann selbstverständlich derartige Radiumsalzlösungen auch trinken lassen (Radiogenkapseln). Doch ist über die Aufnahme der Salze durch den Darm genaueres noch nicht bekannt.

γ) Radiumkompressen.

Geringe Mengen von Radium sind mit anderen inaktiven Substanzen innig gemischt und in Säckchen eingenäht. Man kann diese Kompressen viele Tage lang auf die schmerzhaften Stellen auflegen lassen, ohne Verbrennungen befürchten zu müssen. Auch das Auflegen von Tüchern, die in emanationshaltige Flüssigkeit getaucht sind, wird empfohlen. Die Dosis ist aber unkontrollierbar.

δ) *Thoriumemanation.*

Läßt man über Radiothorium, bzw. durch Thorium-X-Lösungen die Einatmungsluft streichen, so wird die Thoriumemanation mit dem Luftstrom mitgerissen und eingeatmet. Wegen der unsicheren Meßmethodik kann über die Dosen hier nichts Allgemeingültiges gesagt werden.

ε) *Thorium-X.*

1. Injektionen. Die Injektionen können intravenös oder intramuskulär ausgeführt werden. Die Dosis kann höher bemessen werden als bei Radiumsalzinjektionen. Doch wird man auch hier bei der Behandlung innerer Krankheiten einen Gesamtwert von 0,5 mg Radiumelement nicht überschreiten.

Im allgemeinen injizieren wir wöchentlich dreimal 0,005—0,02 mg, im ganzen 5—6 Wochen lang.

2. Trinkkur. Thorium-X kann selbstverständlich auch per os einverleibt werden; es defundiert aus dem Magendarmtractus in das Blut. Wir verordnen pro Tag 50 cm³ Thorium-X-Lösung, deren Aktivität 0,01 mg Radiumelement entspricht, mit der Anweisung, fünfmal täglich je 10 cm³ zu trinken. Die Dauer einer solchen Trinkkur bemessen wir auf 4—6 Wochen.

ζ) *Radiophan.*

In neuerer Zeit kommt ein Kombinationspräparat von Radium und Atophan in den Handel, das *Radiophan.* Das Präparat ist eine Radium-Atophanlösung. Eine Ampulle enthält 0,5 g Phenylchinolindicarbonsaures Natrium und 0,001 mg Radiumelement. Die Lösung wird intravenös oder intramuskulär injiziert. Für eine Kur sind 15—24 Injektionen erforderlich.

Gemäß der Anschauungen von BÜRGI sind von diesem Präparat die analgetischen und antiphlogistischen Eigenschaften beider Stoffe in potenzierter Weise zu erwarten. KEHRER hat schon früher gezeigt, daß die kombinierte Anwendung des Radiums und Atophans bei Gicht die einzelnen gichtspezifischen Unvollkommenheiten dieser Mittel insofern aufzuheben vermag, als die durch Radium mobilisierte Harnsäure durch Atophan in erhöhtem Maße ausgeschwemmt wird.

Nach vielen Berichten (OLOFF, CHAIM, GROSSMANN und KRATTER) hat sich das Präparat klinisch bewährt. Eigene Erfahrungen stimmen hiermit durchaus überein. Ich fand seine Verwendung bei Gicht insofern ganz besonders vorteilhaft, als es nicht nur unmittelbar nach der Injektion stark schmerzstillend wirkt, sondern daß auch bei wiederholter Anwendung die stark reaktive Wirkung des Radiums durch die Atophanwirkung gemildert wird, ohne das Radium anscheinend irgendwie im Heileffekt zu paralysieren.

e) Chirurgische Eingriffe.

Chirurgische Eingriffe können manchmal angezeigt sein bei Uratablagerungen, die durch ihre Größe oder ihren Sitz funktionsbeschränkend oder stark entstellend wirken. Auch manche fistelnde Tophi wird man durch Herausschneiden

beseitigen. Dagegen läßt man Ablagerungen in den Gelenken am zweckmäßigsten **unberührt.** Eine funktionsbessernde Wirkung ist kaum zu erwarten, außerdem **dem** besteht die Gefahr erneuter Ablagerungen.

Überlieferte Erfahrung und moderne wissenschaftliche Forschung haben **uns** ein nicht geringes Rüstzeug in die Hand gegeben, um dem geplagten Gicht**kranken** nur die im akuten Gichtanfall nicht Schmerzen zu beseitigen, sondern **auch** die vielerlei Beschwerden, der Gichtkrankheit zu mildern und in manchen **glücklich** gelegenen Fällen das Fortschreiten der Krankheit zu verhindern, ja **diese** vielleicht zu heilen.

Nötig ist für den Gichtkranken noch eins: er verliere nicht die Hoffnung **und** sein seelisches Gleichgewicht. SYDENHAM, den ich schon vielfach- genannt **habe,** sagt von sich selber: ,,Aber was mir und anderen nur mäßig mit Verstand **und** Glücksgütern ausgestatteten Menschen, die an dieser Krankheit leiden, **tröstlich** sein kann, ist die Tatsache, daß auch Königen, anderen hohen Würden**trägern,** Generalen, Philosophen und anderen großen Männern das gleiche **Schicksal** beschieden gewesen ist. Diese Krankheit, ich betone das ausdrück**lich,** hat mehr Reiche als Arme, mehr Große als Kleine zugrunde gerichtet. **Sicher** werden die vernünftigen Patienten, die schon lange von dieser Krank**heit** heimgesucht sind und an ihrer Heilung verzweifeln, dem Chor eines Dramas **von** LUKIAN zustimmen, der folgendermaßen endigt: ,,Sei gnädig uns, du aller **Welt** bekanntes Podagra, mit deinem Schmerz, leicht und mild, kurz, nicht **scharf,** nicht wütend, erträglich, bald aufhörend, nicht überwältige uns, nicht **hindere** uns am Gehen. ʻ

Literatur.

ACKROYD and HOPKINS: Biochem. journ. Vol. 10. 1916. AIEXANDER, W.: Fehldiagnosen bei Ischias. Berlin. klin. Wochenschr. 1912. Nr. 49, S. 830—833. — Die Gicht in der Ätiologie, der Neuralgie und Myalgie. Med. Klinik. 1923. Nr. 12, S. 380—383. ALMAGIA: Hofmeisters Beitr. Bd. 7. ASCHOFF: Kureinrichtungen und Kurmittel des Radiumsolbades Kreuznach. AMELUNG, W.: Läßt sich durch das Röntgenbild der sichere Nachweis einer Arthritis urica erbringen? Fortschr. a. d. Geb. d. Röntgenstr. Bd. 31. 1923.

BARKAN: Zeitschr. f. Biol. Bd. 76. 1922; Biochem. Zeitschr. Bd. 146. 1924. — Zeitschr. f. physiol. Chem. Bd. 84. BARTH: Erkrankungen des Gehörorgans bei Gicht. Zeitschr. f. Ohrenheilk. u. f. d. Krankh. d. Luftwege. Bd. 38. 1901. BASS, ROBERT: Experimenteller Beitrag zum Verständnis der Gichtpathologie. Zentralbl. f. inn. Med. Jg. 34, Nr. 39. 1913. — Wien. klin. Wochenschr. 1912. Nr. 47. BAUMANN: Virchows Arch. f. pathol. Anat. u. Physiol. Bd. 259. — BAZIN: Leçons sur les affections cutanées. Paris 1860. BECKMANN: Dtsch. Arch. f. klin. Med. Bd. 135. BENNECKE: Arch. f. klin. Chirurg. Bd. 66. BERGMANN: Opuscula nach CRELL: Die neuesten Entdeckungen der Chemie. Bd. 2. 1776. BERNSTEIN: Strahlentherapie. Bd. 1. BEZANÇON: WEIL et LUCIEN DE GENNES: Form atypiques de la goutte aiguë. Presse méd. Jg. 31, Nr. 28, p. 307—318. 1923. BILTZ: Ber. d. Dtsch. chem. Ges. Jg. 54, H. 7, S. 1676. 1921. BLOCH BRUNO: Biochem. Zentralbl. Bd. 5. — Hoppe-Seylers Zeitschr. f. physiol. Chem. Bd. 51, H. 6. BORNSTEIN und GRIESBACH: Biochem. Zeitschr. Bd. 106. BOUCHARD: Leçons sur les malades parralentissem. de la nutrition. Paris 1890. BROGSITTER: Dtsch. Arch. f. klin. Med. Bd. 159. 1922. — Histopathologie der Gelenkgicht. Leipzig 1927. BRUGSCH: Zeitschr. f. exp. Pathol. Bd. 1. 1906. — Zeitschrift f. exp. Pathol. u. Therapie. Bd. 21. 358. — Die Gicht. Spezielle Pathol. u. Therapie inn. Krankh. Bd. 1. Berlin 1919. BRUGSCH und ROTHER: Klin. Wochenschr. 1923. BRUGSCH und SCHITTENHELM: Der Nukleinstoffwechsel und seine Störungen. Jena 1910. BUCHHOLZ: Arch. f. exp. Pathol. u. Pharmakol. Bd. 81. BUDD: Med. chirurg. Trans. Vol. 38. 1855. BUBIAN und SCHUR: Über die Stellung der Purinkörper im menschlichen Stoffwechsel. Arch. f. d. ges. Physiol. Bd. 80, 1900; Bd. 87. 1901. — Pflügers Arch. f. d. ges. Physiol. Bd. 82.

CANTANIE: Spezielle Pathologie und Therapie der Stoffwechselkrankheiten. Deutsch erschienen 1880. Verlag Denicke-Berlin. CHAIM: Zahnärztl. Rundschau. 1927. Nr. 24.

CHANTRAINE: Biochem. Zeitschr. Bd. 133. CHARCOT: Leçons cliniques sur les maladies des vieillands et les maladies chroniques. Paris 1874. Maladies des vieillards. Paris 1890. CHAUFFARD, A.: Le syndrome humorale de la goutte. Presse méd. Jg. 30, Nr. 24, p. 253 bis 255. 1922. CHAUFFARD, BRODTN et GIGAUT: Cpt. rend. des séances de la soc. de biol. Tome 86. 1922. CHAUFFARD, A. et M. WOLF: Structure et evolution des tophus goutteux. Presse méd. Jg. 31, Nr. 97, p. 1013—1015. CHAVEOT et CORNIL: Mém. de la soc. de biol. 1863. CITRON: Zeitschr. f. exp. Pathol. u. Therapie. Bd. 5. CLOETTA: Liebigs Ann. d. Chem. Bd. 99. COATES, VINCENT and PERCY CHARLES RAIMENT: The calicum content of the blood serum in cases of gout. Biochem. journ. Vol. 18, Nr. 5. 1924. COOKE: Journ. of immunol. Vol. 7. 1922. CORNIL et RANVIER: Manuel d'hist. pathol. Tome 1. Paris 1881. CULLEN: Anfangsgründe der Arzneiwissenschaft. Aus dem Englischen. Leipzig 1778.

DEYLOS, E.: Presse méd. Tome 20, p. 125—126. 1912. DOERR: Bericht üb. d. 88. Vers. dtsch. Naturf. u. Ärzte. Innsbruck 1924. DOHM: Zeitschr. f. klin. Med. Bd. 74. DRESEL und ULLMANN: Zeitschr. f. d. ges. exp. Med. Bd. 24.

EBSTEIN, ERICH: Über Gichttophi an den Augenlidern. Dtsch. med. Wochenschr. 1917. Nr. 38. EHRMANN und WOLF: Münch. med. Wochenschr. 1913. Nr. 38. ELLINGHAUS, MÜLLER und STEUDEL: Arch. f. Kinderheilk. Bd. 76; 78; 79. ELSTER und GEITEL: Phys. Zeitschr. 1903 u. 1904. EPPSTEIN: Die Natur und Behandlung der Gicht. Wiesbaden 1906.

FALTA: Die Erkrankungen der Blutdrüsen. Berlin 1913. — Zeitschr. f. exp. Pathol. u. Therapie. Bd. 15. 1914. — FEULGEN: Zeitschr. f. physiol. Chem. Bd. 108ff. FEULGEN und ROSENBECK: Zeitschr. f. physiol. Chem. Bd. 127. 1923. FINE: Chem. Zentralbl. Bd. 1. FISCHER, EMIL: Untersuchungen in der Puringruppe. Berlin 1907. FLEISCHMANN und SALECKER: Zeitschr. f. klin. Med. Bd. 80. 1914. FOLIN, OTTO, GILDING BERGLUND and CLIFFORD DERICK: The uric acid problem. An experimental study on animals and man, including gouty subjekts. Journ. of biol. chem. Vol. 60, Nr. 2, p. 361—471. 1924. FORBES: A treatise upon gravel and upon gout. London 1793. FREUDWEILER: Dtsch. Arch. f. klin. Med. Bd. 63. 1899. FREUNDLICH und LOEB: Biochem. Zeitschr. Bd. 180. 1927. FREY: Pflügers Arch. f. d. ges. Physiol. Bd. 177. FRIEDERICIA: Chem. Zentralbl. Bd. 1. FRIEDMANN und MANDEL: Arch. f. exp. Pathol. u. Pharmakol. Suppl.-Bd. 1908.

GALLE: Inaug.-Diss. Berlin 1913. GARROD, ALFRED BARRING: The nature and treatment of gout and rheumatic gout. London 1859. GLÄSSGEN: Rad. in Biologie und Heilkunde. Bd. 1. GOLDSCHEIDER: Über atypische Gicht und ihre Behandlung. Zeitschr. f. physikal. u. diätet. Therapie. Bd. 16, S. 321—338 u. 402—415. 1912. Berlin. klin. Wochenschr. 1914. Nr. 28, 29. — Über die atypische Gicht. Dtsch. med. Wochenschr. Jg. 53, Nr. 40. 1927. GOTTLIEB: Arch. f. exp. Pathol. u. Pharmakol. Bd. 82. GRAVES: Klinische Beobachtungen. Leipzig 1843. GROSSMANN: Med. Klinik. 1927. Nr. 32. GRUBE: Zeitschr. f. klin. Med. Bd. 27. 1895. GUDZENT: Grundriß zum Studium der Radiumtherapie. Berlin. 1919. — Physikalisch-chemische Untersuchungen über das Verhalten der harnsauren Salze in Lösungen. Zeitschr. f. physiol. Chem. Bd. 56. — Physikalisch-chemische und chemische Untersuchungen über das Verhalten der Harnsäure in Lösungen. Zeitschr. f. physiol. Chem. Bd. 60. — Physikalisch-chemische Untersuchungen über das Verhalten der harnsauren Salze in Lösungen. Zeitschrift f. physiol. Chem. Bd. 60. — Physikalisch-chemisches Verhalten der Harnsäure und ihrer Salze im Blut. Zeitschr. f. physiol. Chem. Bd. 83. — Über den Einfluß der Radiumemanation auf den Purinstoffwechsel. Zeitschr. f. klin. Med. Bd. 71. — Über den gegenwärtigen Stand der Radiumemanationstherapie. Therapie d. Gegenw. Dezember 1910. — Eine einfache Methode zum Nachweis von Harnsäure im Blut und anderen kolloiden Flüssigkeiten. Dtsch. med. Wochenschr. 1912. Nr. 13. — Über gichtische Nagelerkrankung. Charité-Ann. Bd. 34, Jg. 5. — Klinische Erfahrungen über die Behandlung der Arthriden und der Gicht mit Radiumemanation. Berlin. klin. Wochenschr. 1911. Nr. 47. — Über Dosierung und Methodik der Anwendung radioaktiver Stoffe bei inneren Krankheiten und die erzielten therapeutischen Heilerfolge. Berlin. klin. Wochenschr. 1913. Nr. 35. — Über das Verschwinden der Blutharnsäure bei Gicht nach Behandlung mit radioaktiven Substanzen. Zeitschr. f. klin. Med. Bd. 78, H. 3 u. 4. — Zur Frage der Anomalie der Harnsäurelöslichkeit. Zeitschr. f. physiolog. Chem. Bd. 89, H. 3. — Untersuchungen über die chemische Form der Harnsäure im Blut und deren Löslichkeit. Zeitschr. f. klin. Med. Bd. 82, H. 5 u. 6. — Beiträge zur Kenntnis des Purinstoffwechsels gemeinsam mit MAASE und ZONDEK. Zeitschr. f. klin. Med. Bd. 86. 1918. — Experimentelle Beiträge zur Pathogenese der Gicht. Zeitschr. f. klin. Med. Bd. 90, H. 3 u. 4. — Experimentelle Beiträge zur Pathogenese der Gicht. Zeitschr. f. klin. Med. Bd. 94, H. 1—3. — Das Harnsäureproblem in der Medizin. Zeitschr. f. klin. Med. Bd. 99, H. 1—3. GUDZENT und BOLZMANN: Klinische und morphologische Beiträge zum Gichtproblem. Zeitschr. f. klin. Med. Bd. 106, H. 1/2. GUDZENT und KEESER: Zeitschr. f. klin. Med. Bd. 94. GUDZENT, MAASE und ZONDECK: Zeitschr. f. klin. Med. Bd. 86, H. 1/2.

HAGEDORN: Zeitschr. f. klin. Med. Bd. 104. 1926. HAIG: Uric acid as a factor in the causation of disease. London 1896. HAJOS und KÜRTI: Beiträge zur Pathogenese des Asthma bronchiale. Zeitschr. f. d. ges. exp. Med. Bd. 46. 1925. HANDOWSKI: Zeitschr. f. phys. Chem. Bd. 90. 1914. — Arch. f. exp. Pathol. u. Pharmakol. Bd. 76. 1914. HARPUDER: Klin. Wochenschr. 1927. — Zeitschr. f. d. ges. exp. Med. Bd. 27. 1922 u. Bd. 44. 1924. — HARVEY: Rheumatism, gout and neuralgie. London 1852. HENDERSEN und SPIRO: Biochem. Zeitschrift. Bd. 15. 1908. HERWIG: Inaug.-Diss. Berlin 1925. HERZFELD und STOCKER: Zeitschrift f. inn. Med. Bd. 34, S. 753. HEUBNER, W.: Zit. bei LÖWE. HEYDECAMP: Zeitschr. f. klin. Med. Bd. 105. 1926. HIRSCHSTEIN: Arch. f. exp. Pathol. u. Pharmakol. Bd. 27. 1907. HIS, W.: Untersuchungen an Gichtkranken. Wien. med. Blätter. 1896. Nr. 19. — Die Ausscheidung der Harnsäure im Urin bei Gichtkranken, mit besonderer Berücksichtigung der Anfallszeiten und bestimmte Behandlungsmethoden. Dtsch. Arch. f. klin. Med. Bd. 65. — Dtsch. Arch. f. klin. Med. Bd. 65 u. 67. 1905. — Angioneurotisches Ödem und intermittierende Gelenkschwellung auf gichtischer Grundlage. Charité-Ann. Bd. 36. 1912. — Dtsch. med. Wochenschr. 1909. Nr. 15. — Geschichtliches und Diathesen in der inneren Medizin. Kongr. f. inn. Med. 1911. HIS und PAUL: Zeitschr. f. physiol. Chem. Bd. 31. 1906. HORBAZEWSKI: Monatsh. f. Chem. Bd. 10. 1889 u. Bd. 12. 1891. HÜSCKE: Zeitschr. f. klin. Med. Bd. 105. 1927.

IBRAHIM und SOETTER: Zeitschr. f. physiol. Chem. Bd. 35. 1902. ILLYÉS, G. v.: Folia urol. Vol. 6, p. 691—696. 1912. INAOKA-KYOTO: Klin. Wochenschr. 1924. Nr. 43.

JOEL: Zeitschr. f. klin. Med. Bd. 95. JONES: Zeitschr. f. physiol. Chem. Bd. 42. 1904. JUNG: Arch. f. exp. Pathol. u. Pharmakol. Bd. 122. 1927.

KALASCHNIKOW, W. P.: Zentralbl. f. prakt. Augenheilk. Jg. 37, Nr. 7, S. 193—195. 1913. KÄMMERER: Allergische Diathesen. München 1926. KANITZ: Zeitschr. f. physiol. Chem. Bd. 116. KAUFMANN: Spezielle pathol. Anat. 6. Aufl. Berlin 1911. KEHRER: Arch. f. Verdauungskrankh. 1913. KESTNER: Zeitschr. f. physiol. Chem. Bd. 130. 1903. KIKKOJE: Radium in Biologie und Heilkunde. 1911. DE KLEYN und STORM VAN LEEUWEN: Nederlandsch tijdschr. v. geneesk. 1918. KOCHER: Über den Harnsäuregehalt des Blutes als Krankheitssymptom. Dtsch. Arch. f. klin. Med. Bd. 115. 1914. — Verhandl. d. dtsch. Kongr. f. inn. Med. 1924. KOHLER: Das chemische Gleichgewicht im menschlichen Harn. Ergebn. d. inn. Med. u. Kinderheilk. Bd. 17. 1919. KOSSEL: Über die Nucleinsäure. Arch. f. Anat. u. Physiol. 1893. KRATTER: Med. Welt. 1927. Nr. 35. KRAUSS, ERICH: Über den minimalen Eiweißverbrauch eines Akromegalen. Klin. Wochenschr. 1926. Nr. 16. KREBS: Fortschr. a. d. Geb. d. Röntgenstr. Bd. 25. KRIEG: Ärztl. Mitt. aus Baden. 1909. KROGIUS: Studien und Betrachtungen über die Pathogenese der DUPUYTRENschen Fingercontractur. Acta chirurg. scandinav. Bd. 54, H. 5. 1921. KRÜCKMANN: Med. Klinik. 1910. Nr. 38. KRÜGER: Inaug.-Diss. Berlin 1913. KRÜGER und SALOMAN: Zeitschr. f. phys. Chem. Bd. 21. 1895 u. Bd. 24. 1897. KRÜGER und SCHITTENHELM: Zeitschr. f. phys. Chem. Bd. 35. 1902 u. Bd. 44. 1905. Arch. f. klin. Med. Bd. 81, S. 432. 1904. KRÜGER und SCHMIDT: Zeitschr. f. physiol. Chem. Bd. 36. 1902. KÜLZ: Klinische Erfahrungen über den Diabetes mellitus. Jena 1899. KÜRTI und GYÖRGYI: Klin. Wochenschr. 1927. Nr. 30.

LANCERAUX: Traité d l'herpetisme. Paris 1883. LECORCHÉ: Traité de la goutte. Paris 1889. — Traité memorique et practique de la goute. Paris 1884. LEDDERHOSE: Die Ätiologie der Fasciitis palmaris (Dupuytrensche Contractur). Münch. med. Wochenschr. Jg. 67. 1920. STORM VAN LEEUWEN: Allergische Krankheiten. Berlin 1926. LENNÉ: Wesen, Ursachen und Behandlung der Zuckerkrankheit. Berlin 1898. LESCHKE: Hämolytischer Ikterus und Gicht. Med. Klinik. Jg. 18. Nr. 28. LEVENE: Zeitschr. f. physiol. Chem. Bd. 39. 1903. — On the biochemistry of nukleiacids. Journ. of the Americ. chem. assoc. Vol. 32, 1909. (Zusammenfassende Darstellung.) — Journ. of biol. chem. Vol. 48. 1921. LEVENE und JOKOBS: Über die Inosinsäure. Chem. Ber. Bd. 41. 1908. LEVENE und MANDEL: Chem. Ber. Bd. 41. 1908. LICHTWITZ: Die Gicht. Handb. f. inn. Med. (MOHR-STAEHELIN). Berlin 1920. — Zeitschr. f. klin. Med. Bd. 104. — Gicht. Stoffwechselkrankheiten. Berlin: Verlag Karger. LICHTWITZ und STEINITZ: Die Gicht. Handb. d. inn. Med. Herausgeber Bergmann-Staehelin. Bd. 4/1. Berlin 1926. LIKHATSCHEFF: Beitr. z. pathol. Anat. u. z. allg. Pathol. Bd. 20. 1897. LINDEMANN: Zeitschr. f. exp. Pathol. u. Therapie. Bd. 15. 1914. LITTEN: Virchows Arch. f. pathol. Anat. u. Physiol. Bd. 64 u. 66. 1876. LLEWELLYN JONES: The aetiology of gout. Lancet. Vol. 202, Nr. 10. 1922. LOEWE, S.: Therap. Halbmonatsh. 1920. H. 1. LOEWENTHAL: Zeitschrift f. klin. Med. Bd. 71. 1911. LÖWY, JULIUS: Ein Beitrag zur Heredität der Dupuytrenschen Contractur. Zentralbl. f. inn. Med. Jg. 44. 1923. LUBARSCH: Handb. d. spez. pathol. Anat. u. Histol. Bd. 6. 1925. LÜTHGE: In G. KLEMPERER: Untersuchungen über Gicht und harnsaure Nierensteine. Berlin 1896. LYMANN: Zeitschr. f. phys. Chem. Bd. 3.

MAASE und ZONDEK: Münch. med. Wochenschr. 1915. Nr. 33. MAGNUS: Arch. f. exp. Pathol. u. Pharmakol. Bd. 44. MAGNUS-LEVY- v. NOORDENs Handb. d. Pathol. d. Stoffwechsels. Berlin: August Hirschwald 1906. — Über Gicht. Zeitschr. f. klin. Med. Bd. 36

1898. MARX, H.: Über Veränderungen am Ohre bei Gicht. Münch. med. Wochenschr. Jg. 67, Nr. 45, S. 1283. 1920. MEYER, H.: Lehrb. d. Strahlentherapie. Berlin 1924. MIESCHER: Über die chemische Zusammensetzung der Eiterzellen. Hoppe-Seylers med.-chem. Unters. Berlin 1871. MINKOWSKI, O.: Die Gicht. Wien 1903. — Herz und Gefäß bei Stoffwechselkrankheiten. Wien. med. Wochenschr. Jg. 73. Nr. 7. — MOORE, NORMAN: Some observations on the morbid anatomy of gout. St. Bartholomew's hosp. journ. 1887. MUNK: Die chronischen Erkrankungen der Gelenke. Spez. Pathol. u. Therapie, KRAUS-BRUGSCH. Bd. 9/2. Berlin 1923. Dtsch. med. Wochenschr. 1919. Nr. 39. Med. Klinik. 1924. Nr. 5—7. Grundriß d. ges. Röntgendiagnostik. Leipzig 1925. MÜNZER: Arch. f. exp. Pathol. u. Pharmakol. Bd. 41. MUSGRAVE: De arthritide symptomatica. London 1703. — De arthritide anomala. Oxford 1707.

NICOLAIER und M. DOHRN: Arch. f. klin. Med. Bd. 93. NOORDEN, CARL V.: Handb. d. Pathol d. Stoffwechsels. Berlin 1906. — Über die Behandlung bei gleichzeitiger Erkrankung an Gicht und Diabetes. Therap. Monatsh. Jg. 28. 1924. — Berlin. klin. Wochenschr. 1916. Nr. 39. — Die Zuckerkrankheit. 7. Aufl. Berlin 1917.

OLOFF: Fortschr. d. Therapie. 1925. H. 21.

PFEIFFER: Berlin. klin. Wochenschr. 1891. Nr. 15. 1896. Nr. 15. 1917. Nr. 50. PINKUSSEN: Biochem. Zeitschr. Bd. 134. PLOSZ: Kerne der Vogel- und Schlangenblutkörperchen. Hoppe-Seylers med.-chem. Unters. Berlin 1871. POHL: Biochem. Zeitschr. Bd. 78. 1907. PRATT, JOSEPH: A study of the uric acid in the blood in gout by the method of FOLIN and DENIS. Transact. of the assoc. of Americ. physic. Vol. 28. 1913.

RACHAMIMOFF: Inaug.-Diss. Berlin 1912. RICHARDIÈRE und SICCARD: In BROUARDEL, GILBERT, THOINOT: Traité de méd. et de thèrapeut. I. 1907. RIEHL: Wien. klin. Wochenschrift. 1897. Nr. 34. RINGER: Zeitschr. f. physiol. Chem. Bd. 67. RINDFLEISCH: Virchows Arch. f. pathol. Anat. u. Physiol. Bd. 171. 1903. RINDFLEISCH und BENNECKE: Arch. f. klin. Chirurg. Bd. 66. ROKITANSKI: Handb. d. pathol. Anat. 3. Aufl. Bd. 2. Wien 1856. ROSENBACH: Virchows Arch. f. pathol. Anat. u. Physiol. Bd. 179. 1905. ROSENBERG: Zeitschr. f. exp. Pathol. u. Therapie. Bd. 20. ROSENFELD: Klin. Wochenschr. 1924. Nr. 42. — Zeitschr. f. pyhs. Chem. Bd. 138.

SCHADE: Zeitschr. f. klin. Med. Bd. 93. 1922. SCHEELE: Examen chemicum calculi urinarii. Opuscula 1776. SCHMIEDEBERG: Zit. bei LOEWE. SCHITTENHELM: Der Nuclein-stoffwechsel (BRUGSCH-SCHITTENHELM.) Jena 1910. — Chem. Zentralbl. Bd. 2. 1912. — Zeitschr. f. d. ges. exp. Med. Bd. 27. — Zeitschrift f. physiol. Chemie. Bd. 42. 1904; Bd. 43. 1904; Bd. 45. 1905. SCHITTENHELM und CHROMETZKA: Studien über das uricolytische Ferment. Zeitschr. f. physiol. Chemie. Bd. 162. 1927. SCHITTENHELM u. HARPUDER: Zeitschr. f. d. ges. exp. Med. Bd. 27. 1922. SCHITTENHELM und SCHRÖDER: Zeitschr. f. physiol. Chemie. Bd. 39. 1903 und Zentralbl. f. Stoffwechsel- u. Verdauungskrankheiten. 1905. Nr. 14. SCHMIDT, B.: Aschoffs Lehrbuch d. pathol. Anatomie. SCHREIBER: Über die Harnsäure unter physiologischen und pathologischen Verhältnissen. Stuttgart 1899. SCHREIBER und ZAUDY: Pflügers Arch. f. d. ges. Physiol. Bd. 79. SEVÈN: Skandinav. Arch. f. Physiol. Bd. 11. 1900. — Über den Purinstoffwechsel des Menschen. Arch. f. d. ges. Physiol. Bd. 145. 1912. SCUDAMORE: Natur und Heilung der Gicht. Deutsch von HESSE. Halle 1819. SECKEL: Zeitschr. f. klin. Med. Bd. 102. SEEGEN: Der Diabetes mellitus. Berlin 1893. SILBERGLEIT: Berlin. klin. Wochenschr. 1908. Nr. 1. SJÖQUIST: Nord. med. Arch. 1894. Nr. 10. STARKENSTEIN: Biochem. Zeitschr. Bd. 106. STARKEN-STEIN und WICHOWSKI: Prag. med. Wochenschr. 1913. STEINITZ, ERNST: Untersuchungen über die Blutharnsäure. Dtsch. med. Wochenschr. Jg. 40, Nr. 19. 1914. STEUDEL: Über die Kohlenhydratgruppe der Nucleinsäure. Zeitschr. f. physiol. Chemie. Bd. 55 und 56. 1908. — Zeitschr. f. physiol. Chemie. Bd. 42. 1904 und Bd. 49. 1906; Bd. 116. 1921; Bd. 124. 1923. Bd. 127. 1923. — Berlin. klin. Wochenschr. 1921. Nr. 29, S. 212. STEUDEL und ELLINGHAUS: Zeitschr. f. physiol. Chemie. Bd. 124. 1922. Bd. 127. 1923. STEWART, CORBET PAGE: Biochem. journ. Vol. 19. 1925. STRANSKY: Biochem. Zeitschr. Bd. 78, S. 200. 1907. STRAUSS: Pathogenese und Therapie der Gicht im Lichte der neueren Forschungen. Würzburger Abhandl. a. d. Gesamtgeb. d. prakt. Med. Bd. 2, S. 8. 1902. — Berlin. klin. Wochenschr. 1913. Nr. 32. SYDENHAM: Abhandlung über die Gicht (1681). Klassiker der Medizin. Herausgeg. von K. SUDHOFF. Leipzig: J. A. Barth 1910.

THANNHAUSER: Habilitationsschrift. München 1907. — Dtsch. Arch. f. klin. Med. Bd. 135. — Zeitschr. f. phys. Chemie Bd. 110. — Zeitschr. f. phys. Med. Bd. 110. THANNHAUSER, LURZ und GARA: Experimentelle Studien über den Nucleinstoffwechsel. Studien zur Frage der Uricolyse und der Harnsäureausscheidung. Zeitschr. f. physiol. Chem. Bd. 44, S. 806; Bd. 156. 1926. THANNHAUSER und BLANCO: Experimentelle Studien über den Nucleinstoffwechsel. Zeitschr. f. physiol. Chem. Bd. 161. 1926. THANNHAUSER und CZONICZER: Zeitschr. f. physiol. Chemie. Bd. 110. 1920. THANNHAUSER und DORFMÜLLER: Zeitschr. f. physiol. Chemie. Bd. 102. THANNHAUSER und WEINSCHENK: Dtsch. Arch. f. klin. Med. Bd. 139. TSCHERNIKOW: Russki Wratsch. 1912. Nr. 2.

UMBER: Lehrbuch d. Ernährung und Stoffwechselkrankheiten. Berlin: Urban & Schwarzenberg 1909. — Ernährung und Stoffwechselkrankheiten. Berlin 1925. UMBER und LOEWENHARDT: Klin. Wochenschr. Bd. 1, Nr. 47.

WEINTRAUD: Die Gicht. Ergebn. d. allg. Pathol. u. pathol. Anat. Wiesbaden 1895. Berlin. klin. Wochenschr. 1895. Nr. 32. — Zentralbl. f. inn. Med. Bd. 16. 1895. — Therap. Monatsh. Januar 1912. WELLS: Chem. Zentralbl. Bd. 1. WIECHOWSKI. Arch. f. exp. Pathol. u. Pharmakol. Bd. 60. 1909. WIDAL: Presse méd. 1925. Nr. 86. WIDAL, ABRAMI, JOLTRAIN-Paris: Die Cutanreaktion auf Wein bei Gichtikern. Presse méd. 1925. Nr. 86. WIENER: Arch. f. exp. Pathol. u. Pharmakol. Bd. 42. 1899. WILKE: Zeitschr. f. physikal. u. diätet. Therapie. Bd. 13. WILLIAMSON, CHARLES SPENCER: Gout: a clinical study of one hundred and sixtem cases. Journ. of the Americ. med. assoc. Vol. 74, Nr. 24. 1920. WOLLASTON: On gouty and urinary concretions. Phil. transact. 1797. Part. 2, p. 386.

ZONDECK: Erkrankungen der endokrinen Drüsen. Berlin 1926.

Rheumatismus.

I. Einleitung.

Wenn die Klinik von Rheumatismus spricht, so verknüpft sie damit die Vorstellung von gewissen Erkrankungen der Muskeln und Gelenke, ohne dabei zunächst weder in nosologischer noch in pathologisch-anatomischer, noch in ätiologischer Hinsicht wohldefinierte Krankheitsbilder zu umgreifen. Aber es ist doch nicht so, wie man es in den Lehr- und Handbüchern darzustellen beliebt, daß man alle Krankheiten an den Muskeln und Gelenken, die man unter wohlbekannte Erkrankungen nicht einordnen kann, nun gewissermaßen in ein Sammelgefäß mit der etiquettierten Bezeichnung „Rheumatismus" hineinwirft. Freilich mag noch im Einzelfall im Drang der ärztlichen Sprechstunde die Diagnose „Rheumatismus" Nothilfe aus einer zunächst nicht lösbaren diagnostischen Aufgabe sein und dadurch die Krankheitsstatistik mit einem erheblichen Fehler belastet werden. BARTELS sagte einmal hierüber folgendes: „Der *Rheumatismus* ist des Teufels Großmutter in der ärztlichen Diagnose, der intimste Bundesgenosse der Trägheit und Indolenz in der menschlichen Natur des Arztes. Unter seinem Deckmantel entziehen sich andere Erkrankungen der Beachtung des Kranken und nur zu oft auch der des Arztes."

Die klinische Forschung der letzten Jahrzehnte hat aber, wenn auch beschwert mit Mißerfolgen und Rückschlägen, doch soviel positiv zu wertende Kennzeichen dieser Erkrankungsgruppe geschaffen, daß heute in der Weltliteratur wenigstens im großen Rahmen Übereinstimmung und Verständnis über diese Krankheitsbegriffe besteht.

Es wäre nicht ohne Reiz, eine ausführliche, geschichtliche Darstellung dieser Krankheit zu geben. Aber ganz abgesehen davon, daß andere Autoren, ich denke hierbei vor allem an den Kliniker PŘIBRAM und an den Medizinhistoriker DELPEUCH mit ihrer unübertrefflichen Arbeit in unsere Zeit hineinreichen, ist die Verfolgung der einzelnen Entwicklungsstationen nicht so von Interesse für den Arzt, wie etwa bei der Gicht. Sie bringen weder überraschend neue Erkenntnisse über das Wesen der Krankheit, noch bedeuten sie gar einen irgendwie wichtigen therapeutischen Fortschritt. Sie sind im Gegenteil häufig ganz unfruchtbares Gelehrtengezänk.

Die wichtigste Etappe in jener schon fernen Zeit war die endgültige Abtrennung der Gicht vom Rheumatismus durch SYDENHAM und die schärfere Trennung des Muskel- vom Gelenkrheumatismus. Ihr folgte dann die an Forschungsergebnissen reichere Zeit, das naturwissenschaftliche Zeitalter der Medizin. Sie brachte zunächst die *Abtrennung des akuten Gelenkrheumatismus* und die Kenntnis jener Formen von Gelenkerkrankungen, die sekundär als Folge einer *Erkrankung des Zentralnervensystems* auftreten (Tabes, Syringomyelie u. a.).

Die Bakteriologie schenkte uns dann die Erkenntnis von der Entstehung mehrerer Formen des Gelenkrheumatismus durch wohl definierte Erreger und gestattete nun eine Abtrennung mancher Gelenkerkrankungen, wie der typhösen, der gonorrhoischen, der luetischen, der tuberkulösen, der scarlatinösen u. a. nach unzweifelhaften ätiologischen Merkmalen.

Die Entwicklung der Röntgenologie war verknüpft mit der Erschließung ungeahnter Einblicke in die Veränderungen an Knochen und Knorpeln (mit gewisser Einschränkung auch am Bandapparat) des erkrankten Gelenkes, aber sie brachte auch mit sich eine Verwirrung in der Abgrenzung einzelner Formen. Das Bestreben einzelner Autoren, nach Röntgenbildern der Gelenkveränderungen neue Einteilungen des Gelenkrheumatismus aufzustellen, mußte unweigerlich mit dem merkwürdigen, klinischen Krankheitsverlauf dieses Leidens in Gegensätzlichkeit geraten und deshalb Schiffbruch erleiden.

Ohne sonderliches Ergebnis war die Erforschung des Stoffwechsels, wenn sich auch Beziehungen der inneren Sekretion zu Gelenkerkrankungen aufdeckten, während die pathologische Anatomie reiche und neue Einblicke in das Krankheitsgeschehen, insbesondere bei Gelenkrheumatismus, vermittelte.

Im allgemeinen war aber das wissenschaftliche Interesse an der Erforschung des Rheumatismus gering.

Der Weltkrieg, die soziale Gesetzgebung, die Umschichtung in soziologischer und wirtschaftlicher Beziehung haben auch diesem in der praktischen Medizin etwas vernachlässigten Zweig neuen Forschungsantrieb gegeben. Es sind vor allem die Statistiken der Versicherungsträger, der Krankenkassen, der Knappschaften, der Angestellten-Versicherungen, die mit erschreckender Deutlichkeit zeigten, daß die Ausgaben für Krankenunterstützung, Behandlung und Invalidisierung von Rheumakranken außerordentlich hoch sind und viel bedeutender zu sein scheinen, als die Lasten, die durch die Gesamtheit der tuberkulösen Erkrankungen verursacht werden. Ich entnehme einer von ZIMMER gegebenen Zusammenstellung folgende Angaben: Bei der Ortskrankenkasse *Berlin* übertrafen in den Jahren 1923—1925 die Krankheiten der Bewegungsorgane die Tuberkulose an Krankheitsfällen um das 8,2 fache und an Krankheitstagen um das 3,4 fache. Nach den Statistiken verschiedener Landesversicherungsanstalten läßt sich entnehmen, daß der großen Zahl der an Tuberkulose Invalidisierten eine ähnliche große Zahl der Erkrankungen des Bewegungsapparates gegenübersteht. Die Kosten der Invalidisierung der letzten Gruppe sind aber ungleich höher wie die der ersten Gruppe, weil ein an Tuberkulose Invalidisierter ungleich früher stirbt, als ein an den Bewegungsapparaten Erkrankter.

Vom englischen Gesundheitsministerium wurde festgestellt, daß für das Jahr 1924 der 6. Teil aller Kranken der in Großbritannien gegen Krankheit Versicherten „Rheumatiker" waren. Im Jahre 1922 gingen in England durch rheumatische Erkrankungen etwa 3 Millionen Arbeitswochen verloren. Ähnliche Berichte liegen aus Schweden und Holland vor.

Bei der Ruhrknappschaft ergeben sich gemäß eigener Zusammenstellung nach den statistischen Angaben zum Verwaltungsbericht für das Jahr 1924 folgende Zahlen:

Der Zugang an Krankheits- und Unfallinvaliden bzw. Reichsrentnern im Jahre 1924 betrug

a) durch Tuberkulose . . . . 789 bzw. 616
b) durch Knochen-, Knorpel-, Gelenk-, Muskel- und Sehnenerkrankungen 1004 bzw. 551

Bei einer Belegschaft von 443 321 Mann waren die mit Erwerbsunfähigkeit verbundenen Erkrankungen herbeigeführt durch

a) Tuberkulose 3 721
b) akuten Gelenkrheumatismus . . . . . . 4 784 ⎫
c) Muskelrheumatismus . . . . 24 495 ⎬ 30 372
d) chronischen Gelenkrheumatismus . . . 1 083 ⎭

Die Gesamtzahl der Erkrankungen betrug 286 948. Die Zahl der Rheumatiker ist rund achtmal größer als die der Tuberkulosen und rund 10% aller Erkrankungen entfallen auf den Rheumatismus.

Diese wenigen Beispiele lassen die große Verbreitung des Rheumatismus in einigen wichtigen Ländern Europas erkennen. Auch jene Länder mit starker Besonnung und relativ großer Trockenheit, wie beispielsweise Ägypten, sind von diesem Leiden keineswegs frei. Aus Mumienbefunden wissen wir, daß in diesem Lande rheumatische Leiden schon in vorhistorischer Zeit vorgekommen sein müssen. So fand FLINDERS PETRI in Ägypten inmitten eines Friedhofes der 5. Dynastie ein wohl erhaltenes, nach seinen Angaben mindestens 3200 Jahre (nach anderen sogar 5500) altes von einem Manne zwischen 50 und 60 Jahren herrührendes Skelet, in Leinentücher eingewickelt, in einem Steinsarg ohne Deckel, an dem die Knochen- und Gelenkenden unverkennbare Zeichen einer abgelaufenen, deformierenden Gelenkentzündung trugen.

Ähnliche Befunde wurden vielfach an Skeleten aus früheren Jahrhunderten auch andern Orts erhoben, so in einem Wikkinger Schiff in der Nähe von Christiania Fjord, dann in Pompeji in einem römischen Sarkophag, in Smithfield durch NORMANN MOORE und in der Klosterkirche zu Marienthor in Pommern durch VIRCHOW.

Wir dürfen wohl sagen, daß der Rheumatismus in allen seinen Formen an allen Orten der Erde, wenigstens soweit als diese daraufhin erforscht sind, eine relativ häufige Erkrankung ist. Ob Klima, berufliche Schichtung, Siedelungslage, Wohnhausbau und andere Faktoren einen Einfluß auf Häufigkeit, Schwere, Verlauf des Leidens haben, wird vermutet; aber es fehlt hierfür bis jetzt jede zahlenmäßige Unterlage.

Wir befinden uns jetzt wieder in einer Periode erhöhten, medizinischen, Interesses für den Rheumakranken. Ausdruck hierfür ist die Begründung eines internationalen Komitees für Rheumaforschung und die Schaffung von Forschungsstätten für die Rheumabekämpfung. Wenn es auch im Wesen derartiger Komitees begründet ist, daß sie zunächst nur all das ordnen und sammeln was bekannt ist, so sind doch von ihm auch neue Impulse zu erhoffen für die schöpferische Tätigkeit einzelner Forscher. Damit würden sie aber Höchstes erreichen; denn ein Fortschritt in der Erkennung des Wesens dieser Krankheit wird immer nur dem Genius einer Einzelpersönlichkeit beschieden sein.

II. Der Muskelrheumatismus.

Wenn man auch schon in früheren Jahrhunderten vielfach den Muskelrheumatismus vom Gelenkrheumatismus schied, so waren es doch erst die Arbeiten französischer Ärzte, ich nenne nur TEISSIER und seine Schüler, ferner BOUILLAUD, VALLEIX, die eine endgültige Trennung beider Formen herbeiführten und den Begriff des Muskelrheumatismus durch Abgrenzung von der „Infection purulente", der echten infektiösen Muskelentzündung, reinigten.

Ich folge dieser Einteilung, weil sie auch nach unseren heutigen Kenntnissen von der Nosologie beider Erkrankungen die zweckmäßigste ist.

LORENZ gab dann in seinem Beitrag in NOTHNAGELs Handbuch der Lehre vom Muskelrheumatismus einen lange Zeit anerkannten Inhalt. *Nach ihm ist der Muskelrheumatismus eine Krankheit, die sich vorwiegend durch Muskelschmerz, einer Myalgie, wie man es später nannte, kennzeichnet, infolge der Schmerzen zwar zu funktionellen Störungen, ja selbst zu hartnäckigen Contracturen führen kann, aber weder anatomische Läsionen, noch bei Lebzeiten außer den Contracturen palpable objektive Symptome darbietet.* Dieser LORENZsche Krankheitsbegriff erfuhr dann in späterer Zeit insofern eine Erweiterung, als der Muskelrheumatismus neben der Myalgie sich doch in vielen Fällen noch dadurch kennzeichnet, daß in der erkrankten Muskelpartie tastbare *Muskelhärten* feststellbar sind.

Da diese Muskelhärten heute noch Gegenstand von Controversen sind, wird später ausführlicher auf sie eingegangen werden.

Im übrigen ist die Literatur außerordentlich reich an Veröffentlichungen über den Muskelrheumatismus. Eine neuerliche Darstellung wurde gegeben von LOMMEL in MOHR-STAEHELINs Handbuch der inneren Medizin Bd. 4, 1926.

1. Die klinischen Erscheinungen.

Eine leichte Abkühlung des durch einen Spaziergang oder durch körperliche Arbeit erwärmten Rückens durch einen Luftzug, eine irgendwie scharfe, ruckartige Bewegung des Körpers, und blitzartig durchschießt ein heftiger Schmerz die Muskulatur der Lenden- und Kreuzbeingegend und bleibt bei dem Versuch, sich zu drehen, sich zu bewegen, in gleicher Heftigkeit bestehen. Das ist der *Hexenschuß*, nach der Benennung durch den Volksmund, oder der *Lumbago* der wissenschaftlichen Medizin. Unter gleichen Erscheinungen kann die Hals- und Nackenmuskulatur erkranken. Man spricht dann vom „steifen Hals„ oder *Caput obstipum*.

Lumbago und Caput obstipum können als Typ des Muskelrheumatismus gelten; hier sind die subjektiven und objektiven Krankheitserscheinungen am eingehendsten studiert. Ich lege deshalb die bei diesen beiden Formen gemachten Beobachtungen der folgenden Darstellung zugrunde.

Das alles beherrschende, quälendste Symptom ist der *Schmerz*, die *Myalgie*. Der Kranke hält sich steif; er kann den Rumpf oder den Hals nicht nach vorn beugen, noch nach der Seite drehen, ohne heftige Schmerzen zu empfinden. Auch das Hinsetzen und Aufstehen oder das Kopfnicken ist mühevoll und schmerzhaft. Im Sitzen und im Liegen kann nach vielem Probieren fast immer eine Stellung oder eine Lage gefunden werden, bei der die Schmerzen fortbleiben; aber sie sind sofort in großer Heftigkeit vorhanden, sobald eine Änderung der eingenommenen Position erfolgt. Der Kranke sucht instinktiv eine Lage anzunehmen, bei der der erkrankte Muskel sich in Ruhestellung befindet; in diesem Zustand ist er dann schmerzfrei. Je nach der Lokalisation der erkrankten Muskelpartie wechseln natürlich diese Stellungen, sodaß sich oft die unbequemsten und wunderlichsten Körperhaltungen ergeben.

Schmerzen, die auch in dieser an sich schmerzfreien Haltung im erkrankten Muskel auftreten, oder die sich in ruhiger Haltung paroxysmal steigern, etwa wie bei der Neuralgie, werden bei dieser rheumatischen Erkrankung nicht beobachtet. Unwillkürliche Bewegungen, die zur Kontraktion des Muskels führen, wie Lachen, Niesen, Husten, ferner Reizung durch mechanischen Druck oder den faradischen Strom erneuern sofort den Schmerz. Der Charakter des Schmerzes wird als ziehend, stechend, reißend, bohrend geschildert. Diese Qualitäten können sich im Verlauf der Krankheit ändern. Der Schmerz kann auf den Krankheitsherd lokalisiert sein, er kann aber auch weit ausstrahlen, zumal bei unwillkürlichen Bewegungen. Er kann auch *wandern*, indem er von Muskel zu Muskel fortschreitet oder einzelne Partien überspringt. Das Wandern ist aus eigener Erfahrung nicht sehr häufig, aber es charakterisiert die rheumatische Erkrankung gegenüber der traumatischen wie kaum ein anderes Symptom. In den meisten Fällen verschwindet der Schmerz in einigen Tagen bis einigen Wochen. Mit ihm verschwinden auch die noch zu besprechenden mancherlei anderen Symptome, es tritt vollkommene Genesung ein, und nichts erinnert mehr den Patienten an die vergangene, recht qualvolle Zeit.

Nur in seltenen Fällen verzögert sich die Ausheilung über 3—4 Wochen und länger. Der Schmerz verringert sich nur ganz allmählich. Die Beweglichkeit wird gewissermaßen nur schrittweise besser. Manchmal folgt dem ersten Anfall ein zweiter oder gar ein dritter, dann kann sich das Krankenlager über Monate erstrecken. In diesen seltenen Fällen kann es zu langdauernden Stellungsanomalien kommen. Die zur Verhütung des Schmerzes eingenommenen dem Körper an sich ungewohnten Positionen bedingen naturgemäß eine reflektorische Daueranspannung und Kontraktion an sich gesunder Muskelgruppen. Diese Muskelgruppen können nun bei einer lange Zeit andauernden Myalgie nicht mehr willkürlich entspannt werden. Auch bei passiver Bewegung zeigt sich ein ganz energischer Widerstand.

So entstehen manche Haltungen, wie gebeugte Haltung im Kreuz, schiefe oder vorgebeugte Kopfhaltung, obwohl längst ein Schmerz nicht mehr besteht. Doch tritt auch hier mit der Zeit vollkommene Wiederherstellung ein. Zu dem durch seine Eigenart so charakteristischen Schmerz gesellen sich nun fast immer einige weitere Symptome, die auch objektiv wahrnehmbar sind und dem Krankheitsbild sein besonderes Gepräge geben.

Die Allgemeinbesichtigung läßt unschwer *Haltungs-* und *Bewegungsabweichungen* vom normalen Zustand erkennen. Freilich gehört dazu eine gute Kenntnis der Anatomie der Muskeln und ihrer physiologischen Funktion, wenn man sich vor Aggravation oder Simulation schützen will. Einige bestimmte Bewegungsarten sind ganz besonders geeignet, derartigen Versuchen entgegenzuwirken. Ich nenne das Rumpfdrehen bei unveränderter Blickrichtung. Der „steife Hals" wird stets folgen; ferner das Rumpfvorwärtsbeugen mit horizontaler Armhaltung. Bei erkrankter Rücken-, Nacken- oder Schultermuskulatur folgt der Arm der erkrankten Seite, bei Schmerzfreiheit verharren beide Arme mehr oder weniger in der Ausgangsstellung, das heißt, sie vollziehen in Wirklichkeit eine Bewegung über die Anfangsstellung hinaus nach oben. So lassen sich bei einigem Nachdenken allerlei andere Bewegungsarten ausdenken, die geeignet sind, die Erkrankung zu objektivieren.

Betrachtet man nun die schmerzhafte Muskelpartie genauer, so sucht man meistens vergebens nach einer Schwellung oder sonst einem abnormen Zeichen, etwa Verfärbung. Das gilt ganz besonders für den Lumbago. Vielleicht hängt das nur damit zusammen, daß bei der meistenteils doppelseitigen Erkrankung die Vergleichsmöglichkeit fehlt. Dafür spräche die Tatsache, daß bei einseitiger oder isolierter Erkrankung doch *Schwellungen* und *Verdickungen* zu sehen sind. Ich sah diese mit Sicherheit bei einer einseitigen Erkrankung der Nackenmuskulatur, einmal bei einer Myalgie des rechten Deltoides. Ein Fall beansprucht besonderes Interesse: Ein Bergmann erkrankte ziemlich plötzlich an einem sehr schmerzhaften Muskelrheumatismus beider Musculi trapezii. Die Besichtigung ließ deutlich 2 etwa zweifingerdicke und sich symmetrisch gegenüberstehende Muskelwülste erkennen, die sich härter als die Umgebungsmuskulatur anfühlten und beim Drücken und Rollen zwischen den Fingern schmerzhaft waren. Mit dem Nachlassen der an sich dauernd auch ohne Druck bestehenden Schmerzen, verschwand Schwellung und Härte. Ob diese erkrankten Partien wärmer waren als die Umgebung, konnte ich mit Sicherheit nicht entscheiden.

Im übrigen ist eine anscheinend geschwollene Muskelpartie nicht immer auch der Sitz der Erkrankung. Es wurde schon gesagt, daß der Erkrankte unwillkürlich eine Stellung sucht, die den Schmerz lindert oder aufhält. Dabei werden die verschiedenen Muskeln reflektorisch gespannt und unter besonderen Umständen kann ein derartig angespannter Muskel als sichtbarer Strang hervortreten. In diesem Fall kann die Palpation Entscheidung bringen.

Die Palpation mit und ohne Druck, mit Kneifen, Klopfen und Rollbewegungen ist eine viel ergebnisreichere Methode zur Objektivierung des Muskelrheumatismus als die Inspektion. Es steht heute wohl außer Zweifel, daß in den meisten Fällen im erkrankten Muskel *Härten* zu fühlen sind. Diese *Härte* kann in der ganzen Ausdehnung der Muskulatur zu fühlen sein. Beim leichten Betasten fühlt man dann oft einzelne, besonders hervorspringende Fibrillen. Bei dickerer Bedeckung durch Fett entgeht häufig dieser Befund. A. MÜLLER schlägt vor, zur Erleichterung der Palpation nur bei gut eingefetteter Haut, etwa mit Paraffinum liquidium, zu untersuchen. Als bestes Gleitmittel hat sich bei ihm eine Abkochung von *Karageen* bewährt. A. MÜLLER nennt diese Härte Hartspann oder Hypertonus. Öfters treten diese Härten nur als Stränge gewisser Teile des Muskels hervor, manchmal können es auch nur umschriebene Stellen, Knoten und Knötchen, sein. Diese Knötchen werden von mancher Seite ganz ungeheuer überwertet. Es wird versucht, sie durch Reiben und Drücken unter allen Umständen fühlbar zu machen. Daß bei dieser Untersuchung viele gefühlten Veränderungen Kunstprodukte sind, steht außer Frage. An der Existenz der soeben beschriebenen Muskelhärten ist aber nicht zu zweifeln. SCHADE hat Untersuchungen in Narkose angestellt und dabei das Bestehenbleiben dieser Härte in den weitaus meisten Fällen sicher nachgewiesen. An einigen Schwerverwundeten hat er im Leben und dann im Tode gut begrenzte Muskelhärten beobachtet. Diese Härten blieben auch nach dem Tode so gut wie unverändert deutlich fühlbar bestehen und gingen erst mit eintretender Todesstarre für die Palpation verloren. Diese Befunde sind ein schöner Beweis dafür, daß die fühlbaren Härten nicht einfache Reflexcontracturen sind. Das Beklopfen, das Kneten, das Drücken dieser Härten ist wohl immer mit gesteigerten Schmerzen verbunden. Oftmals verrät bei diesen Manipulationen an dem vermuteten Krankheitsherd erst der gesteigerte Schmerz die erkrankte Muskelpartie. Wie aber die Krankengeschichte von FRIEDRICH SCHULTZE (s. S. 129) über sein eigenes Lumbagoleiden lehrt, braucht diese Schmerzsteigerung nicht immer vorhanden zu sein.

Manchmal findet man noch nach längerer Zeit nach dem Abklingen der ersten akuten Schmerzen diese Härten im Muskel. Die Patienten klagen dann gewöhnlich über Steifigkeit in einer bestimmten Muskelpartie, etwa im Kreuz oder im Nacken. Untersucht man in der obigen Weise, so geben die Patienten, wenn man gewisse, sich hart anfühlende Stellen oder Knoten trifft, plötzlichen Schmerz an. Man muß sich aber davor hüten, diese Punkte mit Nervenaustrittsstellen zu verwechseln. Es muß zur Sicherung der Diagnose einer muskulären Erkrankung in solchen Fällen das Fühlen von Härten gefordert werden.

Von großem Interesse ist die Frage, ob auch bei gesunden, von Rheumatismus freien Menschen diese Härten mit Druckschmerzempfindlichkeit gefunden werden. Es liegen hierüber nicht allzuviel Erfahrungen vor. In einer größeren Untersuchungsreihe an Bergleuten konnte ich bei Gesunden keinen sicheren, positiven Befund erheben. Aber viele Masseure berichten immer wieder, daß sie häufig bei Patienten, die aus irgendwelchen anderen Gründen massiert werden, diese Härten fänden. Solche Patienten wären dann disponiert für eine spätere rheumatische Erkrankung; sie wären gewissermaßen latent rheumatisch (A. MÜLLER) und bekämen sicher eines Tages ihren Muskelrheumatismus. Wenn auch in Einzelfällen beobachtet worden ist, daß später tatsächlich ein Lumbago oder eine andere muskelrheumatische Erkrankung auftrat, so dürfte diese Verallgemeinerung sicher nicht zutreffen.

Dagegen halte ich es für sehr wohl möglich, daß eine nicht sehr schmerzhafte Erkrankung von Patienten vergessen wird, die Härte des Muskels aber längere Zeit bestehen bleibt und nun gelegentlich bei der Massage aufgefunden wird. Bei der Neigung zu Rezidiven einmal an Muskelrheumatismus Erkrankter ist dann eine nunmehr bewußt werdende Neuerkrankung nicht unwahrscheinlich.

Abgesehen von den VALLEIXschen Druckpunkten, die den Austrittsstellen von Nerven entsprechen, werden von einigen Autoren nun noch bestimmte andere Tastbefunde am Muskel oder seinen Ansätzen beschrieben, die aber sowohl hinsichtlich ihres tatsächlichen Vorkommens als auch hinsichtlich ihrer Deutung sehr umstritten sind.

CORNELIUS findet bei seiner Massagemethode gewisse schmerzhafte Punkte, die er Nervenpunkte nennt. Er versteht darunter „eine Stelle des Körpers, die auf einen Reiz, der an sich eigentlich ganz gleichgültig sein müßte, in einer mit der ursprünglichen Reizung in keinerlei Verhältnis stehenden Stärke (oder Schwäche) krankhaft reagiert." Nach dieser Definition sind die „Nervenpunkte" nicht identisch mit den Muskelhärten. Ob und welche pathogene Bedeutung ihnen beim Muskelrheumatismus zukommt, bleibt zweifelhaft.

Nach A. MÜLLER gibt es nun außer den beschriebenen Muskelverhärtungen noch eine zweite Art Muskelverhärtungen, die sowohl in ihrer Erscheinungsform wie vor allem in ihrer klinischen Bedeutung sich grundsätzlich von jener ersten Art unterscheiden; sie haben ihren Sitz in der Tiefe der Muskelinsertionen. Er nennt sie deshalb *Insertionsknötchen*. Sie sitzen nach ihm immer genau an der gleichen Stelle, in der Insertion des Muskels, haben auch fast immer genau die gleiche Härte und die gleiche, unregelmäßige, höckerige Gestalt; ihre Größe wechselt nur in ganz geringen Grenzen. Sie sind sehr schwer auffindbar, nur bei vollkommener Entspannung des Muskels. Bei ihrer Betastung sind sie sehr schmerzhaft und bedingen sofort eine reflektorische Spannung der nächsten Muskelpartie, wodurch sie dann wieder verdeckt werden.

Sie finden sich nach A. MÜLLER auch im gesunden Muskel und werden häufig im erkrankten Muskel während des akuten Anfalls vermißt.

Daß man manchmal derartige Insertionsknoten fühlen kann, soll nicht bestritten werden, aber ob sie wirklich irgendeine Beziehung zu rheumatischen Erkrankungen haben, bleibt zweifelhaft und müßte doch noch vielseitiger erforscht werden.

Die noch sonst üblichen Ausdrücke wie „Infiltrate", „rheumatische Schwielen", „Exsudationen" schließen bereits in sich eine ursächliche Vorstellung. Da aber unsere Kenntnisse von dem Wesen der rheumatischen Vorgänge noch strittig sind, sollte man sie besser vermeiden.

Sehr zweifelhaft ist es, ob der akute Muskelrheumatismus mit *Fieber* verläuft. Nach älteren Angaben sollen Temperatursteigerungen vorkommen. Ich habe in 2 genau kontrollierten Fällen keine Temperatursteigerung gesehen, möchte aber doch eine solche in einzelnen Fällen für wahrscheinlich halten.

Differentialdiagnostisch ist es von Wichtigkeit, daß Schmerz und Härte nicht nur dem rheumatisch erkrankten Muskel eigen sind. Verletzungen, Infekte, Überanstrengung, Übermüdung, Wasserverarmung etwa bei Cholera oder bei schweren Diarrhöen können mit schmerzhaften Muskelhärten einhergehen. Besonderes Interesse beanspruchen diese bei akuter Überanstrengung und bei chronischer Ermüdung, weil hier Verwechslungen mit rheumatischen Erkrankungen leicht möglich sind, worauf LANGE und EVERSBUSCH mit Recht hinweisen.

Reiten, Turnen, Marschieren, Bergsteigen, Bewegungssport bringen ohne vorheriges Training Muskelschmerzen, oft in ganz erheblichem Ausmaße. Allerdings glaube ich aus eigener Erfahrung sagen zu müssen, daß hierbei die Schmerzen doch immer anderen Charakter haben, wie beim akuten Muskelrheumatismus. Freilich wüßte ich auch nicht, wie diese Andersartigkeit richtig zu bezeichnen wäre. Die Palpation läßt aber fast immer schmerzhafte Muskelhärten erkennen.

Auch bei ganz akuten, nur sekundenlang dauernden Überanstrengungen (Gegenwirkung bei drohenden Unfällen, Heben schwerer Lasten usw.) werden schmerzhafte Muskelhärten beobachtet. Der Laie spricht in solchen Fällen von „Verheben". Sie sitzen mit Vorliebe am Ursprung, Ansatz oder am Rande des Muskels. Aber ob hier nicht schon Einrisse oder zum mindesten Zerrungen mit nachfolgender Blutung das ursächliche Moment sind, ist schwer zu entscheiden.

Treten Einrisse, Zerreißungen mit Blutungen auf, so heilen diese mit Narbenbildung, mit einer Schwiele, aus. Diese kann dann später als schmerzlose *Muskelschwiele*, meist in der Mitte des Muskelfleisches sitzend, durch Palpation festgestellt werden, hat aber natürlich nichts zu tun mit den hier besprochenen rheumatischen Muskelhärten.

Chronische Ermüdungen des Muskels mit feststellbaren, schmerzhaften Muskelhärten treten in erster Linie auf als Gegenwirkung einzelner Muskel gegen Deformitäten oder schmerzhafte andersartige Erkrankungen in gewissen Gelenken, so beim Plattfuß, bei der kongenitalen Hüftgelenksluxation, bei der Koxitis, den chronischen Gonitiden, den Skoliosen.

Ferner werden sie beobachtet beim Klavierspieler- oder Violinspielerkrampf und beim Schreibkrampf. Ob allerdings hier die Muskelermüdung die Ursache des Leidens ist, bleibt dahingestellt.

Ein klassisches Beispiel dafür, daß Überanstrengung der Muskeln Muskelhärten schafft, bietet nach LANGE und EVERSBUSCH die LITTLEsche Krankheit. Sie fanden in den spastisch erregten Muskeln fast stets Muskelhärten, die scharf zu unterscheiden sind von den rein reflektorisch bedingten Muskelverhärtungen. Sie lösen sich nämlich in der Narkose nicht.

Von Interesse ist die Frage, ob bei den plötzlichen Anfällen von Muskelrheumatismus *Prodromalerscheinungen* beobachtet werden. Bei den meisten von mir daraufhin examinierten Patienten konnten bestimmte Angaben nicht gemacht werden. Einige gaben an, einige Stunden vorher ein unsicheres Gefühl in der Kreuzgegend gehabt zu haben, andere behaupteten, einige Stunden vorher ein merkwürdiges Kältegefühl in der vom Anfall ergriffenen Körperpartie verspürt zu haben. Aus eigener Erfahrung kann ich das bestätigen. F. SCHULTZE beschreibt in der S. 129 wiedergegebenen eigenen Krankengeschichte, daß er starke Müdigkeit und Schläfrigkeit mit leichtem Schleimhautkatarrh am Kehlkopf und der Nase etwa 2 Tage vorher beobachtete. Ein junger Kollege, der schon öfters einen Anfall von Lumbago bekommen hatte, erzählte mir, daß er nach einem anstrengenden Marsch beim Sitzen auf der Bank deutlich ein merkwürdiges Kältegefühl in der Lumbalgegend hatte und nun fürchtete, wieder einen Anfall zu bekommen. Er erhob sich deswegen äußerst langsam und vorsichtig, hatte dabei leichte, zuckende Schmerzen im Kreuz; ganz vorsichtig und behutsam ging er weiter, merkte nun, wie allmählich der Schmerz verschwand und das Kältegefühl nachließ. Er glaubt, durch seine Aufmerksamkeit und sein Verhalten einem neuen Hexenschuß vorgebeugt zu haben.

2. Der Verlauf des Muskelrheumatismus.

Jeder Muskelrheumatismus kann vollkommen ausheilen. Diese Heilbarkeit möchte ich geradezu als sein Charakteristicum bezeichnen. Die Dauer der Krankheit ist allerdings eine sehr verschiedene, zwischen wenigen Tagen und vielen Monaten. Sie läßt sich in keinem Fall voraussagen.

Manchmal bleiben die vorher besprochenen Härten in verschiedenen Ausmaßen noch sehr lange bestehen, ohne daß sie dem Patienten Beschwerden machen. Nur der Druck des palpierenden Fingers erzeugt manchmal Schmerz.

Eine weitere, höchst charakteristische Eigenschaft ist die Neigung zum Rezidivieren. Kommen diese Rezidive schnell hintereinander, dann kann sich ein schmerzhaftes, *chronisches Leiden* entwickeln. Die Erkrankung kann hierbei von einer Muskelgruppe zur anderen *wandern*. Solche Patienten sind durch Schmerzen und Bewegungsbehinderung außerordentlich schwer geplagt. Manchmal ist der erste Anfall uncharakteristisch, es besteht nur geringer Schmerz und geringe Ausdehnung. Während nun aber die Erkrankung sich langsam über verschiedene Muskelgruppen ausdehnt, bleibt der Schmerz dauernd gering. Das sind etwa jene Formen, die man als *chronischen Muskelrheumatismus* bezeichnet.

Diese Formen sind es nun, die in differential-diagnostischer Beziehung die allergrößten Schwierigkeiten bereiten. Sie sind der Sammeltopf für Verlegenheitsdiagnosen und die Zuflucht der Arbeitsscheuen, der Simulanten und Rentenjäger. Sie belasten jede Krankheitsstatistik mit einem hohen und unkontrollierbaren Fehler.

Ein sicheres und zuverlässiges Zeichen, durch das der chronische Muskelrheumatismus einwandfrei charakterisiert wäre, gibt es nicht.

Nur eine sorgfältige Anamnese, eine erschöpfende Untersuchung des ganzen Menschen, eine Beachtung der besprochenen objektiven Zeichen und eine kritische Abwägung gegenüber anderen Erkrankungen kann die Fehlerquelle mindern. Sie vollkommen auszuschalten, dürfte aber zunächst unmöglich sein.

3. Die häufiger vorkommenden Formen von Muskelrheumatismus und ihre Abgrenzung von anderen Erkrankungen.

a) Die Myalgia lumbalis (Lumbago).

Sie ist zweifellos die häufigste und wichtigste Form. So haben nach LINDSTEDT unter 1578 Rekruten 117 an Lumbago gelitten. Andere Statistiken ergeben ähnliche Zahlen. Ihr Sitz sind die Muskeln der Lumbalgegend, vereinzelt, gruppenweise, oder auch in der Gesamtheit. Es kommen in Frage der M. longissimus dorsi, M. sacro-lumbalis, M. quadratus lumborum und der M. iliopsoas. Ihr Verlauf ist in geradezu klassischer Weise von FRIEDRICH SCHULTZE an seinem eigenen Körper geschildert worden. Es sei deshalb ein Auszug aus seiner Krankengeschichte mitgeteilt:

Eigenbeobachtung: Keine Gicht bei Eltern und den zwei Brüdern. Der Vater litt in seinem Alter an leichtem Malum coxae senile, das stationär blieb; die Mutter hatte in ihren mittleren Lebensjahren öfters Schmerzen in den mittleren und oberen Rückenpartien, die nach Massieren rasch schwanden. Ein jüngerer Bruder (Landwirt) hatte zeitweilig Lumbago. Bei mir selbst niemals Gichterscheinungen nachweisbarer Art, auch nicht in Form der von GOLDSCHEIDER vor einiger Zeit besonders betonten Symptome. Die Gelenke auch jetzt noch, in meinem 72. Jahre, völlig frei von jeder Verdickung und Versteifung; nicht einmal eine Andeutung von HEBERDENschen Knoten. Keine Spur von Albuminurie oder gar von chronisch-interstitieller Nephritis. Seit dem 14. Lebensjahre oft schwere Anfälle von echter *Migräne*, die in leichterem Grade auch jetzt noch bestehen. Verschiedene Infektionskrankheiten, nie aber ein akuter Gelenkrheumatismus, obwohl oft Anginen und Gingivitiden bestanden.

Erster Anfall von sehr starker Lumbago im 31. Lebensjahre im Juni 1879 sofort nach einem nächtlichen, ärztlichen Besuche nach vorherigem Schwitzen bei kühler Nachttemperatur. Im Oktober 1901 während einer kleinen Epidemie von Herpes zoster ein starker, recht schmerzhafter linksseitiger Herpes zoster in der mittleren Bauchgegend.

Im Jahre 1901 ein *zweiter Anfall* von Lumbago fast unmittelbar nach einer Fahrt im offenen Wagen aus großer Hitze von der Höhe durch ein recht kühles Gebirgstal, wobei kühler Wind in den Rücken wehte.

Nach einem kleinen Anfall 1909 ein recht schwerer im Mai 1910, dem später noch andere, fast stets viel kleinere folgten.

Besonders genau wurde der *Anfall im Jahre 1910* beobachtet: Vor dem Anfall völliges Wohlbefinden ohne Katarrhe oder irgendwelche Schmerzen. Am Vormittag nach einer $^5/_4$ stündigen Vorlesung in einem recht warmen Raum $^1/_2$ stündiges Stehen in einem kalten Zimmer mit geschwitztem Körper in einem allerdings leicht gefütterten weißen Arztkittel. Am Nachmittage ganz leichter Kehlkopfkatarrh, der gegen Abend wieder verschwand. Am 5. 5. nachmittags *starke Müdigkeit* und *Schläfrigkeit* ohne äußere nachweisbare Veranlassung, eine Erscheinung, die auch später öfters Lumbagoschmerzen voranging. Am Vormittag noch hie und da leichter Hustenreiz. Am 6. 5. morgens nach gut durchschlafener Nacht gutes Befinden. Dann aber plötzlich des Morgens bei der Tersio ani, also bei leicht gebückter Haltung und leichter Drehung des Rumpfes, *schneidende, sehr heftige Schmerzen* in der Kreuzgegend beiderseits, so daß das Wiederaufrichten und Gehen sehr erschwert wurde. Am Vormittage *zu Bett, kein Fieber*, keine vermehrte Pulsfrequenz. Nach Aspirin ($5 \times 0,5$) etwas Besserung am 7. vormittags, aber am Spätnachmittage erneute Verschlimmerung. Am 8. weitere Besserung, so daß das Aufstehen möglich wird.

Während der Bettruhe auffallend: eine leicht eintretende Sekretion der Nasenschleimhaut schon nach kürzerem Unbedecktsein der Arme in dem etwas kühlen Zimmer, wie das übrigens auch sonst sich einstellen kann, wenn auch nicht so stark (reflektorischer Kältereiz). Aber kein eigentlicher Schnupfen, nur häufiges Niesen. Keine Schmerzen im Halse oder anderswo als in der Kreuzgegend. Kein Schwitzen in der Rückengegend. Zu meinem Erstaunen war nun entgegengesetzt den gewöhnlichen Lehrbuchangaben der *Druck auf die Sakrolumbalmuskulatur*, auf die Rücken- und Kreuzgegend überhaupt *nicht empfindlich*. Nur ein Druck auf den *Dornfortsatz* des Lendenwirbels in der Höhe des oberen Randes der Darmbeinschaufel am 7. 5., also vorübergehend, deutlich etwas *empfindlich*. Wurde während der Bettruhe eine geeignete Lage aufgefunden, so bestand *kein Schmerz*, der aber von neuem bei Bewegungen wiederkehrte, schon beim Versuche, die Lage zu wechseln. Auch die Abduktion des rechten Oberschenkels war eine Zeitlang empfindlich, nicht diejenige des linken. *Sichaufsetzen* im Bett unmöglich; auch Niesen und künstlich herbeigeführtes Husten erzeugt zuerst stark schneidenden Schmerz, nach eingetretener Besserung nicht mehr. Auch bei der Bauchpresse mäßige Schmerzen. Anziehen der Strümpfe und Beinkleider völlig unmöglich.

Als am 9. 5. das Stehen und Gehen wieder möglich geworden war, ließ sich folgender Befund erheben: Dauernder mäßiger Schmerz beim Sitzen und Stehen rechts und links etwa 5—8 cm unterhalb der Darmbeinschaufel und etwa 5—8 cm von der Mittellinie entfernt; an dieser Stelle auch leichter Druckschmerz. Die *Sakrolumbales frei*. Bei etwas gekrümmtem Stehen ist die *starke Abduktion* des rechten Oberschenkels empfindlich, ohne Schmerz bei Druck auf den Glutaeus medius; auch etwas Nachschmerz nach solchen Bewegungen an den angegebenen Stellen. Die Abduktion des rechten Oberschenkels nach maximaler Abduktion scheint etwas empfindlich. Auch die *Beugung des rechten Oberschenkels beim gestreckten Knie* ist beim Stehen sowohl wie beim Liegen empfindlich; aber nicht wie bei der Ischias in der Gegend zwischen Tuber ischii und Trochanter, sondern nach meinem Gefühl *vor* der Wirbelsäule an der angeführten Stelle neben der Mittellinie und unterhalb der Crista ilei, also kein richtiges Ischiasphänomen. Die *Streckung des rechten Oberschenkels* ist nur ganz wenig, die Drehung der Beine gar nicht, möglich. Druck auf den Glutaeus maximus unempfindlich. Beim Sitzen und Schreiben an der angegebenen Stelle dauernder mäßiger Schmerz; ebenso beim *Hintenüberbeugen des Rumpfes*, aber beiderseits, links schwächer als rechts. Beim Vornüberbeugen stärkerer Schmerz, aber nur rechts an der bezeichneten Stelle. Seitwärtsbeugung der Wirbelsäule nach links macht nur rechts etwas Schmerz, Seitwärtsbeugung nach rechts ebenso.

Beim *Liegen* keine Schmerzen; auch die Abduktion des rechten Oberschenkels nicht empfindlich, ebensowenig auch die maximale Beugung des linken Oberschenkels bei gestrecktem Knie. Niemals strahlen die Schmerzen in die Beine aus; niemals Hyperästhesien der Haut.

In den folgenden Tagen allmähliche Besserung; aber auch bei über den linken gelegten rechten Oberschenkel während vornübergebeugten Sitzens noch Schmerzen rechts an der angegebenen Stelle in der Gegend der Articulatio sacro-iliaca. Am 12. 5. schien auch einmal nach einer ruckenden raschen Rumpfbewegung vorübergehend der Ansatz des Sakrolumbalis rechts druckempfindlich. Am 13. 5. findet sich die schmerzende Partie etwa 6 cm unterhalb des Randes der Darmbeinschaufel, und auch etwa 6 cm von der Mittellinie entfernt. Der Schmerz ist nicht mehr so ausgebreitet wie früher und darum auch in seiner Lokalisation leichter ausmeßbar. *Beim Niesen und Husten kein Schmerz.* Auch stärkste Hebung des rechten Oberschenkels bei gestrecktem Beine macht keine Vermehrung des vorher bestehenden leichten Wehgefühles mehr an der angegebenen Stelle. Dagegen sind rasche ruckförmige Bewegungen des Rumpfes nach rechts noch etwas empfindlich, ebenso wie *rasche energische Drehbewegungen der rechten Hand*, die vorher nicht schmerzten.

Am 14. 5 nach völlig schmerzfreier Nacht und schmerzfreiem Morgen beim Gehen wieder heftige Schmerzen, die weiter nach oben in der Gegend des Ansatzes der Sakrolumbales lokalisiert schienen. Diese Gegend vielleicht auch etwas druckempfindlich. Am 17. 5. erst nach einem etwa dreistündigen Spaziergang leichte Empfindlichkeit rechts an der alten Stelle.

Seit diesem schweren Anfall alljährlich bis auf die beiden letzten Jahre von Zeit zu Zeit neue Anfälle, wenn auch — bis auf einen — nicht mehr in solcher Heftigkeit. Veranlassung gaben sowohl Erkältungen, nicht selten mit voraufgehenden leichten Katarrhen der obersten Wege, als auch körperliche Anstrengungen, z. B. bei der Jagd, aber durchaus nicht regelmäßig. Hier und da, und zwar auch gerade bei einem besonders starken Anfall, keine nachweisbare äußere Ursache. Die Hauptstellen des Schmerzes blieben die alten, in der Gegend der Articulatio sacro-iliacae mit starker Bevorzugung der rechten Seite, die in den letzten Jahren allein empfindlich ist. Mit besonderer Vorliebe entstehen die Schmerzen des Morgens, z. B. beim gebückten Stehen während des Waschens des Kopfes und Halses, einmal auch ganz plötzlich bei einem Hustenstoß, gewöhnlich also bei ganz gewohnten und alltäglichen Bewegungen. Auch während der stärkeren Anfälle keine Druckempfindlichkeit in der unteren Wirbelgegend, der Kreuzbein- und der hinteren Beckengegend, auch bei starkem Beklopfen nicht. Nur öfters eine leichte Druckempfindlichkeit in der Gegend der rechten Articulatio sacroiliaca etwa 5 cm nach außen von der Mittellinie. Zeitweilig auch *Schmerzen unterhalb der rechten Kniescheibe nach vorne vom Gelenk* in der Gegend der Patellarsehne. Diese Schmerzen kommen besonders nach längerem angestrengten Gehen, z. B. nach einer Jagd, *plötzlich beim Treppensteigen*, sind aber bei weitem nicht so heftig wie die eigentlichen Lumbagoschmerzen während der ersten Zeit der Anfälle. Unabhängig von nachweisbaren äußeren Einflüssen bestand auch einmal längere Zeit ein Schmerz am *Ansatz* des linken M. deltoides *dicht unterhalb* des Akromion, bei einer oft zugleich daselbst vorhandenen leichten Druckempfindlichkeit.

Eine Zunahme des schon vorhanden gewesenen örtlichen Schmerzes in der Gegend des rechten Articulatio sacroiliaca oder auch ein erneutes Auftreten kam oft unzweifelhaft zustande nach Kälteeinwirkungen, z. B. nach Haarschneiden bei kühlem Wetter oder auch nach dem Anlegen dünner Anzüge. Es kann aber auch ein leichter Rachenkatarrh oder leichter Kehlkopfkatarrh oder leichter Schnupfen vorangehen. Beim Gehen in einem dünnen Röckchen in stärkerer Kühle nach Sommerhitze konnte ich willkürlich fast reflektorisch ein Wehegefühl in der genannten Gegend erzeugen. Im Januar 1917 entstand einmal ohne vorherige nachweisbare Erkältung frühmorgens zuerst eine stärkere Serumabsonderung aus der Nasenschleimhaut, so daß von Zeit zu Zeit einige Tropfen zum Vorschein kamen. Dann am Nachmittag Zahnweh und leichter Schnupfen. Nach einstündigem Sitzen in einem kühlen Zimmer beim Plombieren eines Zahnes am Abend Frostschauer infolge leichten Fiebers und am nächsten Vormittag beim Wiederaufrichten aus gebückter Stellung ein *starker, doppelseitiger Hexenschuß*, nachdem schon 1—2 Tage vorher ein leichter Schmerz in der Gegend des Kniegelenkes bestanden hatte. Die Lumbagoschmerzen nehmen trotz Bettruhe zu und schwanden erst nach 5 Tagen.

Monatelang war oft jede Spur von Schmerzen verschwunden: die Beweglichkeit der Gelenke und besonders auch der Wirbelgelenke stets völlig frei.

Das zurückgebliebene Zentrum der Schmerzen ist die beschriebene Region der rechten Articulatio sacroiliaca. Während er in den früheren Anfällen in dem inneren Beckenraum zu liegen schien, scheint er mir jetzt mehr außen, unter der Haut zu liegen.

Aber auch jetzt weder die Zusammenziehung der Glutaei noch der Sakrolumbales, noch des Quadratus lumbalis schmerzhaft oder bei Kontraktion der erstgenannten eine Druckempfindlichkeit vorhanden.

Wenn der Lumbago auch so charakteristisch ist, daß meistens der Kranke selbst die Diagnose mit großer Sicherheit stellt, so können doch Verwechslungen mit anderen Krankheiten vorkommen, zumal dann, wenn die Rückenmuskulatur stark mitbefallen ist (myogene Wirbelsteifigkeit). Differential-diagnostisch ist dabei zunächst zu denken an eine chronische Spondylitis deformans oder eine Spondylarthritis ankylopoetica. ZOLLINGER fand eine solche in 10% aller Fälle von Lumbago. Es empfiehlt sich also, in häufiger rezidivierenden oder nicht abheilenden Fällen eine Röntgenaufnahme der Lendenwirbelsäule und des Kreuzbeines zu machen. Gleich häufig ist eine Verwechslung mit einer *Ischias*, wenn diese vorwiegende den oberen Ast des Nervus ischiadicus betrifft. Hier kann eine genaue Untersuchung der Druckempfindlichkeit der Nervenantrittsstellen die Entscheidung bringen. Dann wäre zu denken an *Traumen*, an *Spina bifida*, an *Wirbeltuberkulose* und an *Knochentumoren*, die allerdings fast immer metastatisch sind. Viele Fälle von nicht ausheilendem Lumbago entpuppen sich als derartige Tumoren.

b) Die Myalgia cervicalis (steifer Hals, Caput obstipum).

Sie ist neben dem Lumbago wohl mit die häufigste Erkrankung. Befallen sind hierbei die Muskeln des Halses und des Nackens. Die Patienten sind weithin erkennbar an der eigenartigen steifen Kopfhaltung. Bei leichteren Graden sind bei einiger Willensanstrengung noch Drehbewegungen möglich, bei schwereren kommt es zu dem charakteristischen Caput obstipum.

Nicht immer beschränkt sich die Erkrankung auf die genannte Muskelgruppe. Sie greift über auf die Schulter- und Rückenmuskulatur, manchmal auch auf jene des Brustkorbes. Dann kann sich daraus ein schweres, schmerzhaftes und qualvolles Krankheitsbild ergeben.

Ich beobachtete eine derartige Erkrankung bei einer Frau. Patientin saß in einem überheizten Zimmer an einem etwas zügigen Fenster. Bei einer schärferen Drehbewegung setzten plötzlich heftigste Schmerzen in der Nackenmuskulatur ein, die sich in wenigen Minuten über die obengenannten Muskelgruppen verbreiteten. Jetzt war jede Bewegung des Nackens, der Arme, des Rückens wegen der qualvollen Schmerzen unmöglich. Es bestand kein Fieber. Zunächst mußte Morphium gegeben werden. Unter Aspirin heilte der Anfall in 3 Tagen fast vollkommen ab.

Differentialdiagnostisch müssen hier zum Teil die gleichen Erkrankungen wie bei Lumbago herangezogen werden. Im Anfangsstadium ist beim „steifen Hals" auch an eine Meningitis cerebrospinalis zu denken.

c) Die Myalgia capitis, deltoides u. a.

Sie ist seltener und hat ihren Sitz in den Musculi temporalis frontalis und occipitalis. Ob auch die Galea aponeurotica miterkranken kann, ist zweifelhaft. Das Kauen, das Sprechen, die Mimik, ja die Berührung durch die Kopfbedeckung ist schmerzhaft.

Differentialdiagnostisch kommt zunächst die Occipital- und Trigeminusneuralgie in Frage. Doch fehlen bei der reinen Myalgia die Schmerzparoxysmen in der Ruhe. Da bei schwerer Erkrankung das M. temporalis Trismus auftreten kann, ist auch an Tetanus zu denken, doch fehlt hierbei die Druckschmerzhaftigkeit.

Die *Myalgia deltoides, scapularis, pectoralis, intercostalis, abdominalis und jene der Extremitäten* kommen in reiner Form seltener vor. Meist finden sie sich mit den soeben besprochenen Formen vergesellschaftet. Nur bei Kraftfahrern, die im offenen Wagen so ihren Platz haben, daß der Luftzug ihre linke oder rechte Schulter trifft, sah ich wiederholt ausgesprochene Myalgien lediglich in der Schultermuskulatur.

Differentialdiagnostisch von Wichtigkeit ist das Vorkommen von *Bursitiden* im Bereich der Schulter (HÖGLER)

Differentialdiagnostische Schwierigkeiten ergeben sich bei der Intercostal- und Abdominalmyalgie. Hier sind Verwechslungen möglich mit Intercostalneuralgien, mit Pleuritiden und mit Erkrankungen der Bauchorgane. Man sollte hier erst nach sorgfältigster Untersuchung und kritischer Abwägung zu der Diagnose einer Myalgie kommen. Natürlich kommen weiter in Frage Rückenmarkserkrankungen, Erkrankungen des Urogenitalapparates, Infekte wie Lues, Tuberkulose, dann auch Grippe und akute Infektionskrankheiten, die häufig mit Kreuzschmerzen beginnen und einhergehen.

4. Ursache und Wesen des Muskelrheumatismus.

Zwar ist der Muskelrheumatismus eine weit verbreitete und häufige Erkrankung, aber die ärztliche Erfahrung lehrt doch überzeugend, daß sie nicht schrankenlos jeden Menschen befällt, sondern offenbar nur dann, wenn eine gewisse konstitutionelle Disposition dazu vorhanden ist, sei diese nun hereditär oder sei sie personell und zeitlich gebunden bedingt. Wir sehen, wie eine Gruppe von Menschen unter gleichen Bedingungen der Umwelt lebt, gleichen Schädlichkeiten irgendwelcher Art ausgesetzt ist, wie aber doch nur einzelne erkranken. Erforschen wir die Vorgeschichte der Einzelperson, so finden wir sehr häufig, daß diese schon ein- oder mehrmals an Muskelrheumatismus erkrankt war, und verfolgen wir das Schicksal jener Patienten, die erstmalig erkrankt sind, so stellen wir fest, daß der ersten Erkrankung sehr häufig Recidive folgen. Manchmal läßt sich zeigen, daß diese Disposition vererbt ist. Vater, Mutter oder deren Verwandte und Voreltern weisen dann gleiche Neigung zu muskelrheumatischer Erkrankung auf. Sichere äußere Merkmale solcher Art disponierter Menschen kennen wir allerdings nicht, aber wir finden unter den Rheumakranken doch recht häufig die Starken und Dicken — den pyknischen Habitus — Menschen mit kräftiger Muskulatur und mit Neigung zu Fettleibigkeit und vor allem zum Schwitzen, auch bei geringer körperlicher Bewegung. Doch gibt es hiervon viele Ausnahmen; immerhin überwog unter einer Gruppe von Bergleuten, die ich einmal daraufhin untersuchte, der pyknische Habitus doch recht erheblich. Bei Kindern wird ein Muskelrheumatismus kaum beobachtet; Frauen erkranken seltener als Männer.

Die vielfältige auch dem Laien durchaus geläufige Erfahrung hat gelehrt, daß unter den äußeren Bedingungen, die anscheinend eine Erkrankung an Muskelrheumatismus bewirken, die *Kälteeinwirkung* an erster Stelle steht. Große Massenstatistiken, etwa an dem Riesenmaterial der statistisch festgelegten Erkrankungen des Friedensheeres oder auch an großen militärischen Verbänden im Weltkrieg zeigen eine enge Beziehung zu Kälteeinwirkungen (SCHADE). Diese Kälteeinwirkung ist allerdings nicht gleich zu setzen einer Erkältung, die eine katarrhalische Erkrankung der Schleimhäute zur Folge hat.

Ich möchte sie als *Abkühlung* bestimmter Körperregionen bezeichnen. Hierbei spielt die Temperatur an sich wahrscheinlich gar keine Rolle. Es kommt darauf an, ob nach vorheriger körperlicher Anstrengung womöglich mit leichtem Schweißausbruch am Kreuz oder Rücken durch einen Luftzug, durch das Anlehnen an einen kühlen Gegenstand, durch das Hinsetzen oder Hinlegen auf die kühle, womöglich feuchte Erde und durch viele andere im einzelnen nicht zu erschöpfende Nebenbedingungen eine merkbare *Temperaturdifferenz* an der die disponierten Muskelregionen überdeckenden Haut entsteht. Die Erfahrung lehrt ja, daß an heißen Sommertagen eine Myalgie in gleicher Weise wie im Winter entstehen kann. Allerdings wird kühleres und vor allem feuchteres Wetter günstigere Bedingungen für die Herbeiführung derartiger Temperaturdifferenzen abgeben. Das kann schon daraus geschlossen werden, daß im Frühling und im Herbst die Zahl der Rheumakranken größer zu sein pflegt, gegenüber den trocknen, heißen Sommer- und frostkalten Wintermonaten. Die Bewetterung der Bergwerke mit ihren mehr oder weniger warmen Stollen und Arbeitsorten schafft ähnliche Bedingungen.

Weiter lehrt die Erfahrung, daß der Schmerz erst einsetzt nach einer *Bewegung*. Häufig ist das eine ruckartige oder über das gewohnte Maß hinausgehende Bewegung, häufig bleibt sie aber durchaus im Maß des Üblichen und Gewohnten. Oft ist die Folge so, daß zunächst irgendeine körperliche Arbeit oder Anstrengung vorangeht, dem die vorher erwähnte Ruhepause folgt und nun nach dem Erheben oder mit dem Beginn der Arbeit der Schmerz blitzartig einsetzt.

Manchmal allerdings geht auch die Nachtruhe vorher, und bald nach dem Aufstehen setzt beim Waschen oder auch bei der Defäkation und den damit verbundenen Bewegungen die Myalgie ein. So wurde ich einmal zu einem Patienten gerufen, der infolge eines äußerst schmerzhaften Hexenschusses nicht wieder das Klosett verlassen konnte.

Ob nun die Bewegung etwa lediglich die Erkrankung durch die Schmerzerzeugung zum Bewußtsein bringt oder zur Ausbildung der Myalgie notwendig ist, bleibt zweifelhaft. Ein Kollege behauptete, daß er den Ausbruch des ihm wohlbekannten Lumbago verhindern konnte, wenn er ängstlich jede ruckartige Bewegung vermied.

Ein weiteres wesentliches Moment für den Ausbruch eines Muskelrheumatismus scheint *Bewegungsruhe* nach vorausgegangener stärkerer Anstrengung zu sein. Es ist ja eine ganz geläufige Tatsache, daß während der körperlichen Arbeit der Ausbruch einer Muskelerkrankung nicht zu befürchten ist, daß aber Gefahr droht, falls man erhitzt oder schwitzend zur Ruhe übergeht. Hier scheint das Nachlassen der bei der Arbeit erhöhten Blutzirkulation die schnelle Entstehung einer Temperaturdifferenz zu begünstigen.

Ob die eben erörterten Bedingungen allein genügen, um eine muskelrheumatische Erkrankung auszulösen ist zweifelhaft. Sehr wahrscheinlich kommen noch Einflüsse der Umwelt hinzu, die wir im gegenwärtigen Zeitmoment nicht erkennen können. Diese Erkenntnis wird dadurch so sehr erschwert, daß wir über die feineren Vorgänge im erkrankten Muskel — seien sie morphologisch, seien sie physiologisch-chemischer Art — keinerlei positive Kenntnisse haben. Nach den Untersuchungen von AUERBACH, AD. SCHMIDT, SCHADE konnten histologisch nachweisbare Veränderungen in den Muskelhärten nicht gefunden werden. Physiologisch-chemische Untersuchungen des erkrankten Muskels sind anscheinend bisher überhaupt nicht angestellt worden.

Alle bisher entwickelten Vorstellungen über das Wesen des Muskelrheumatismus sind demnach Theorien, die sich hineinfügten in das Gewand der Zeit mit ihren vorherrschenden medizinischen Vorstellungen und abgelöst wurden durch andere, wenn sich dieses Gewand infolge irgendeines Fortschrittes auf naturwissenschaftlichem Gebiet änderte.

Von AD. SCHMIDT wird die Ursache des Schmerzes beim Muskelrheumatismus in eine Neuralgie oder Hyperalgesie der sensiblen Muskelnerven, und zwar mit besonderer Häufigkeit im Gebiete der hinteren Wurzeln des Rückenmarks gesehen, ohne daß die Substanz des Muskels dabei selber beteiligt wäre. Ähnliche Gedanken äußerte GOLDSCHNEIDER, der betont, daß die schmerzhaften Punkte in den Muskeln nicht immer Druckpunkte im Muskel selbst sind, sondern daß sie relativ häufig den im subcutanen Gewebe über die Muskeln hinweg verlaufenden Nerven entsprechen.

Beide Anschauungen vermögen keine Erklärung für die Muskelhärten zu geben.

A. MÜLLER legt eine krankhaft gesteigerte Muskelspannung, einen Hypertonus, den gefühlten Härten zugrunde, ohne allerdings den Hypertonus irgendwie verständlich zu machen.

Nach STRAUSS sind rheumatische und katarrhalische Affektionen als *ein* Gebiet zu betrachten. Beide kommen zustande auf dem Boden einer allgemeinen und lokalen Disposition bzw. Sensibilisierung. Beim Rheuma ist neben einer Kontaktwirkung auch die Fernwirkung des Abkühlungsvorganges hervorzuheben. Bei der Fernwirkung spielen Nerven- und Gefäßeinflüsse die entscheidende Rolle. Der rheumatische Schmerz ist auf eine Reizung der im Muskel gelegenen sensiblen Nerven zurückzuführen.

SCHADE sieht in der Muskelveränderung (Härte, Schmerz) einen kolloidchemischen Vorgang, der durch die Abkühlung, den Kälteschaden, ausgelöst wird. Durch den Kälteschaden erfolgt eine Änderung der Konsistenz des Protoplasmas. Konsistenzänderungen sind aber hier ganz vorwiegend Veränderungen an den Kolloiden. Kolloide bei der Erstarrung werden als *Gele* bezeichnet. SCHADE bezeichnet darum den pathologischen Prozeß, der beim rheumatischen Muskel zum Auftreten der Härten führt, als *Myogelose.* Diese Vorstellung vermag in der Tat in mancher Hinsicht ein gutes Verständnis für die objektiven Erscheinungen beim Muskelrheumatismus zu geben und hat auch verschiedentlich Zustimmung gefunden (LANGE und EVERSBUSCH). GOLDSCHEIDER und auch STRAUSS möchten sie aber doch ablehnen. Ich selbst werde zeigen, daß auch eine andere Auffassung möglich ist, die mir besser als alle bisherigen Theorien ein Verständnis für die Vorgänge bei dem akuten Anfall an Muskelrheumatismus zu geben scheint.

Schon QUINKE hat als Ursache der rheumatischen Muskelhärte eine flüchtige, seröse Durchtränkung — nach Art des QUINKEschen Ödems — vermutet. Dann möchte ich darauf hinweisen, daß in vielfacher Beziehung weitgehende Parallelen mit dem akuten Gichtanfall und seinen verschiedenen Verlaufsformen bestehen. Wie ich im ersten Teil dieser Arbeit habe zeigen können, ist der akute Gichtanfall aber aufzufassen als eine Überempfindlichkeitserscheinung, eine allergische Reaktion, in gleicher Weise etwa wie das Heufieber, viele Fälle von Asthma bronchiale und auch das QUINKEsche Ödem.

Der Versuch, den Muskelrheumatismus in der hier beschriebenen Form ebenfalls als Überempfindlichkeits- oder allergische Krankheit aufzufassen, erscheint mir deshalb nicht abwegig und die Vorstellung, daß infolge des Kälteschadens und anderer Einwirkungen der Umwelt Stoffe — Allergene — im Körper oder auch am Orte der Erkrankung entstehen, gegen die bei der gegebenen konstitutionellen Disposition Überempfindlichkeit besteht, bereitet bei der heutigen Kenntnis von derartigen Krankheiten keine Schwierigkeiten. Daß durch Kälteeinwirkung in der Tat schwere Veränderungen im physiko-chemischen Zustand mancher Zellen erfolgen können, beweist ja die bekannte paroxysmale Kältehämoglobinurie.

BITTORF hat eine erhebliche Vermehrung der *eosinophilen* Blutzellen als Begleiterscheinung des Muskelrheumatismus gefunden. SYNWOLDT und STAECKERT konnten diesen Befund bestätigen. Die Eosinophilie ist aber eine häufige Begleiterscheinung allergischer Reaktionen. Die objektiv wahrnehmbaren Erscheinungen des Muskelrheumatismus, wie Schmerz bei der Bewegung, Schwellung, Muskelhärte (Stränge, Knoten, Knötchen) kämen demnach zustande durch eine akute oder auch chronische entzündlich-seröse Exsudation in den Muskel als Ausdruck einer allergischen Reaktion. Hierbei mögen auch kolloid-chemische Veränderungen des Muskels erfolgen im Sinne etwa der SCHADEschen Myogelose. Damit würde sich diese Erkrankung einreihen in die Gruppe der Allergien, wie sie auf S. 87 ausführlich dargestellt habe.

5. Therapie.

Da zwischen der Behandlung des Muskel- und Gelenkrheumatismus innigste Zusammenhänge bestehen, wird die Therapie erst am Ende der Arbeit eine ausführliche Besprechung erfahren (S. 172). Es sei hier nur darauf hingewiesen, daß die *Salicylsäure* und die Phenylchinol*indicarbonsäure* (Atophan) mit ihren vielen Derivaten auch bei dieser Krankheit, ähnlich wie bei der Gicht, anscheinend spezifisch wirkt. Schnelle Wirkungen lassen sich manchmal mit der intramuskulären und intravenösen Injektion dieser Mittel erzielen. Gleich schnell wirksam ist die Strahlentherapie. Geeignete *Röntgen-* und *Radiumbestrahlung* bringt sehr häufig den Schmerz zum Verschwinden und damit oft das Leiden zur Heilung.

Die *interne Radiumtherapie,* wie sie bereits auf S. 113 ausführlich beschrieben wurde, eignet sich vorwiegend für die chronisch verlaufenden Fälle.

Als recht wirksam hat sich das zu intramuskulären und intravenösen Injektionen zu verwendende *Radiophan* (S. 115) erwiesen.

Eine hervorragende Stelle kommt der *Massage* zu. Schon dem Laien ist die gute Wirkung einer alsbald vorgenommenen Knet-, Klopf- und Streichmassage der erkrankten Muskelpartie geläufig. Wird diese von sachkundiger Hand durchgeführt, so kann allein dadurch mancher Anfall von Muskelrheumatismus schnell beseitigt werden.

Der *Massage* gleich zu setzen sind *Wärme*anwendungen in allen Formen, vom einfachen Katzenfell bis zur Diathermie. Genauere Angaben finden sich auf S. 178.

Dann hat sich mir bei hartnäckigen Fällen außerordentlich gut die *Injektion einer* LANGE*schen Lösung* in die verhärteten und schmerzhaften Muskelpartien bewährt.

Menschen, die zur Erkrankung an Muskelrheumatismus neigen, sollen Situationen vermeiden, in denen es zur lokalen Abkühlung bestimmter Muskelpartien kommt (Stehenbleiben im Luftzug nach anstrengendem Marsch oder schwerer körperlicher Arbeit mit Schweißbildung, Hinsetzen oder Hinlegen auf die kühle Erde oder kühle Gegenstände usw.).

Zweckmäßig ist das Tragen von wollener oder seidener Unterwäsche und das Vermeiden von direkter Berührung des Körpers mit leinener Wäsche, da diese vom Schweiß zu stark durchnäßt wird, der dann in der Ruhe durch seine Verdunstung zu starker und schneller Abkühlung einzelner Körperpartien führt.

III. Der chronische Gelenkrheumatismus.

1. Einteilung.

Wenn man das Krankheitsbild des chronischen Gelenkrheumatismus mit seinen vielfachen Problemen durchdenkt, erscheint es schier unmöglich, von ihm eine einigermaßen befriedigende Darstellung zu geben. So einfach auch vom lokalistischen Standpunkt die Aufgabe vor Augen liegt, es handelt sich um die Erkrankung eines relativ einfach gebauten Organs, des Gelenks, so schwierig wird sie schon bei dem einfachen Versuch, die Krankheit nur begrifflich zu umgrenzen. Diese Schwierigkeiten steigern sich, wenn wir aus den Krankheitserscheinungen, sei es nach klinischen, sei es nach pathologisch-anatomischen oder gar ätiologischen Gesichtspunkten Krankheitseinheiten bilden wollen. Gleiche anatomische Veränderungen werden von verschiedenen Ursachen hervorgerufen, gleiche Ursachen erzeugen sehr verschiedene Krankheitsbilder.

Noch jeder Autor hat diese Schwierigkeiten betont, wenn auch häufig nicht genügend gewürdigt. Wir dürfen aber mit Recht sagen, daß keine der bisher gegebenen Einteilungen befriedigt. Das gilt insbesondere von den Versuchen von MUNK und von UMBER. Das Tatsachenmaterial ist nicht ausreichend, um eine neue Einteilung der rheumatischen Gelenkerkrankungen hinreichend zu stützen oder gar den Vorstellungen über ihr Wesen und ihre Ursachen sichere Grundlagen zu geben.

Der deutschen Klinik diente die Arbeit von PRIBRAM, CURSCHMANN. W. HIS, von HOFFA und WOLLENBERG bis in die gegenwärtige Zeit als Grundlage für ihre Anschauung über die Einteilung und Beurteilung chronischer Gelenkerkrankungen. PŘIBRAM hat auch eine ausgezeichnete Geschichte dieser Krankheit gegeben, die neben dem Werk von DELPEUCH immer lesenswert sein wird.

W. His betont 1908 erneut, wie die Einteilung und Deutung des chronischen Gelenkrheumatismus eine Crux der Medizin sei. „Die chronischen Arthritiden bilden, wie ein Land ohne scharfe geographische Gliederung ein Gebiet, dessen Einteilung in Provinzen nicht ohne Willkür vorgenommen werden kann und je nach den Tendenzen, die der eine oder der andere dabei verfolgt, kommt wohl auch eine Art Wahlkreisgeometrie zustande."

Er zieht deshalb in Übereinstimmung mit Hoffa und Wollenberg folgende Einteilung nach klinischen Gesichtspunkten vor:

1. *Der sekundäre chronische Gelenkrheumatismus,* d. h. die nach typischen akuten Gelenkrheumatismus zurückbleibenden chronischen Entzündungen und Deformationen.

2. Die *Polyarthritis chronica progressiva;* jene meist symmetrisch, oft an den Fingern- und Zehengelenken beginnende, allmählich und oft schubweise, bald fieberlos, bald mit Temperaturschüben verlaufende Form. Sie erscheint in zwei Unterarten, deren eine durch Exsudation und Kapselwucherung, die andere durch trockene Gelenkdeformation und Kapselschrumpfung ausgezeichnet ist.

3. Die *Mono- und Oligoarthritis deformans,* jene von Volkmann klassisch beschriebene Form, die teils dem Senium, teils den Traumen ihren Ursprung verdankt.

4. Die *ankylosierenden Wirbelsäulenversteifungen* und ihre von Pierre Marie, Bechterew und Strümpell beschriebenen Unterarten.

5. Die Heberdenschen Knoten.

Nach anatomischen Gesichtspunkten sind zu unterschieden:

1. Die Formen, welche mit einer Degeneration des Knorpels beginnen, die Gelenkkapsel nur spät, geringfügig und sekundär befallen.

2. Die Formen, welche mit Entzündung der Synovialis beginnen und die Knorpel erst nachträglich verändern.

Zur ersteren gehört die Arthritis deformans, zum Teil die Spondylose rhizomélique, die Heberdenschen Knoten und die trockene Form der chronisch progressiven Polyarthritis; zur zweiten der sekundär chronische Gelenkrheumatismus und die exsudative Form der chronischen Polyarthritis.

In seinem Referat über die chronische Arthritis auf dem internationalen Kongreß in London 1911 gab Friedrich von Müller dem Gegenstand durch die Beleuchtung vom Standpunkte der allgemeinen Pathologie neuen wissenschaftlichen Antrieb. Er zeigte, wie aus den anatomischen und physiologischen Eigenschaften der Gelenke und ihrer Gewebe die beiden Zustände der *Entzündung* und der *Degeneration* abgeleitet werden können. Es ergeben sich dabei zwei große Gruppen, die der *Arthritiden* und die der *Arthrosen.* His entwickelte dann in einem Vortrag in der Münchner Vereinigung für das ärztliche Fortbildungswesen 1914, auf v. Müllers Ausführungen fussend, die Grundsätze, nach denen der konkrete Fall zu beurteilen und zu behandeln ist.

Dabei mußte zutage treten, daß bei manchen Krankheitseinheiten Entzündungen und Degenerationen nebeneinander einhergehen können, so daß einer dem klinischen Geschehen gerecht werdenden Einteilung auch nach diesem Gesichtspunkt unüberwindbare Schwierigkeiten entgegenstehen.

Die Versuche Munks, nach *röntgenologischen* Gesichtpunkten neue Einteilungen zu schaffen, erfuhren mit Recht allgemeine Ablehnung (Krebs, Spiro und Pfanner). Sie werden in keiner Weise dem Krankheitsablauf beim Einzelfall, geschweige denn bei einer größeren Gruppe, gerecht; sie zeigen uns von einem einseitigen, allerdings äußerst eindrucksvollem Gesichtspunkt, nur ein momentanes Zustandsbild.

Beachtenswert ist der Versuch UMBERs u. a., dem sich auch LOMMEL in seiner Arbeit anschließt, nach Ausscheidung der Gruppe der degenerativen Form, der Osteoarthropathia deformans, nach *ätiologischen* Gesichtspunkten nur zwei Gruppen zu bilden:

1. die exogene Infektarthritis,
2. die endogen-endokrine Periarthritis destruens.

Aber, wie noch später ausführlich gezeigt werden soll, stößt im Einzelfall die Rubrizierung auf größte Schwierigkeiten, weil wir bei der oft häufigen Gleichheit des klinischen Krankheitsbildes kein einziges objektives Merkmal kennen, daß die differentialdiagnostische Entscheidung zwischen den beiden Gruppen gestattet.

Deswegen möchte ich in Übereinstimmung mit anderen Autoren auch diese Einteilung nicht gelten lassen.

Im gegenwärtigen Zeitmoment wird die PŘIBRAM-HOFFA-WOLLENBERG-HISsche Einteilung noch immer dem tatsächlichen Geschehen beim chronischen Gelenkrheumatismus am besten gerecht. Ich habe sie deshalb auch zur Grundlage meiner eigenen Einteilung gemacht.

Der klinischen Besprechung lasse ich vorangehen eine Beschreibung der pathologisch-anatomischen und biologischen Vorgänge am erkrankten Gelenk und, gestützt auf vieljährige und vielseitige praktische Erfahrung, einer kritischen Würdigung unserer gegenwärtigen Vorstellungen über die ätiologischen Faktoren. Ich hoffe, so noch am besten ein Verständnis für das eigentliche Krankheitsgeschehen erwecken und übermitteln zu können.

2. Pathologische Anatomie und Biologie des erkrankten Gelenks.

Vorbemerkungen.

Man teilt die Gelenke ein in *Synarthrosen,* bei welchen zwischen den beiden knöchernen Gelenkenden eine Verbindung durch Bindegewebe oder Knorpel hergestellt ist (Syndesmosen, Synchondrosen) und *Diarthrosen,* an denen sich ein Spalt oder eine Gelenkhöhle zwischen beiden mit Knorpel überzogenen Gelenkenden befindet.

An den Diarthrosen sind folgende Teile zu unterscheiden:

1. die knöchernen Gelenkenden, welche mit *hyalinem Knorpel* überzogen sind. An den Seitenflächen, d. h. oben, wo die Knorpelflächen sich nicht gegenseitig berühren, wird der Knorpel von Perichondrium bedeckt; diese fibrös-elastische Haut geht ohne scharfe Grenze allmählich sowohl in das den knorpelfreien Teil der Gelenkenden bedeckende Periost, als auch in den von Perichondrium freien Gelenkknorpel über;

2. die Gelenkkapsel, die außen von den bindegewebigen *Kapselbändern* gebildet und an ihrer Innenfläche von der *Synovialis,* einer gefäßreichen Bindegewebslage mit einem Endothelbelag, überzogen ist. An der Innenfläche der Synovialis, welche nur die Gelenkkapsel, nicht aber den Knorpel überkleidet, befinden sich zellenartige Auswüchse, meist mikroskopische Zellen, die man als *Synovialzotten* bezeichnet; sie sind entweder gefäßhaltig und enthalten dann Capillaren, die von den größeren Blutgefäßen aus der tieferen, lockeren Schicht ausgehen oder sie sind zum Teil gefäßlos; sie enthalten auch wohl Fett, Knorpelsubstanz oder Schleimgewebe.

Die Synovialmembran sezerniert eine hühnereiweißartige, schleimigzähe, wasserreiche, nur $6^0/_0$ feste Bestandteile (Eiweiß, Mucine, Salze) enthaltende Flüssigkeit, die *Synovia* oder Gelenkschmiere.

In inniger, biologischer Beziehung zum Gelenk stehen Knochen, Muskeln, Sehenen, Nerven und Haut.

a) Der Gelenkknorpel.

Beim Erwachsenen sind die Gelenkknorpel gefäßlos. Die Ernährung erfolgt durch Diffusion von der Oberfläche her. Sie sind deshalb einer echten Entzündung nicht fähig und alle krankhaften Veränderungen zeigen die Merkmale der *Degeneration*. Diese bedingt allerdings *sekundäre* Veränderungen, welche als Reizwirkung ausgehen von dem Knorpel selbst oder dem gefäßhaltigen

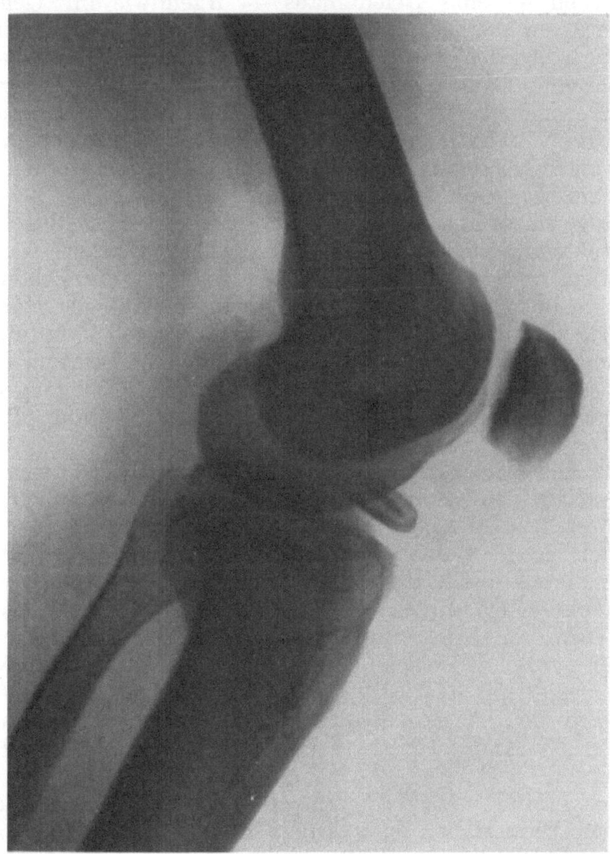

Abb. 24. Freier Gelenkkörper mit einem knochendichten Kernschatten und hellerer Mantelzone, die anscheinend kalkgerandet ist.

Perichondrium und Periost, bisweilen sogar von der Synovialis und von den subchondralen Markräumen.

Als ursächliche Merkmale, die krankhafte Veränderungen am Knorpel auslösen können, kommen in Frage einmal direkte Verletzungen, andererseits, Störungen der normalen Existenzbedingungen durch abnorme Beanspruchung und Belastung und drittens Ernährungsschäden, die entweder Ausdruck einer allgemeinen oder spezifischen Stoffwechsellage sind oder der Effekt abnormer Tätigkeit des Ernährungsgewebes des subchondralen Knochenmarks und des Perichondriums.

Bei direkten Verletzungen kann es zu Absprengung von Knorpelstückchen kommen. Diese Sprengstücke können entweder zu freien Gelenkkörpern werden oder sie werden durch eine Wucherung der Synovialmembran irgendwie organisch befestigt. Die im Knorpel entstandenen Defekte bleiben fast unverändert bestehen. Eine etwaige regenerative Neubildung ist meist sehr minimal. Die klinischen Erscheinungen sind oft sehr charakteristisch. Nach Abheilung der ersten akuten Erscheinungen infolge der Verletzung tritt bei irgendeiner Bewegung plötzlich heftigster Schmerz im Gelenk auf, welches in seiner Beweglichkeit fast immer vollkommen gehemmt ist, dann hat sich ein frei flottierendes Knorpelkörperchen — eine Gelenkmaus — irgendwie im Gelenkspalt festgeklemmt. Wird ein solches Knorpelkörperchen durch Wucherung der Synovialis befestigt, so werden die klinischen Erscheinungen geringe sein, wenn die Befestigung an vom Gelenkspalt entfernten Ort erfolgt. Andernfalls können Schmerz und Beweglichkeitshemmung in gleicher Weise in Erscheinung treten.

Röntgenologisch kann man oft die abgesprengten Knorpelstückchen zur Darstellung bringen (Abb. 24). Befreiung von den Beschwerden ist meist nur durch einen chirurgischen Eingriff möglich.

Bei weniger gewaltsamen Strukturveränderungen, wie sie durch Stoffwechselstörungen, Ernährungsschäden, Infekte ausgelöst werden, ist die Knorpelgrundsubstanz amtartig aufgefasert und zerklüftet, die Zellen geraten teils in Wucherungen und liegen dann in Form unregelmäßiger Haufen, nicht in Reihen, oder sie zerfallen. Mit fortschreitendem Prozeß kann sich die Grundsubstanz vollkommen verflüssigen. Dann entstehen umschriebene Herde, *Fissuren* und *Nekrosen,* und in schweren Graden vollkommene Freilegung des Knochens. Dieser zeigt dann, hervorgerufen durch die Gelenkbewegung, die sog. Schleiffurchen.

Geht der Prozeß primär vom Knorpel aus, so bleibt er in wenig fortgeschrittenen Fällen nur auf den Knorpel beschränkt. Bei schwereren Graden kommt es aber zu *reaktiven Wucherungen von Bindegewebe,* zu mehr oder minder hochgradiger Verklebung der Gelenkflächen, zu sklerotischen Verdickungen der basalen Knochenlamelle und zur Bildung osteophytären Randexostosen.

Die Mono- und Oligarthritis deformans einschließlich der als Malum senile bezeichneten Form von Athritis deformans, sowie die Spondylarthritis ankylopoetica sind ein typisches Beispiel einer derartigen primären schweren Knorpeldegeneration.

In degenerativ verändertem Knorpel wird häufig *Kalk* abgelagert, zunächst in den Kapseln der Knorpelzellen, dann auch in den Zellen selbst und in der Grundsubstanz.

Durch Einlagerung von Urat, am häufigsten bei *Gicht,* kann gesunder Knorpel degenerativ zerfallen (s. S. 16). Um die Uratherde bilden sich durch Anlagerung von Kalk die sog. Kalkschalen.

Bei der *Alkaptonurie* kommt es zu brauner bis schwarzer Pigmentierung des Knorpels, zur *Ochronose* (siehe S. 156).

Gleiche degenerative Vorgänge können sich abspielen an den *Bandscheiben* der Wirbelkörper. Diese werden dann unelastisch, können plattgedrückt und zum Vorquellen gebracht werden. Sekundär kommt es dann zur Bildung von Exostosen an den Wirbelkörpern, die klammer- und brückenartig ineinandergreifen oder sich dachziegelförmig überdecken. Der gleiche Prozeß kann sich an den kleinen Gelenken der Processus articularis abspielen. Die Wirbelsäule kann dann mehr oder weniger vollständig *ankylotisch* und unter Umständen zugleich kyphotisch werden. Derartige Erkrankungen sind dem Arzt als Teilerscheinung der PIEERR-MARIE-STRÜMPELL-BECHTEREWsche Krankheit geläufig.

Wie BEITZKE in einer Untersuchungsreihe an den Knie- und Großzehengelenken von 200 Leichen zeigte, sind Strukturveränderungen am Knorpel ganz ungemein häufig. Von diesen 200 Personen besaßen nur 35 normalen Knorpel, bei weiteren 16 fanden sich Uratablagerungen, alle übrigen wiesen aber vom 20. Lebensjahre ab mehr oder weniger starke Knorpeldefekte auf, welche von den leichtesten umschriebenen kleinen Degenerationsherden bis zu den schwersten Formen deformierender Arthritis alle Grade umfaßten.

Klinisch erkennbar sind Knorpeldegenerationen an Gelenken durch fühl- und manchmal auch hörbares feines Reiben, welches, wenn der Knorpelüberzug verschwindet und die rohen Knochenflächen aufeinander reiben, in immer gröberes Knacken und Reiben übergeht. Randexostosen beschränken die Beweglichkeit in mehr oder weniger hohem Grade.

Das *Röntgenbild* zeigt oftmals schon frühzeitig eine Verschmälerung des Gelenkspaltes, eine dichtere Verschattung der subchondralen Knochenlamellen und in ausgezeichneter Weise die gänzlich veränderte Knochenstruktur, die Randexostosen und Knochenbrücken, welche die Bewegung behindern (Abb. 32—40).

b) Knochen und Periost.

Der Knochen ist an den rheumatischen Erkrankungen des Gelenks nur indirekt beteiligt. Man findet das Knochengewebe hierbei mehr oder weniger im Zustand der *Atrophie*, die mit Vorliebe in unmittelbarer Nachbarschaft der befallenen Gelenke, so namentlich an den Epiphysen der Finger- und Zehenknochen sitzt. Aber die Atrophie, die teils auf der Inaktivität des erkrankten Gelenks, teils aber wohl auch auf toxischen Einflüssen beruht, kann sich auch vergesellschaften mit Verdickungen einzelner Teile, so z. B. unterhalb von Knorpeldefekten oder im Gebiet der Corticalis (Abb. 30, 32, 33 u. 39).

Nicht selten begegnet man auch umschriebenen Resorptionshöhlen in der Nähe der befallenen Gelenke. Bei der *Gicht* können es Uratablagerungen im Knochenmark sein, die den anliegenden Knochen zerstört haben. Bei Gelenkerkrankungen sind es Cysten, deren Entstehung noch recht dunkel ist. Im Röntgenbild wirken derartige Cysten wie Lochdefekte.

Ähnlich wie der Knochen, nimmt auch das *Periost* nur indirekt an den rheumatischen Gelenkerkrankungen Anteil.

Unter dem Einfluß der chronischen Reize, die von der Gelenkerkrankung ausgehen, bildet sich durch Bindegewebsproduktion in der äußeren Schicht des Periosts häufig eine fest mit dem Knochen verbundene, akute, schwielige, periostale Verdickung, die *Periostitis fibrosa*. Die innere Schicht vermag unter den gleichen Umständen Knochengewebe zu produzieren, die sog. *Osteophyten*. Diffus ausgebreitete Osteophyten führen zu allgemeiner Verdickung, zu den Randwülsten, circumscripte Osteophyten zu lokaler Verdickung des Knochens, zu den Exostosen, Spangen und Brücken. Diese Osteophyten sind es, welche die so instruktiven Röntgenbilder ergeben (Abb. 38).

POMMER nimmt dieser Anschauung über die Genese der Randwülste gegenüber eine andere Stellung ein. Nach ihm erfolgt deren Ausbildung bei Arthritis deformans von vornherein in Zusammenhang mit den übrigen lamellös gebauten Strukturwerk des Knochens, also von den *subchondralen Markräumen aus unter Vascularisierung und Verknöcherung der anstoßenden Gelenkknorpelrandgebiete*. Nur unter bestimmten örtlichen Verhältnissen und nur an gewissen Punkten kommt auch periostalen Appositionsvorgängen bei der Entstehung oder Vergrößerung der Randwulstbildungen eine Rolle zu.

Es sei hier auch hingewiesen auf die POMMERschen *Knorpelknötchen*. Man findet nicht selten bei Arthritis deformans in der Nähe der Knorpel-Knochengrenze und stets unterhalb von größeren oder kleineren Zusammenhangstrennungen derselben in wechselnd großer Zahl vereinzelte Knorpelzellen oder kleinere Knorpelzellenkomplexe von rundlicher oder auch länglich ovaler Form gewöhnlich im Fasermarkgewebe liegen, die nach POMMER dadurch zur Entstehung kommen, daß vermehrungsfähige Knorpelzellen und Zellkomplexe aus den kalklosen Tiefengebieten des Gelenkknorpels in die eröffneten subchondralen Markräume und deren Lymph- und Blutbahnen verlagert und verschleppt werden.

Bei vollständiger Zerstörung des Knorpels kann es in der Weise zur Ankylosierung und schließlich zum Verschwinden des Gelenks kommen, daß durch Knochenneubildung beide einander gegenüberstehende Epiphysen miteinander verschmelzen. Die Knochenstruktur nimmt schließlich normalen Charakter an und nichts läßt erkennen, daß hier früher ein Gelenk bestanden hat (Abb. 32 u. 33).

c) Die Synovialis.

Die Synovialis ist infolge ihres Gefäßreichtums fast ausschließlich die Trägerin der Entzündung. Bei den akuteren Formen der rheumatischen Gelenkerkrankungen ist meistens nur sie allein ergriffen, bei den meisten Formen der chronischen Arthritis zieht ihre Entzündung aber auch die anderer Gelenkteile und deren Umgebung mit in ihren Bannkreis, wie das Periost, den Knochen, den Knorpel, Schleimbeutel, Sehnen und Sehnenscheide, Muskeln und Haut.

Die mildeste Form akut entzündlicher Veränderungen ist der *einfache Erguß* einer serösen Flüssigkeit in die Gelenkhöhle. Als Beispiel hierfür diene der Hydrops articolorum intermittens, der anscheinend auf flüchtigen, vasomotorischen Störungen beruht.

Schwerere akute Entzündungsformen mit serösen Ergüssen werden gegeben durch den akuten Gelenkrheumatismus, durch die Serumkrankheit, den akuten Gichtanfall und durch mancherlei Infekte, wie Gonorrhöe, Lues im akuten Stadium, Scharlach-, Ruhr- und manche andere Infektionen, mehr chronisch verlaufende Formen beim primären chronischen Gelenkrheumatismus.

Bei der akuten Entzündung ist die Innenhaut der Synovialis stark gerötet; besonders an den Falten verdickt, gewulstet und kann hier einer lebhaft injizierten Schleimhaut gleichen; sie liefert ein Exsudat, das gewöhnlich eine starke, fühlbare Schwellung der ganzen Gelenkgegend bedingt. Bei dem Hydrops genu werden die mächtigen Schleimbeutel, vor allem der subcrurale, mit ausgedehnt. Es „tanzt die Patella", das Kniegelenk sieht wie künstlich injiziert aus. Eine vollständige Institutio ad integrum ist möglich.

Anders ist das Bild bei chronischer Entzündung. Sie verläuft stets unter Erscheinungen, welche nicht zurückgebildet werden können. Die Synovialmembran kann sich verdicken und trüben; ihre Zotten können sich vergrößern, als stecknadelkopfgroße, rote Köpfchen erscheinen, oder aber sie wuchern lebhafter und wachsen in Form weicher, glatter, zottiger Massen auf den Knorpel herüber. Bei längerem Bestande vollzieht sich in ihnen eine fettige oder knorplige Metamorphose, das sog. *Lipoma arborescens* bildend. Dann können sich einzelne Teile abstoßen und als freie bindegewebige oder knorpelige Gelenkkörper in der Höhle flottieren, ähnlich wie die abgesprengten Knorpelteilchen. Aber auch innerhalb der Synovialis kommt es zu Infiltraten, welche zu Narben- und Schwielenbildung führen. Die Ergüsse sind im chronischen Stadium von sehr wechselnder Ausgiebigkeit, im allgemeinen aber geringer wie bei akuten Entzündungen. Sie sind nicht sehr dick, enthalten weiße Fibrinflöckchen, manchmal bilden sich förmliche fibrinöse Häute, die die Gelenkknorpel bedecken. Aber bei akuten Exazerbationen kann der Erguß wieder dünn und stark serös werden.

Im Gegensatz zu dieser *Synovitis exsudativa fibrinosa* gibt es Formen von Synovitis, bei denen der Flüssigkeitserguß fehlt und nur Fibrinniederschläge vorhanden sind, die *Synovitis sicca fibrinosa*. Diese Formen führen häufig zu Schrumpfungsprozessen an der Synovialis, zu Knorpelveränderungen und schließlich zu Verklebungen und Obliteration der Gelenkhöhle.

Wichtig ist es, zu wissen, daß die Exsudationen und die Prozesse an der Synovialis von Fall zu Fall verschieden sind und auch bei dem einzelnen Fall von Zeit zu Zeit wechseln.

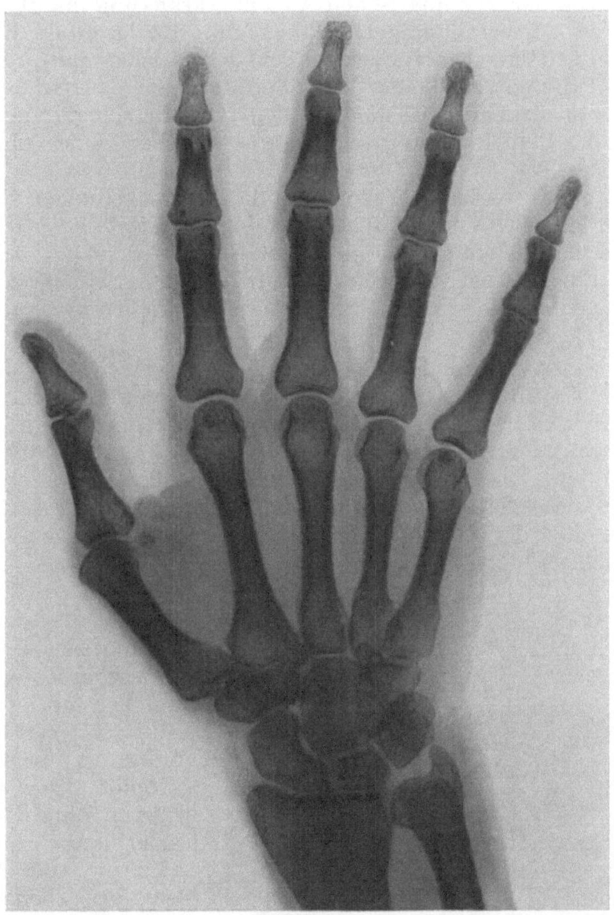

Abb. 25. Kapselschwellung des Mittelgelenkes. Deutliche Randlinien.
Knorpel und Knochen zeigen keinen kranken Befund.

Klinisch sind diese Vorgänge erkennbar an dem mehr oder weniger vergrößerten Umfang der Gelenke, die häufig infolge Mitbeteiligung der verschiedenen Bursae und Recessus und der Sehnenscheiden eine charakteristische, meist *spindelförmige* Gestalt annehmen. Der Druck auf die Gelenke ist schmerzhaft, zumal an den Sehnen- und Muskelinsertionen und auf den Gelenkspalt. Die verdickte Synovialis fühlt sich an wie eine prallelastische, radiergummiartige Masse (Abb. 29 u. 31).

Das Röntgenbild zeigt bei akuten Exsudationen allenfalls eine Vergrößerung des Gelenkspalts, bei chronischen dagegen ist die verdickte Membran häufig als zarte Schattenlinie erkennbar (Abb. 25). MUNK hat dieser Schattenlinie besondere Bedeutung zur Abtrennung verschiedener Formen chronischer Arthritiden zuerkennen wollen. Dem ist aber bei der Vielgestaltigkeit und dem Wechsel der Krankheitsbilder durchaus zu widersprechen.

d) Die Sehnen, Sehnenscheiden und Schleimbeutel.

Diese sind bei der rheumatischen Gelenkerkrankung häufig miterkrankt. KREBS legt dieser Mitbeteiligung am Prozeß mit Recht große Bedeutung bei, weil die Schmerzhaftigkeit bei Bewegungen des Gelenks und auf Druck zum größten Teil auf die entzündlichen Veränderungen auf den Sehnen und in den Sehnenscheiden zurückzuführen sind. Auf die häufig selbständig auftretenden Entzündungen der Schleimbeutel weist HÖGLER nachdrücklich hin. Man findet dort Exsudationen seröser und fibrinöser Art. Je nach Größe und Art können sie als mehr oder weniger hervortretende Aufbuckelungen sichtbar sein. Manche umschriebenen Verwölbungen an den Ansatzstellen der Muskeln um das Kniegelenk herum sind Ergüsse in die Sehnenscheiden. An den kleinen Gelenken der Finger bedingen Exsudationen in den Sehnenscheiden das oft so klumpige Aussehen der Finger. Sind sie umschrieben und abgekapselt, so wirken sie wie Cysten.

Manchmal finden sich in den Sehnenscheiden merkwürdige bis erbsengroße Knötchen, die Noduli rheumatici, die eine Bindegewebswucherung mit nekrotischem Zentrum darstellen. Bei isoliertem Vorkommen hat man sie als besondere Erkrankung, als *Rheumatismus nodosus*, angesprochen (FRANK, HILLBRECHT u. a). Ob die bei besonderer Technik fühlbaren „Insertionsknötchen", wie sie A. MÜLLER beschrieben hat, und wie ich sie bereits S. 127 erwähnt habe, mit der rheumatischen Gelenkerkrankung zusammenhängen, ist recht zweifelhaft.

e) Die Muskeln.

Ihre an sich indirekte Mitbeteiligung an der rheumatischen Gelenkerkrankung dokumentiert sich in den mehr oder weniger ausgesprochenen Atrophien.

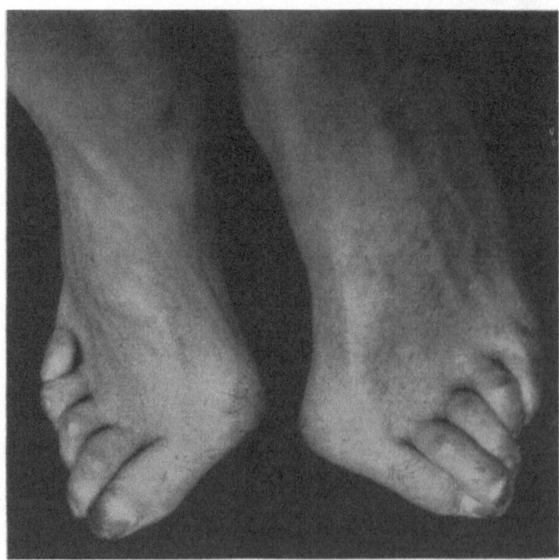

Abb. 26. Ulnare Deviation der Zehengelenke.

Zum Teil mögen diese auf der Inaktivität beruhen. Aber die häufig so früh einsetzende Atrophie gewisser Muskelgruppen, ohne daß Bewegungshindernisse vorhanden sind, so namentlich der Musculi interossei, des Thenar und Hypothenar, zwingen doch zur Annahme toxischer Einflüsse, die wahrscheinlich vom erkrankten Gelenk ausgehen. Neben der Atrophie kann es in manchen Fällen auch zur Muskelcontractur und Sehnenverkürzung kommen.

Eine sehr merkwürdige klinische Erscheinung sind die *Subluxationen*, am auffälligsten an den Fingern und Zehen. Dort kommt es, wahrscheinlich infolge sehr frühzeitiger

Atrophie der Lumbricales und Erschlaffung der Gelenkkapsel, zu einer Ablenkung im Basalgelenk nach der Richtung des kleinsten Gliedes, zur *ulnaren Deviation* (Abb. 26). Kombinieren sich mit diesen atrophischen Vorgängen Muskelcontracturen und Sehnenverkürzungen, dann kommt es zu Subluxationen, am auffälligsten an den Phalangen und am Kniegelenk, und zur Ausbildung jener gänzlichen Verkrüppelung, die derartige Kranke so bemitleidenswert macht (Abb. 32 u. 33).

f) Haut und Anhänge.

Auch diese Organe, wenn auch dem erkrankten Gelenk am entferntesten, nehmen zuweilen an dem Krankheitsprozeß teil. Über den durch Exsudationen aufgetriebenen kleineren Gelenken erscheint die Haut dann infolge atrophischer Prozesse glänzend, verdünnt, livide verfärbt. Die Nägel werden wohl infolge toxischer Einflüsse rissig und spröde.

Ich beobachtete einen Patienten, bei dem es an den atrophischen Hautstellen zu Ulcerationen kam. Diese waren mit einem blutigen Schorf bedeckt. Auch die Nägel fielen ab; das Nagelbett war ausgefüllt mit einer blutdurchtränkten Kruste. Infolge der häufig vollkommenen Versteifung und der Schmerzen wird ein derartiges Leiden besonders qualvoll. Ein recht bösartiger Krankheitszustand kann sich entwickeln, wenn eine chronische Arthritis sich mit einer *Sklerodermie* kombiniert. Derartige Fälle sind wiederholt beschrieben worden. Aus der neueren Literatur führe ich ADRIAN, dann LEONTZEWA an. Auch *psoriatische* Erkrankungen sind im Zusammenhang mit Arthritis beobachtet worden (GARROD, STRÖM, NOBL und REMENOVSKI), ferner die sich als symmetrische Gangrän charakterisierende RAYNAUDsche Krankheit. Ob diese Erkrankungen irgendwie enger mit der chronischen Arthritis verbunden sind, ist allerdings höchst zweifelhaft.

Bei älteren Personen, und zwar gewöhnlich nur bei trockenen Synovititen (Synovitis fibrinosa sicca), neigt die Haut der Hände zum Elastizitätsverlust und zu Wucherungen, sie wird runzlich, pergamentartig und ist an manchen Stellen verdickt (siehe Abbildung 41).

Sehr auffällig ist die Neigung mancher Kranken zum Schwitzen an Händen und Füßen. Die Gliedmaßen sind gewöhnlich livid verfärbt und fühlen sich feucht und kalt an. Hier treten zu den lokalen Ursachen offenbar schon vasomotorische Störungen allgemeiner Art hinzu.

3. Veränderungen des Stoffwechsels und der inneren Organe.

a) Stoffwechsel.

Der Grundumsatz zeigt keine erkennbare Störung, auch nach neueren Untersuchungen von CECIL, RUSSEL u. a. Die klinische Erfahrung lehrt aber, daß gewisse Formen des primären chronischen Gelenkrheumatismus zu starker Abmagerung, zu Kachexie und Phthise, führen, wobei an der Einschmelzung nicht nur der Fett-, sondern auch der Eiweißbestand Anteil hat. Offenbar liegt hier die Ursache in den allgemeintoxischen Wirkungen der Erkrankung. Es ist dann durchaus berechtigt, hierbei von dem Gelenkrheumatismus als einer „Zehrkrankheit" zu sprechen. Der Eiweißstoffwechsel ist nicht gestört.

Daß der Purinstoffwechsel keinerlei Anomalien zeigt, wurde schon an anderer Stelle gesagt.

In neuer Zeit wollen amerikanische Autoren bei chronischer Arthritis eine Herabsetzung der Kohlenhydrattoleranz gefunden haben, die mit einer Erhöhung der prozentualen O_2-Sättigung des Blutes einhergeht (PEMBERTON). FLETCHER und HUBBARD berichten sogar über gute Erfolge mit einseitiger, kalorienarmer und kohlenhydratarmer Kost. Zwar hat HOLSTI diesen Befund in gewissem Sinne bestätigen können, aber mit der Einschränkung, daß die Toleranzherabsetzung nur für die akuten und entzündlichen Fälle gilt und nichts für Arthritis Spezifisches sei.

KEESER zeigte aber, daß bei intravenöser Traubenzuckerinjektion, die einige bei Verfütterung gegebene Fehlerquellen ausschaltet, weder eine Störung des Kohlenhydratstoffwechsels, noch eine mangelnde Oxydationskraft des Blutes sowohl bei akuter als auch chronischer Arthritis feststellbar ist.

Auch eine Milchsäurevermehrung ist nicht gefunden worden (CAJORI, CROUTER und PEMBERTON).

Was den *Mineralstoffwechsel* anbetrifft, so sind Mitteilungen von A. LINDEMANN und von WEIL, MATHIE-PIERRE, GUILLAUMIN bemerkenswert, daß in vielen Fällen *Kalkretention* bzw. vermehrter Kalkgehalt im Blute zu finden ist. Irgendeine Gesetzmäßigkeit läßt sich aber aus diesem Befunde ebensowenig herleiten, wie aus der Mitteilung von LOEPER, daß in einigen Fällen *Oxalämie* besteht.

b) Körper-, Haut- und Tiefentemperatur am Orte der Erkrankung.

Ganz allgemein kann man sagen, daß die chronischen Gelenkerkrankungen bald mit, bald ohne Fieber verlaufen. Trotz vielseitiger Untersuchungen hat sich aber irgendeine Gesetzmäßigkeit im Verhalten der Körpertemperatur beim chronischen Gelenkrheumatismus nicht ergeben. Allerdings verläuft die rein degenerative Form der Arthritis deformans fieberlos, aber sobald sich, wenn auch nur sekundär, eine Synovitis hinzugesellt, können mäßige Temperatursteigerungen in einigen, aber ganz sicher nicht in allen Fällen, beobachtet werden. Ganz willkürlich erscheint das Verhalten bei den mehr oder weniger chronisch-entzündlichen Arthriden. Es kommen hier zweifelsohne Temperatursteigerungen vor, allerdings sehr selten über 38°, meistens nur subfebril. Aber der äußerlich sichtbare Entzündungszustand zeigt keineswegs irgendeinen Parallelismus zu dem Grad der Erkrankung. Ich sah Patienten mit primärem chronischem Gelenkrheumatismus fast ohne jede Exsudation sehr lange Zeit (monate- bis jahrelang) subfebril fiebern, andere mit sichtbaren entzündlichen Erscheinungen waren zu allen beobachteten Zeiten vollkommen fieberfrei. Das wechselt nicht nur von Fall zu Fall, sondern beim gleichen Patienten können sich subfebrile Perioden mit solchen ohne Fieber ablösen. Manchmal geht eine akute Exazerbation mit geringer Temperatursteigerung einher, manchmal allerdings auch nicht. Über das Verhalten der *Hauttemperatur* über erkrankten Gelenken berichten MELCHIOR und WOLFF. Sie haben zahlreiche Messungen mittels eines Hautquecksilberthermometers vorgenommen. Dabei zeigten tuberkulöse Gelenke, die akut rheumatischen und die gonorrhoischen Gelenkaffektionen deutliche Erhöhungen um 1—2°, während über chronisch-rheumatischen Gelenken nie eine Erhöhung, in einigen Fällen sogar eine Erniedrigung der Hauttemperatur gefunden wurde.

Es wäre sehr zweckmäßig, diese Untersuchungen auf breiterer Basis zu wiederholen und sie durch Messungen der *tieferen* Gewebstemperatur zu vervollständigen. Möglicherweise ergeben sich hierbei prognostische und diagnostische Hinweise.

c) Morphologische Blutveränderungen.

Im allgemeinen zeigen Blutfarbstoff und Erythrocyten keinerlei Veränderung, nur in schwereren Fällen mit Kachexie und Phthise entwickelt sich häufig eine sekundäre Anämie. Eine Hyperleukocytose mit geringer Linksverschiebung des Blutbildes findet man bei akuten Exazerbationen, die mit Fieber einhergehen, sonst aber liegt die Leukocytenzahl in normaler Breite. Auffällig ist aber die fast immer hierbei vorhandene Lymphocytose [40—50% (Gudzent, Kahlmeter)]. In manchen Fällen akuter und chronischer Arthriden besteht eine deutliche *Eosinophylie* (Klinkert, Bastai). Besondere Aufmerksamkeit erfordern Befunde von Spiro und Pfanner am weißen Blutbild, die es auf sein Verhalten gegenüber Reizkörperinjektionen prüften.

Sie fanden beim Normalen neben einer zumeist eintretenden Neutrophilie eine stets einsetzende Eosinopenie, bei einzelnen Fällen von chronischen Arthritiden aber statt der Eosinopenie eine Eosinophilie und schließen daraus, daß in gewissen Fällen von akuten und chronischen Arthriden *eine besondere Konstitutionsanomalie bestehen muß, die sich in einer konstitutionellen Eosinophilie* bzw. einer der konstitutionellen Eosinophilie außerordentlich ähnlichen Reaktionsanomalie äußert.

Die *Senkungsgeschwindigkeit* der roten Blutkörperchen nach Farhaeus zeigt kein charakteristisches Verhalten. Sie ist bei den mehr degenerativ verlaufenden Formen nicht verändert, bei den mehr entzündlichen manchmal erhöht (Simó, Albert, Holzweissig).

Kauftheil und Simo prüften auch die spezifische Viscosität des Blutserums bei Gelenkerkrankungen. Es ergeben sich mit Ausnahme einer Arthritis urica, die normale Werte aufwies, Erhöhungen, die der Schwere des Prozesses ungefähr parallel gingen.

d) Innere Organe.

Die *inneren Organe* zeigen bei chronischen Arthriden, wobei bestimmte Formen des sekundären Gelenkrheumatismus allerdings auszuscheiden sind, im Gegensatz zur *Gicht* und zum *akuten Gelenkrheumatismus* keinerlei irgendwie spezifischen Veränderungen. Während bei der Gicht eine *Blutgefäßsklerose* und beim akuten Gelenkrheumatismus und dem ihm manchmal folgenden sekundären chronischen Gelenkrheumatismus eine *Endo-* und *Myocarditis* geradezu ein Charakteristicum des Leidens sind, werden hier Herz-, Nieren- und Blutgefäßerkrankungen nur äußerst selten beobachtet. Erst bei höherem Alter und bei sehr fortgeschrittenem Leiden, zumal dann, wenn eine infektiöse Ätiologie in Frage kommt, findet man Myocard-, sehr selten Nierenschädigungen. Eine Milzschwellung wird vermißt. Diese ist nur eigentümlich einer infektiösen Erkrankung des Kindesalters mit chronischer Arthritis, der Stillschen Krankheit. Neuerdings hat Felty diese Krankheit allerdings auch bei 5 Erwachsenen beschrieben. Als Ursache dieser Krankheit vermutet man einen Zusammenhang mit Endocarditis lenta.

Erkrankungen anderer innerer Organe sind mit Ausnahme der als Komplikation zu wertenden *rheumatischen Iritis, Iridocyclitis und Episkleritis* unbekannt. Das gilt auch von den Drüsen mit innerer Sekretion. Nirgendwo ist eine pathologisch-anatomisch faßbare Erkrankung an einem dieser Organe bei chronischen Arthritiden beschrieben worden, die als sicher spezifisch für dieses Leiden zu bezeichnen wäre. Das sei bei der aus anamnestischen Merkmalen geschlossenen Beziehung der endokrinen Drüsen zur Ätiologie dieser Gelenkerkrankungen hier besonders betont. Es wird an anderer Stelle noch ausführlicher zu diesem Problem Stellung genommen werden.

e) Vasomotorische Veränderungen.

Es gibt ein Krankheitsbild, das sich ausgezeichnet durch plötzlich auftretende Schwellungen im Gelenk. Es handelt sich dabei um einen nicht entzündlichen serösen Erguß. Ist der Erguß gering, so verursacht er keine Schmerzen, ist er dagegen in bezug auf den Gelenkraum groß, so entstehen offenbar durch die mächtige Dehnung und Zerrung der Synovialis und der Gelenkbänder äußerst heftige Schmerzen.

Dieser *Hydrops articulorum intermittens* kann genau so schnell verschwinden, wie er gekommen ist, ohne irgendwelche Veränderungen am Gelenk zu hinterlassen. HERMANN SCHLESINGER hat ihm eine ausführliche Studie gewidmet. In neuerer Zeit gaben PULAWSKI und BIERING von ihm eine gute, übersichtliche Zusammenstellung. Man rechnet ihn nicht zu den chronischen Arthritiden, aber er ist ein Beispiel für die Entstehung von Ergüssen auf der Basis vasomotorischer Veränderungen, die ähnlich wie das QUINKEsche Ödem wahrscheinlich der Ausdruck einer allergischer Reaktion sind.

4. Das ätiologische Problem.

Während die pathologisch-anatomischen Veränderungen bei den chronischen Arthritiden uns weitgehend und ziemlich vollständig bekannt sind, gilt das keineswegs hinsichtlich der Ätiologie.

Die Erforschung dieses Problems hat zunächst das eine mit Sicherheit ergeben, daß die Ursachen nicht einheitlicher Natur sind. So vielgestaltig diese aber auch sein mögen, immer zeigen die Einzelteile der Gelenke und deren Umgebung die gleichen, vorher beschriebenen Reaktionen. Jedes Organ reagiert also in einer ihm eigenen, typischen Weise. Zwar wird hierdurch das pathologisch-anatomische Geschehen ein äußerst einheitliches, aber dem Bestreben, aus diesem Geschehen heraus die Ursache zu erkennen, erwachsen unüberwindliche Schwierigkeiten. So kommt es, daß wir sehr wohl Krankheiten kennen, die Gelenkveränderungen zur Folge haben, daß es aber der Forschung bei den schleichend und ohne klinisch erkennbare Ereignisse entstehenden chronischen Arthriden bis zum gegenwärtigen Zeitmoment nicht gelungen ist, aus dem Krankheitsbild heraus die ursächlichen Momente mit einiger Sicherheit zu erkennen. Überdies sind uns zweifellos noch eine Reihe von Faktoren, welche zu dem Bilde der chronischen Gelenkkrankheiten führen, gänzlich unbekannt. Die Frage nach der Ätiologie der chronischen Gelenkerkrankungen ist also noch in jeder Beziehung problematisch. Jeder Versuch der Systematisierung nach ätiologischen Gesichtspunkten muß also unbefriedigend sein und zu Irrtümern führen.

a) Akute Infekte.

Von Krankheiten, die chronische Gelenkerkrankungen zur Folge haben können, stehen an erster Stelle die *infektiösen*. Es sind chronische Arthritiden im Anschluß an *akute Exantheme* (Scharlach, Masern), sowie an *Erysipel, Typhus, Paratyphus, Pneumo-, Meningo- und Gonokokkeninfektionen,* an *Osteomyelitis* beschrieben worden, wo akute Synovitiden mit und ohne Exsudationen ja durchaus nicht so selten sind. In vereinzelten Fällen kommen nun diese nicht zur Abheilung, und es entwickelt sich das Bild einer chronisch entzündlichen Gelenkerkrankung. Man kann hier auch im Sinne GERHARDTs (1896) von einem *akuten und chronischen Rheumatoid* sprechen. Ob als Folgeerscheinung der Krankheit als solcher ohne eine vorausgegangene akute Gelenkentzündung ein primärer, chronischer Gelenkrheumatismus entstehen kann, ist zweifelhaft.

Besondere Aufmerksamkeit erfordert die *Syphilis,* weil diese bei ihrem chronischen Verlauf zweifellos auch Erkrankungen an den Gelenken zur Folge hat, die sich von primären, chronischen Arthritiden und Arthrosen teils anderer bekannter, teils unbekannter Ursache nicht unterscheiden.
teils unbekannter Ursache nicht unterscheiden.

Genauere Kenntnisse von den luetischen Gelenkerkrankungen haben uns in früherer Zeit Arbeiten von BARDELEBEN, VOLKMANN, RICHET, CHIARI,

Virchow u. a. gebracht. Harttung hat unlängst eine übersichtliche Darstellung gegeben, Schlesinger ihnen eine Monographie gewidmet. In neuerer Zeit hat Gudzent, dann insbesondere Axhausen auf die relative Häufigkeit der Gelenksyphilis hingewiesen. Nach Axhausen ist die durch bunte Mannigfaltigkeit des klinischen Bildes charakterisierte Gelenksyphilis, besonders im kindlichen Alter, der Gelenktuberkulose oft zum Verwechseln ähnlich. Broca fand in 20 nach dem klinischen Bild als Gelenktuberkulose angesprochenen Fällen, 19 mal als Ätiologie Lues. Die Gelenklues tritt sowohl in einer synovialen wie in einer ossalen Form auf; die synoviale Form hebt sich hervor durch Kapselschwellung und mehr oder weniger ausgeprägtem Erguß mit negativem Röntgenbild; bei den ossalen Formen zeigt dagegen das Röntgenbild unscharfe Konturierung der Seitenabschnitte der Epiphysen, nicht selten periostale Knochenauflagerungen, die allmählich im umliegenden Gewebe sich verlieren, und Verschleierung der normalen, epiphysären Architektur durch wolkige, flockige Trübungen. Axhausen betrachtet die konsekutive Arthritis deformans als gesetzmäßige Folgeerscheinung der bei Gelenklues häufig auftretenden *Knorpelusur* und die Gelenklues als ein speziell für die Entstehung der juvenilen Arthritis deformans beachtenswertes Moment. Die Diagnose wird aber erst gesichert durch den positiven Ausfall der Wassermannreaktion.

Die *spezifische Gelenktuberkulose* mit ihrem klinisch typischen Krankheitsbild bedürfte hier keiner Erwähnung, wenn nicht von Poncet die Behauptung aufgestellt worden wäre, daß eine große Gruppe der Arthritiden auf eine besondere Form der Tuberkulose zurückzuführen sei, deren Virus hier zu schwach ist, um spezifische Läsionen zu erzeugen; die Gewebe zeigen keinen spezifischen, sondern nur den gewöhnlichen Entzündungsprozeß, weshalb Poncet in diesen Fällen von „entzündlicher Tuberkulose“ spricht. „Wir haben den ‚tuberkulösen‘ Rheumatismus, wenn die Entzündung eine rheumatische Form annimmt.“

Da vielfach bei anderen Autoren die Anschauungen Poncets mißverständlich aufgefaßt worden sind und zu großer Begriffsverwirrung geführt haben, seien hier seine Anschauungen kurz wiedergegeben: Poncet erblickt den Beweis für die tuberkulöse Ätiologie der Arthritiden in folgenden klinischen und experimentellen Faktoren:

1. Die chronischen Gelenkentzündungen entwickeln sich oft gleichzeitig und parallel neben anderen augenscheinlich tuberkulösen Erscheinungen (Lungen-, Brustfell- und Lymphdrüsentuberkulose). In einigen Fällen wechseln sogar die Gelenkerscheinungen fast periodisch mit tuberkulösen Manifestationen ab. Diese Klasse bildet etwa 30 $^0/_0$.

2. Die chronischen Arthritiden treten mit Vorliebe auf tuberkulösem Gebiete auf. Da wo auch die Klinik nicht imstande ist, ein verdächtiges Symptom zu finden, entdeckt doch das Laboratorium (Serodiagnose, Tuberkulinreaktion, Reaktion v. Pirquet usw.) in 80 $^0/_0$ der Fälle die latente Tuberkulose. Dies ist von großer Bedeutung. Da diese Methoden weit eher eine Infektion durch Kochsche Bacillen als eine anatomische Läsion beweisen, so versteht man, daß die tuberkulöse Natur einer chronischen Arthritis höchst wahrscheinlich ist, wenn die positive Reaktion eine gleichzeitige tuberkulöse Infektion (septicémie tuberculeuse) nachweist.

3. Nach Tuberkulininjektionen in irgendeinem Punkt sieht man bisweilen lokale Gelenkreaktionen auftreten, die dem tuberkulösen Rheumatismus ganz ähnlich sind. Bei anderen Kranken, die an chronischer Arthritis leiden, beobachtet man, daß gerade das kranke Glied auf eine Tuberkulininjektion reagiert.

4. Man sieht manchmal chronische Arthritiden in wirkliche Gelenktuberkulosen ausarten.

5. Beim Tiere haben verschiedene Autoren durch Tuberkulineinspritzungen chronische Gelenkentzündungen mit Neigung zur Versteifung hervorgerufen.

Aus allen diesen Tatsachen müssen wir schließen, sagt PONCET, daß *die meisten chronischen Arthritiden tuberkulösen Ursprungs sind*, selbst wenn das anatomische Kriterium fehlt. Es handelt sich um entzündliche Tuberkulose, deren häufigste Erscheinung der tuberkulöse Rheumatismus ist.

Mit dieser Verallgemeinerung geht PONCET ganz entschieden zu weit. Es sind ihm zwar auch einige *Autoren* gefolgt (PONNDORF, ANZILLOTTI u. a.), aber alle hervorragenden Kenner des Gelenkrheumatismus lassen seine Deutung nur für einige wenige Fälle gelten. Auf Grund eigener Erfahrung muß ich mich dieser Meinung anschließen. Bei der ungeheuren Verbreitung der Tuberkulose müßte auch den Tuberkuloseärzten ein häufigeres Vorkommen von chronischen Arthritiden bei ihren Patienten aufgefallen sein. In der mir zugänglichen Literatur finde ich nur etwa 8 Berichte mit ganz wenigen kasuistischen Mitteilungen, die eigentlich nur beweisen, daß das Vorkommen vereinzelter Fälle chronischer Arthritiden als Folge einer abgeschwächten tuberkulösen Infektion wahrscheinlich aber nicht sicher bewiesen ist.

Die Entwicklung der Bakteriologie mit ihren ungeahnten Erfolgen für die Erkennung und Behandlung von bis dahin rätselhaften Krankheiten macht es verständlich, wenn man nun auch nach einem *spezifischen Erreger* des primären, chronischen Gelenkrheumatismus suchte. Es liegen hierüber in der Weltliteratur eine große Reihe von Arbeiten vor. Man hat schon früh im Urin, im Blut und in Gelenkpunktaten Streptokokken gefunden (SINGER, MENZER, BLACKSELL, WOHLMANN, POYNTER, PAYNE); aber die Befunde hielten der nachfolgenden Kritik nicht stand. In neuerer Zeit ist es der Amerikaner ROSENOW, der einen von ihm gefundenen Micrococcus rheumaticus als spezifischen Arthritiserreger anspricht. Aber wenn er in den Drüsen in der Nähe erkrankter Gelenke unter 38 Fällen zwar 35 mal seinen Micrococcus rheumaticus, daneben aber 14 mal Streptokokken, 9 mal anärobe Bacillen, dann Staphylokokken, 1 mal den Micrococcus mucosus und 1 mal den Gonokokkus findet, so wird die Beweiskraft seiner Befunde hinsichtlich der Spezifität doch sehr abgeschwächt; sie erinnern in ihrer Vielgestaltigkeit an die analogen Befunde bei akuten Exanthemen, bei denen ja der eigentliche Erreger zur Zeit noch unbekannt ist, aber offenbar die Eintrittspforte des Körpers für zahlreiche andere Bakterien eröffnet. Auch die Versuche, durch Injektion lebender Bacillenkulturen (Streptokokken, Staphylokokken u. a.) bei Tieren Gelenkerkrankungen zu erzielen (JOS. KOCH, KWASNIEWSKI und BURNET, BURBANK) zeigen eigentlich nur, daß Tiergelenke bei sehr mannigfachen Infektionen mit Entzündung reagieren können, was ja die Beobachtung am Krankenbett ohnehin täglich dartut.

Wir können mit gutem Recht alle Versuche, einen spezifischen Erreger der chronischen Arthritiden zu finden, als zunächst mißlungen bezeichnen.

b) Die chronische Sepsis.

Aber da Beobachtungen am Krankenbett schon frühzeitig den Gedanken nahelegten, daß auch Toxine von Bakterien Gelenkaffektionen auslösen können und TOPLEY und WEIR, WILLCOX, MC. MEANS, CHVOSTEK u. a. auf Grund experimenteller Befunde die Anschauung propagierten, daß Toxinresorption von einer Lokalinfektion her die Ursache einer Polyarthritis chronica werden kann, so lag es nahe, die Entstehung der Arthritiden nicht so sehr einem einzelnen spezifischen Erreger zuzuschreiben, sondern mehr den toxischen Wirkungen verschiedener Erreger von verschiedenen Lokalherden her, einer *chronischen Sepsis* also.

Unter chronischer Sepsis versteht man den Zustand, bei dem ein örtlicher Herd dauernd oder anfallsweise den Körper mit Bacillen oder ihren Produkten überschwemmt und dabei Funktionsstörungen an Herz, Nieren, Nervensystem, im Stoffwechsel des Körpers durch Abmagerung und Kachexie, im Temperaturgleichgewicht durch unregelmäßige Fiebersteigerungen, im morphologischen Blutbild durch Schädigungen der Blutkörperchen und der Blutbildungsstätten (Anämie, Veränderung des leukocytären Blutbildes usw.) und *schließlich auch chronische Arthritiden* hervorrufen kann. Die Amerikaner sprechen in diesem Fall von einer „*focal infection*". Jene Herde können mannigfachen Sitz haben. Es kommen in Betracht die Tonsillen und der lymphatische Apparat des Rachenringes und der Nase, die Nebenhöhlen des Schädels, die Zähne, die Pyorrhoea alveolaris, die Gallen- und Appendixeiterungen, die Pyelocystitiden, die Prostatitis, die Adnexerkrankungen und vielleicht auch ulceröse Darmaffektionen (SCHITTENHELM und SCHLECHT, TAYLOR u. a.).

In Deutschland war es nun vor allem PÄSSLER, der chronische Arthritiden auf Infektionsherde dieser Art zurückführen wollte, wobei die von ihm sog. „permanente Mandelgrubeninfektion" die Hauptrolle spielt. Die Beseitigung dieser Infektionsherde führt seiner Auffassung nach zur Heilung. Auch ausländische Autoren (COSTA et BOYER) vor allem manche Amerikaner (ROSENOW, BILLINGS, BYFIELD) vertreten diese Anschauung und gehen teilweise noch weiter wie PÄSSLER. Sie verlangen, daß solange der vermutliche Infektionsherd aufgesucht und entfernt werden soll, bis Heilung eintritt. Das hat in einzelnen Fällen dahin geführt, die Patienten nicht nur ihrer Tonsillen, ihres Appendix, ihrer Gallenblase, sondern auch ihrer Zähne vollständig zu berauben.

Wenn ein amerikanischer Autor (JOHN MURPHY) sagt, daß nunmehr die Zeit nicht mehr fern ist, da die Begriffe Rheumatismus und Gicht aus unserer Nomenklatur geschwunden sein werden, so wird dadurch bereits die Gefahr gekennzeichnet, zu der die Überspannung einer vielleicht an sich vernünftigen Idee führt.

In der Tat hat die kritische Nachprüfung gezeigt, daß die Bedeutung der nachweisbaren lokalen Herde für die *Therapie* sehr stark überschätzt wird. Ich selbst habe an einer großen Reihe von Patienten die Tonsillen von einem Facharzt untersuchen und bei Verdacht einer infektiösen Erkrankung entfernen lassen. Die Resultate entsprechen keineswegs den Erwartungen. Von 24 genau beobachteten Patienten war ein deutlicher Erfolg nur 5 mal zu konstatieren. Der Erfolg scheint anzuhalten. Es handelte sich allerdings hierbei um Fälle von subfebriler, subakuter Polyarthritis mit sicheren Eiterherden in den Tonsillen. Niemals sah ich einen Erfolg bei der großen Gruppe der primären progressiven chronischen Polyarthritis, die ohne Fieber und mit geringen Exarzerbationen verläuft. Vor längerer Zeit habe ich in einer Doktorarbeit (TAUBE) die verschiedenen Ansichten über den Wert der Tonsillektomie zusammenstellen lassen und dabei angeregt, Erfolge und Mißerfolge mehr wie bisher in nachkontrollierbarer Weise mitzuteilen.

Ich selbst habe in der Zwischenzeit weitere Beobachtungen gemacht, die aber meine Skepsis nicht zerstreuen konnten. Trotz Entfernung der kranken Tonsillen und kranken Zähne bleiben in vielen Fällen neue Schübe mit Temperatursteigerungen nicht aus. Da trotz genauester Nachforschung andere Herde nicht gefunden wurden, muß man doch, wenn man den Tatsachen nicht Gewalt antun will, annehmen, daß außer den entfernten Herden noch andere, unbekannte Krankheitsursachen wirksam sind. Inzwischen ist eine Arbeit von ÖSTEN HOLSTI erschienen, die meiner Skepsis — und der vieler anderer Ärzte — recht zu geben scheint. HOLSTI fand auf Grund von 191 untersuchten Tonsillen, daß die *Mandeln auch der gesunden Menschen regelmäßig Sitz leichter chronischer Entzündungen sind.* Die klinische Beobachtung ergab, daß in 71,4% von akutem Gelenkrheumatismus, in 47,3% von rezidivierendem und nur in 22,2% der chronischen Fälle unlängst eine Angina vorhergegangen war. Der Versuch des Autors, die Frage der Beziehung der Tonsillen zu den rheumatischen Erkrankungen vom klinischen Gesichtspunkt aus zu klären, führte zu der Feststellung, daß Tonsillitis und Arthritis weitgehendst unabhängig voneinander sind: Der arthritische Prozeß heilt aus, die lacunäre Angina besteht weiter; seltener tritt der umgekehrte Fall ein. *Die ulcerativen Prozesse in den Tonsillen sind als Teilsymptome der arthritischen Erkrankung aufzufassen,* und zwar sowohl in ihren akuten, als auch rezidivierenden und chronischen Formen. HOLSTI fand in etwa 40% der Fälle von chronischer Tonsillitis das Kryptenexsudat eitrig; nur in diesem Falle darf man sie für mangelnde Heilung oder Rezidivieren der bestehenden Arthritis, *an deren Entstehung sie keinen Anteil hat,* verantwortlich machen. Das ist eine neue kühne Anschauung, die mir aber durchaus beachtenswert erscheint.

Eine weitere statistische Arbeit von TANBERG scheint mir vollends den an sich wenig fundamentierten Bau von der Bedeutung der chronischen Sepsis für die Entstehung der Arthritiden zu erschüttern. TANBERG zeigt in einer statistischen Zusammenstellung von 76 Fällen von akutem Gelenkrheumatismus, 63 Fällen von sekundärem Gelenkrheumatismus und 257 Fällen von primärer, chronischer-progressiver Polyarthritis, daß bei allen drei Gruppen die Frauen überwiegen. Bei der primär chronisch-progressiven Polyarthritis ist das Verhältnis 79% Frauen und nur 21% Männer. Diese stärkere Beteiligung der Frauen betrifft alle Altersklassen mit einem Maximum zwischen 20 und 30 Jahren und einem zweiten Maximum zwischen 40 und 50 Jahren. TANBERG hebt mit Recht hervor, *daß das gehäufte Auftreten der Krankheit bei Frauen und in bestimmten Altersklassen nicht zur Annahme einer Infektion paßt.*

Angesichts dieser Tatsachen ist es schwierig, der chronischen Sepsis eine irgendwie ins Gewicht fallende Bedeutung für die Entstehung einer primären chronischen-progressiven Polyarthritis oder gar einer Arthritis deformans zuzuerkennen. Ich persönlich möchte einen direkten Zusammenhang nur für Ausnahmen gelten lassen, ohne allerdings sagen zu können, an welchen klinischen Zeichen diese Ausnahmefälle zu erkennen seien. Subfebrile Temperaturen, mehr oder weniger akute Exarzerbationen sind wichtige, wenn auch nicht allein ausschlaggebende Hinweise. Das legt uns die Pflicht ob, doch in jedem Falle nach Infektionsherden zu suchen. Ich möchte diese aber nur beseitigt wissen in jenen Fällen, wo sie sich als *eiterig* erweisen. Hier Klarheit zu bekommen, muß mit allen Mitteln angestrebt werden. Der radikalen Beseitigung von nur vermuteten oder unsicheren Infektionsherden muß dringend widerraten werden.

Wenn UMBER bei der Einteilung der chronischen Gelenkerkrankungen nach Abtrennung der Osteoarthritis deformans nur noch zwei Gruppen bildet: die Infektarthritis und die endogen-endokrine Arthritis, so zeigt die vorhergehende Erörterung, wie wenig sichere Stützen diese Einteilung hat. Es kann nicht zweifelhaft sein, daß außer einer Infektion und endokrinen Störungen für eine große, wenn nicht die größte Gruppe andere, allerdings noch unbekannte Ursachen in Frage kommen.

c) Tierische Parasiten.

Tierische *Parasiten* oder etwa Toxine sind wiederholt als eine der Ursachen von chronischen Arthritiden in Anspruch genommen worden. Daß Möglichkeiten gegeben sind, zeigt ein von LYON publizierter Fall mit *Lamblia intestinalis.* Die Arthritis besserte sich nach Beseitigung der Lambliaerkrankung. Ich selbst sehe hier im Ruhrrevier viele Wurmerkrankungen, fand aber niemals Gelenkveränderungen, nur bei *Anguillulosis* klagten die Patienten über rheumatische Schmerzen in Muskeln und Gelenken.

d) Hormonerkrankungen.

Die Tatsache, daß die Frauen häufiger an chronischer Arthritis erkranken als die Männer, und daß sich die Erkrankungen in der Menopause auffällig häufen, hat schon immer daran denken lassen, in innersekretorischen Störungen die Ursache anzunehmen.

Eine Reihe von Einzelbeobachtungen, die unlängst von STRAUSS in einer Studie ausführlich zusammengestellt sind, scheint dieser Annahme gute Stützen zu geben.

So konnte z. B. PŘIBRAM feststellen, daß bei 106 der daraufhin befragten Frauen 35 mal der Beginn der Krankheitserscheinungen im Klimakterium einsetzte. Von 118 Frauen aus der Statistik von GARROD führten 18 den Beginn ihres Leidens zwei Jahre vor Beginn der Menopause, 5 direkt auf den Eintritt und 41 den Beginn zwei Jahre nach der Menopause zurück. Mit ähnlichen Zahlen könnten wohl alle Ärzte aufwarten, die Gelegenheit haben, viele chronische Arthritiden zu sehen, worauf auch HIS in einer unlängst erschienenen Veröffentlichung über dieses Problem hinweist.

Aber schon PŘIBRAM bemerkt, daß auch die Zahl der Männer, bei welchen die Krankheit zwischen dem 40.—60. bzw. 50.—60. Jahre beginnt, nicht klein ist. Es seien aus der neueren Literatur noch erwähnt die Mitteilungen von NEUMANN und LANDÉ, die über 5 Fälle, von STRAUSS und HERZBERG, die über sieben Fälle (3,5% ihres Materials) berichten und von UMBER, der 3% seines Materials als endokrin bedingt angibt. Die Tatsache der starken Beteiligung der Männer um das 50. Lebensjahr herum im Verein mit dieser doch relativ kleinen Prozentzahl derjenigen Frauen, die in der Menopause oder der Gravidität erkranken, läßt bei Ablehnung einer Hormonalwirkung auch die Deutung zu, daß andere Schädlichkeiten, für die der Frauenkörper vielleicht gerade in den Jahren der Menopause besonders empfindlich ist, das ursächliche Moment darstellen.

Eindrucksvoller sind schon neuerliche Mitteilungen von MENGE, der nach künstlicher Ausschaltung der Ovarientätigkeit in sieben Fällen chronische Gelenkerkrankung beobachtete.

Ich selbst beobachtete unlängst einen Bergmann, der an Infantilismus mit endogener Fettsucht leidet, und von dem ich hier die Krankengeschichte kurz wiedergebe:

Patient stammt von gesunden Eltern. Seine Geschwister sind ebenfalls gesund. Mit 10 Jahren hatte er Diphtherie. Er blieb im Wachstum in der Zeit der Pubertät stehen; seine Größe beträgt 1,37 cm. Sein Körperbau ist gedrungen und zeigt reichlichen Fettansatz mit starkentwickelten, fettreichen, hängenden Brüsten. Der Penis ist rudimentär entwickelt. Die Hoden sind entwickelt, aber klein. Sexuell ist er vollkommen indifferent.

Vor 7 Jahren begannen Schmerzen im linken Kniegelenk, die sich im Laufe der Zeit steigerten und das Gehen sehr beschwerlich machten. Bei der Untersuchung fanden sich geringe, nichtentzündliche Schwellungen des Kniegelenks, das stark bei Bewegungen knirscht. Einen ähnlichen Befund ergibt das rechte Ellenbogengelenk und das linke Schultergelenk.

Die Röntgenaufnahme vom Kniegelenk ergibt folgendes: Links ist der Gelenkspalt im Kondylus medial stark verengt und lateral stark klaffend. Die Kondylenenden sind unscharf und wellig und zeigen an ihre Enden starke Ausziehung. Innerhalb der Gelenkkapseln sieht man zahlreiche freie Gelenkkörperchen (Abb. 27 u. 28).

Auch einer abnormen *Schilddrüsenfunktion* werden ursächliche Beziehungen zur chronischen Arthritis zugeschrieben. Man hat wiederholt das kombinierte Vorkommen von Basedow und chronischer Arthritis beobachtet. Die Zahl ist allerdings nicht sehr groß. STRAUSS gibt die Zahl der mitgeteilten Fälle nur auf

14 an, wovon außerdem 6 auf „inkompletten Basedow" entfallen. Neuerdings haben H. CURSCHMANN und DEUTSCH noch 5 Fälle, FINK noch 7 Fälle dieser Kombination mitgeteilt.

Hinweise auf Beziehungen zwischen Störungen der Schilddrüse und chronischen Arthritiden finden sich in der Literatur noch vielfältig. Auch an Mitbeteiligung anderer Drüsen (Nebennieren, Thymus, Hypophysis) hat man gedacht, freilich ohne mehr als Vermutungen äußern zu können.

Hierher gehört auch die BECKsche Krankheit. Mit diesem Namen wird eine in gewissen Gegenden Transbaikaliens endemisch auftretende Gelenkerkrankung

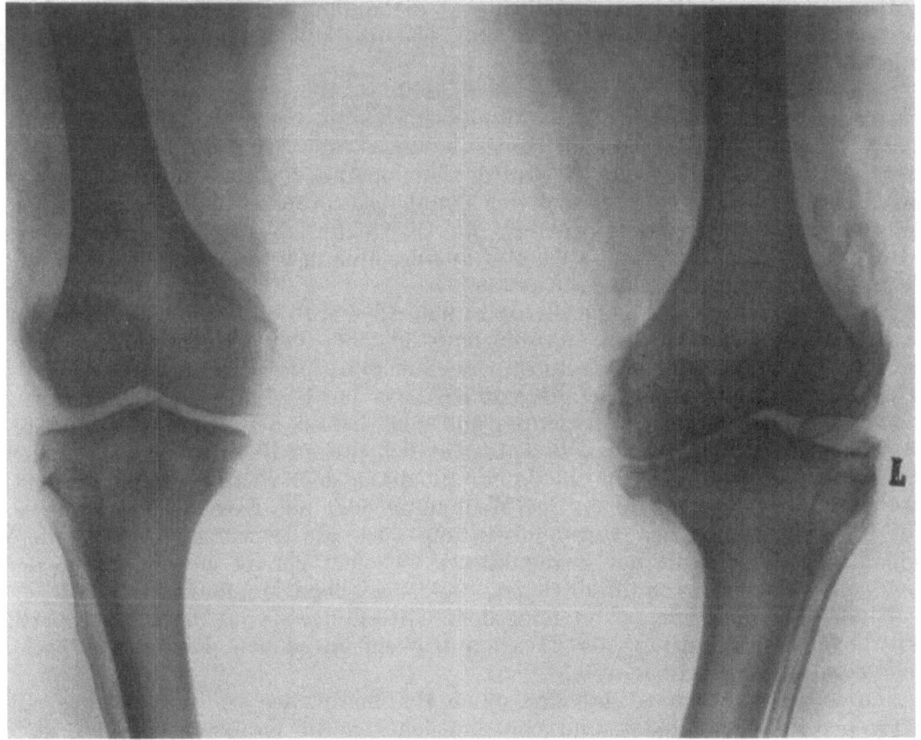

Abb. 27. Vorderansicht. Starke Knochenneubildungsprozesse an den Rändern der Ober- und Unterschenkelkondylen, besonders links, mit Bildung von zahlreichsten freien Körperchen. Äußerer Gelenkspalt etwas klaffend. O-Beine.

bezeichnet, die der Osteoarthropathia deformans entspricht oder nahe steht und mit einer Schilddrüsenentartung und hypothyreotischen Symptomen einhergeht. CHASANOW beschreibt zwei Fälle. Im 1. Fall liegt ein typisches postencephalitisches amyostatisches Syndrom und eine Arthritis deformans vor, zugleich besteht eine gestörte Schilddrüsenfunktion. Im 2. Fall handelt es sich um eine pluriglanduläre Störung mit Unterfunktion der Schilddrüse und Ovarien, kombiniert mit einer Arthritis deformans; höchst interessant ist das striäre Syndrom in Verbindung mit der Gelenkerkrankung; ob aber Zusammenhänge zwischen Gelenkerkrankung und vegetativem Nervensystem unter Einschaltung des striären Apparates hergeleitet werden dürfen, wie es der Verfasser möchte, müßte noch an weiteren Fällen geprüft werden.

Besteht im allgemeinen auch Einstimmigkeit darüber, daß es in *Einzelfällen* ursächliche Beziehungen zwischen chronischen Arthritiden und Blutdrüsen gibt,

so gehen die Meinungen über die eigentlichen Vorgänge vollkommen auseinander.
Alle hierüber geäußerten Vorstellungen sind außerdem graue Theorie. Ebenso
unklar und widerspruchsvoll sind die Vorstellungen der einzelnen Autoren über
das klinische Bild. Während einige nur Fälle *ohne* Fieber und ohne Exsudation
als endokrin anerkennen wollen, beschreiben wieder andere Autoren Fälle, bei
denen fieberhafte, entzündliche Schübe vorkommen. UMBER hebt speziell hervor,
daß man im Verlauf mancher Fälle von endokriner Periarthritis destruens, wie
er diese Gruppe benennt, gelegentlich auch fieberhafte Schübe beobachten kann,
die aber nicht als Produkt eines Infekts, sondern als die Folge einer blanden

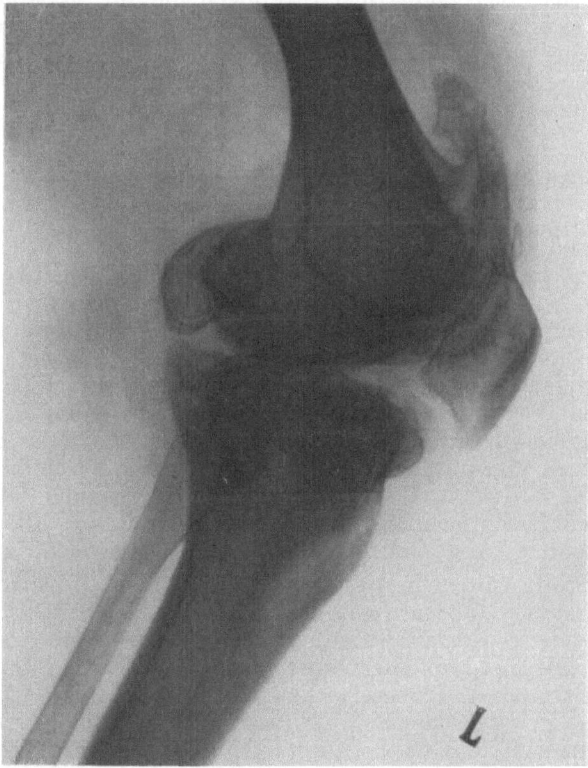

Abb. 28. Seitenansicht. Starke Knochenneubildungsprozesse an den Rändern der Ober- und Unterschenkelkondylen, besonders links, mit Bildung von zahlreichsten freien Körperchen. Äußerer
Gelenkspalt etwas klaffend. O-Beine.

Entzündung anzusehen sind. Was unter blander Entzündung zu verstehen ist,
bleibt dabei unklar.

An anderer Stelle weist er aber, offenbar um den zwingenden Tatsachen des
Krankheitsgeschehens Rechnung zu tragen, darauf hin, daß es auch Fälle von
„Infektarthritis mit endokrinem Einschlag" gibt. Damit verwischen sich aber
bereits die Grenzen der von ihm gebildeten zwei Gruppen, der „Infektarthritis"
und der „endokrinen Periarthritis destruens" so sehr, daß eine reinliche Scheidung
der Fälle nach seinen Richtlinien unmöglich wird. Neuerdings berichtet BECHER
über eine histologische Gelenkuntersuchung bei einem Fall von UMBERscher
endogener Periarthritis destruens. Er fand keine Differenzen gegenüber den
anderen Formen.

Der Versuch von MUNK, mit Hilfe des Röntgenbildes die endokrine Form zu erkennen, muß in Übereinstimmung mit KREBS als vollkommen verfehlt bezeichnet werden. Die Vielfältigkeit der Krankheitserscheinungen bei den chronischen Arthritiden ist so groß, daß bei denselben Kranken zu gleicher Zeit „trockene ulceröse" Prozesse neben „fibrösen adhäsiven" und „exsudativen" an den verschiedensten Gelenken vorliegen und daß bei den Rezidiven oder erneuten Schüben die Bilder wiederum völlig wechseln können.

Ich möchte auf Grund eigener Erfahrung und in Übereinstimmung mit vielen erfahrenen Ärzten (His, MÜLLER, STRAUSS u. a.) das Vorkommen von chronischen Arthritiden als Folge endokriner Störungen nur für *Einzelfälle* zugeben. Da es aber keine sichere spezifische Zeichen gibt, um sie von Formen anderer Ursächlichkeit abzusondern, die Diagnose sich lediglich auf Anamnese und allenfalls klinischen Befund an endokrinen Organen aufbaut, wird bei der Stellung der Diagnose mit größter Kritik zu verfahren sein.

e) Autointoxikationen und allergische Faktoren.

Es ist bekannt, daß Stoffe nicht bakterieller Art, seien sie nun das Produkt eines nicht vollständigen Abbaues oder seien sie bei einem abnormen Gewebszustand übermäßig im Körper aufgestapelt, chronische Gelenkveränderungen erzeugen können. So bewirkt bekanntlich der Zustand der *Alkaptonurie,* eine Anomalie des intermediären Eiweißstoffwechsels, wobei die Homogentisinsäure nicht weiter abgebaut werden kann, eine *Ochronose,* d. h. eine pathologische Gelbbraun-Schwarzfärbung der Gewebe, insbesondere aber der Gelenkknorpel. Der Farbstoff stellt hierbei ein farbiges Abbauprodukt der im Knorpel absorbierten Homogentisinsäure dar. Bei längerem Bestand dieser Stoffwechselstörung, etwa um das 40.—50. Lebensjahr, entwickelt sich durch die Schädigung des Gelenkknorpels ein *Osteoarthritis deformans.* ALLARD und GROSS, die als erste den direkten Zusammenhang dieser Arthritis mit der Alkaptonurie erkannten, bezeichneten diese Gelenkleiden direkt als *Arthritis alcaptonurica.*

Ein weiterer Stoff, von dem wir mit Sicherheit direkte Schädigungen des Knorpels kennen, ist das *Mononatriumurat,* welches zuweilen bei Gicht (in seltenen Fällen auch bei anderen Erkrankungen) im Knorpel auskrystallisiert und dort abgelagert wird. Die hierdurch hervorgerufenen, krankhaften Gelenkveränderungen sind bereits auf S. 16 beschrieben. Ob das ja an und für sich noch unbekannte Agens der psoriatischen Erkrankung chronische Arthritiden verursacht, wird zwar hier und da behauptet (NOBL und REMENOVSKI), ist aber doch zweifelhaft.

Ob noch andere Stoffwechselprodukte von toxischem Einfluß auf das Gelenk sind, ist nicht bekannt. Man hat natürlich auch an Autointoxikationen vom *Darm* her gedacht (SUTTER, LUFF, TAYLOR, BASSLER), ist aber bisher über Vermutungen nicht hinausgekommen.

Ernster wäre der Gedanke zu prüfen, ob bei den Gelenkerscheinungen nicht Überempfindlichkeitsvorgänge eine Rolle spielen, etwa wie ich das beim akuten Gichtanfall zeigen konnte und WEINTRAUDT beim akuten Gelenkrheumatismus. Ich habe auf derartige mögliche Vorgänge bereits anläßlich des Verdauungs- und Stoffwechselkongresses, Berlin 1926 hingewiesen.

Als Quelle dieser Allergene — Stoffe also, gegen die der betreffende Organismus überempfindlich ist — kämen in Frage zunächst die auf S. 149 u. 150 ausführlich besprochenen *Infektionsherde* (Toxine, Abbauprodukte von Bakterien), ferner die *Nahrung* (entweder bestimmte Stoffe aus ihr oder solche, die erst während des Verdauungsprozesses entstehen), schließlich *Stoffe der Umwelt.*

Es ist ja bekannt, daß manche chronische Arthritiden sich bei gewisser einseitiger Kost, z. B. vegetarischer Kost, SCHROTTsche Trockenkost, bessern. GALUP faßt die Arthritis als anaphylaktische Diathese auf, hervorgerufen durch Intoxikation, die vorwiegend der Nahrung entstammen, ebenso DUVERNAY. *TURNBULL erzielte bei chronischer Arthritis ohne primären Infektionsherd therapeutische Erfolge, indem er jene Nährsubstanzen aus der Nahrung ausschaltete, gegen die im Einzelfall eine Hautüberempfindlichkeit bestand.* Man wird in Zukunft dieser Frage mehr Aufmerksamkeit schenken müssen, als es bisher geschah. Ich selbst sah in zwei Fällen eine auffallende Besserung.

f) Einflüsse vom Zentralnervensystem.

Nachdem man die Beziehungen der Tabes und der Syringomyelie zu Gelenkerkrankungen erkannt hatte, fehlte es nicht an Versuchen, auch das zentrale Nervensystem in Verbindung mit chronischen Gelenkerkrankungen zu bringen. In der Tat ist ja die so häufige fast genau symmetrische Erkrankung an den Gelenken beider Extremitäten außerordentlich auffällig; ferner sind vasomotorische Störungen wie Kältegefühl, Kribbeln, Parästhesien, livide Verfärbung, gepaart mit großen Schmerzen oft die Vorboten des Gelenkleidens und manchmal auch seine dauernden* Begleiterscheinungen. Untersuchungen von DORA GOERING geben gewisse anatomische Grundlagen. Der Knochen wird cerebrospinal und sympathisch versorgt. Experimentelle und mehr noch klinische und anatomische Befunde zeigen, daß Zerstörungen und besonders Reizzustände in peripheren Nerven oder spinalen trophischen Zentren mannigfaltige, trophische Störungen im Knochen und an Gelenken hervorrufen können. Aus dem gleichzeitigen Vorkommen von Atrophien und Hypertrophien an anderen Geweben, besonders am Fettgewebe, folgert Verfasserin die Annahme trophischer, sympatischer Nerven mit entsprechenden spinalen Zentren für den Knochen und die Gelenke. Sie glaubt aus einigen klinischen Beobachtungen an ein *cerebrales trophisches Zentrum,* wohl am Boden des dritten Ventrikels, denken zu müssen.

Die Anschauungen von GOERING müßten sich experimentell am Tier nachprüfen lassen. Sie würden erst durch eine Bestätigung im Versuch ihren zunächst doch stark hypothetischen Wert verlieren, dann allerdings aber wahrscheinlich überraschende und neue Einsichten in die Ätiologie der Gelenkleiden geben können.

g) Trauma, statische Belastung, Ernährungsschäden durch Gefäßsklerose.

Weniger für die Entstehung der Arthritiden als für die Arthrosen, insbesondere der Osteoarthritis deformans, sind Trauma, fehlerhafte statische Belastung, Ernährungsschäden durch Gefäßsklerose in Anspruch genommen worden.

Daß nach Traumen, wobei es zur Absprengung von Knorpel- und Knochenstückchen, zu Zerreissungen der Synovialis und des Bandapparates, zu Blutungen in das Gelenk kommt, chronische Gelenkerkrankungen entstehen, ist eine häufig beobachtete Tatsache. Hierher sind auch die arthritischen Gelenkveränderungen nach Blutergüssen bei *Hämophilie* zu rechnen (FREUND, KLASON u. a.).

Von manchen Autoren wird darauf hingewiesen, daß es nicht immer eines erheblichen Traumas bedarf, sondern daß gerade *geringfügige Dauerreize,* wie ein unzweckmäßiges Schuhwerk, Hohlfüße, Hackensporn, ferner Dauererschütterungen beim Arbeiten der Bergleute mit mechanisch angetriebenen Bohrhämmern ein ursächliches Moment darstellen können.

Allerdings müssen auch hierbei andere Momente, die meistens dunkel bleiben, hinzutreten oder schon vorhanden sein, denn derartige Erkrankungen müssen nicht unbedingt jedem Trauma folgen; so ist nach meiner bisherigen Erfahrung der Prozentsatz der an Arthritis deformans des Ellenbogengelenks erkrankten Bergarbeiter sehr gering. Großer Wert wird dem statischen Moment der abnormen Belastung bestimmter Gelenke durch Haltunsanomalie, die beruflich oder durch andere Ursachen bedingt sind, für die Entstehung der Osteoarthritis deformans zugemessen.

Nach der PREISER-WALKHOFFschen Theorie entspringen alle Erscheinungen der Arthritis deformans einem statischen Mißverhältnis, das der Körper auszugleichen bestrebt ist. Auch nach POMMERs Studie sind als hauptsächlichstes Moment der Erkrankung in erster Linie statische Momente, die eine abnorme Belastung bestimmter Gelenke bedingen, verantwortlich zu machen.

Einen anderen Standpunkt nimmt AXHAUSEN ein. Ein regelmäßiger und typischer Befund bei der Arthritis deformans sind die *Knorpelnekrosen*. In diesen Knorpelnekrosen sieht AXHAUSEN den Angelpunkt der gesamten anatomischen und histologischen Veränderungen, die selber in allen Einzelheiten nur die natürliche und gesetzmäßige Konsequenz jener primären Knorpelnekrosen, d. h. die Reaktion des umgebenden, lebenden Gewebes auf die Existenz der Knorpelnekrosen darstellen. Das statische Moment hat eine rein sekundäre Bedeutung; es wirkt nicht auslösend, sondern nur *formgebend*.

Die Entstehung der Knorpelnekrosen ist leicht erklärlich bei der Arthritis deformans nach Trauma und akuter Gelenkentzündung, das einmal durch die Gewalteinwirkung, das andere Mal durch die Bakterientoxine.

Bei der *genuinen* Arthritis deformans sind die Ursachen zu suchen in Ernährungsstörungen, die einerseits durch Arteriosklerose und Syphilis und andere konstitutionellen Allgemeinerkrankungen (Alkaptonurie, Gicht), andererseits durch das Senium gegeben werden.

Auch hier ist bei den Widersprüchen für die Forschung noch ein weites Feld.

h) Physikalische Ursachen.

Ob Einflüsse der Witterung — Erkältungen, Durchnässungen — oder des Klimas überhaupt von Einfluß auf die Entstehung von chronischen Arthritiden sind, ist gänzlich unsicher. Lokale Erkältungen und Durchnässungen spielen sicher keine ausschlaggebende Rolle. Das hat das große Experiment des Krieges gelehrt. Dagegen wird kaltes, windiges und regenfeuchtes Wetter von den meisten Gelenkkranken als unangenehm, häufig schmerz- und beschwerdesteigernd empfunden, sonnige, windstille und trockene Tage dagegen als wohltuend.

Ob die Zahl der an chronischen Gelenkrheumatismus Leidenden in den klimatisch günstigeren Zonen, in den trockenen, wärmeren, sonnigen Ländern, geringer ist, etwa wie in Holland, Deutschland, England oder den nordischen Ländern, ist unbekannt. Jedenfalls gibt es, wie ich mich selbst davon überzeugt habe, auch in Ägypten chronische Arthritiden.

BUCHMANN hat umfangreiche Untersuchungen in Palästina angestellt und die chronischen Arthritiden weit verbreitet gefunden.

i) Das konstitutionelle Moment.

Überblicken wir die hier erörterten Möglichkeiten, die für das ursächliche Geschehen bei den chronischen Gelenkerkrankungen verantwortlich gemacht werden könnten, so finden wir eine geradezu verwirrende Mannigfaltigkeit: Infektion, chronische Sepsis, endokrine Störungen, Autointoxikationen, Stoffwechselstörungen, allergische Erscheinungen, parasympathische und cerebrale Erkrankungen, Trauma, Ernährungsstörungen infolge Sklerose, Lues und Senium. In dieser Vielheit liegt an sich schon das Bekenntnis der Unsicherheit unserer Kenntnisse. Wir dürfen aber annehmen, daß die ursächlichen Momente hiermit keineswegs erschöpft sind. Vielleicht trifft beispielsweise für den primären chronisch-progressiven Gelenkrheumatismus oder für die genuine Arthritis deformans keines dieser Momente zu. Das kann nicht scharf genug zum Ausdruck gebracht werden. Aber die kritische Beobachtung zeigt, daß auch keine der Einzelursachen an sich hinreichend ist, um in jedem Falle jenes reaktive Geschehen des Organismuses hervorzurufen, das sich in dem Bild der chronischen Arthritis oder der Arthrose äußert.

Es gehört dazu ganz zweifellos eine Krankheitsbereitschaft, eine durch die spezifische Konstitution gegebene Diathese. Wir müssen sie suchen in einer gewissen *Minderwertigkeit der mesenchymalen Elemente des Gelenkapparates,* ohne allerdings irgendwie über bloße Vermutungen hinausgehende Einsichten von den Besonderheiten dieser Abänderungen gegenüber dem Normalen zu haben.

Ein heredo-familiäres Vorkommen der chronischen Arthritiden oder gar ein Alternieren mit gewissen Stoffwechselkrankheiten scheint aber nichts Gesetzmäßiges zu sein. Wenn KREBS angibt, daß nach seinen Beobachtungen etwa $34^0/_0$ hereditär belastet sind, so bleibt das, auch nach eigenen Erfahrungen, nicht erklärbar. Aus Einzelfällen, die zunächst doch immer Zufälligkeiten sein können, darf kein Gesetz abgeleitet werden.

Eine Ausnahme hiervon sind jedoch jene eigentümlichen Exostosen am Endgelenk der dreigliedrigen Finger, die als HEBERDENsche Knoten bezeichnet werden. Sie haben weder mit Gicht noch mit dem chronischen Gelenkrheumatismus irgendwie genetischen Zusammenhang, aber sie sind zweifellos erblich und manchmal kombiniert mit Asthma, Migräne, Neuralgie, Ischias, Muskelrheumatismus und Gicht.

PAYR hat der Frage des konstitutionellen Moments bei Gelenkerkrankungen in neuerer Zeit besondere Aufmerksamkeit gewidmet und versucht, ein Programm der Konstitutionspathologie der Gelenke aufzustellen. Seine Betrachtungen dehnt er auf die gesamte aktive und passive kinetische Kette (motorische Ganglienzelle, Nervenfaser, Nerven, Muskeln, Sehnen, Knochen und Gelenke, sensible Rückleitung, Reflexbogen und Hinterhornzelle) aus. Wenn er auch zu irgendwie für Einteilung und Diagnostik der Gelenkerkrankungen verwertbare positive Resultate nicht kommt, so sind seine Ausführungen doch geeignet, dem ganzen Problem neuen Forschungsantrieb zu geben.

5. Klinik der chronischen Arthritiden.

Schon in der Einleitung wurde darauf hingewiesen, daß alle Bemühungen, eine Einteilung des chronischen Gelenkrheumatismus nach sonst üblichen Gesichtspunkten, seien sie pathologisch-anatomischer Art oder durch die Ätiologie gegeben, nicht befriedigen. Aber auch das klinische Bild allein ist zur Kennzeichnung wohl charakterisierter Formen nicht ausreichend.

Der Versuch von MUNK, nach Röntgenbefunden zusammengehörige Gruppen zu bilden, ist als fehlgeschlagen anzusehen. Aber auch UMBERs Dreiteilung in

1. Exogene Infektarthritis,
2. Endogene endokrine Periarthritis destruens,
3. Osteoarthropathia deformans,

wird, wie es zur Genüge vorher gezeigt worden ist, den klinischen Tatsachen nicht gerecht, weil es in vielen Fällen, man kann mit einiger Sicherheit sogar sagen, in den meisten Fällen, nicht möglich ist, aus dem Krankheitsgeschehen Gruppe 1 und 2 auseinanderzuhalten.

Am eindeutigsten charakterisiert sich noch sowohl nach klinischen als nach pathologisch-anatomischen Äußerungen die Gruppe 3, die Osteoarthropathia deformans oder auch nach der üblich gewordenen Bezeichnung: die Arthritis deformans. Aber auch hier konnte gezeigt werden, daß sehr häufig die einfache Degeneration Veränderungen sekundär entzündlicher Art an der Synovialis hervorruft, so daß in gewissen Stadien der Erkrankung auch hier die richtige Rubrizierung mit großen, häufig unüberwindlichen Schwierigkeiten verknüpft sein kann, zumal dann, wenn der Prozeß sich über *viele* Gelenke erstreckt.

Bevor neue Tatsachen, die eine befriedigende Einteilung des chronischen Gelenkrheumatismuses gewährleisten, nicht aufgefunden sind, sollte an dem PŘIBRAM-HOFFA-WOLLENBERG-HISschen Schema festgehalten werden.

Kaum eine Krankheit ist so ausgezeichnet durch die Einförmigkeit der Beschwerden und die Chronizität ihres Verlaufs, wie der chronische Gelenkrheumatismus. Er erweckt deshalb nicht immer im Krankenhaus und in der Sprechstunde des vielbeschäftigten Arztes das Interesse, welches man ihm wegen der Folgen für den Kranken unbedingt zubilligen muß. So wenig aussichtsvoll auch die Behandlung bei fortgeschrittenen Formen sein mag, so ungeheuer wichtig ist es, in den Anfangsstadien zur richtigen *Diagnose* zu kommen. In dieser Krankheitsperiode kann der Prozeß durch Auffindung und Beseitigung der Schädlichkeiten und durch geeignete Behandlung zum Stillstand oder gar zur Ausheilung kommen.

Die *klinische Diagnose* soll sich aufbauen zunächst aus den Elementen der *Anamnese*. Es ist hierbei nach allen jenen ätiologischen Momenten zu fahnden, die vorher ausführlich dargestellt sind.

Dann ist durch Besichtigung, durch Betastung, durch Funktionsprüfung und durch das Röntgenbild zunächst zu ermitteln, ob der Knorpel oder die Synovialmembran primär erkrankt ist, welche Ausbreitung und welchen Grad die Veränderungen erreicht haben. Dabei ist zu achten auf den Knochen, die Sehnenansätze und Sehnenscheiden, auf die Muskeln, die bedeckende Haut.

Eine derart vorgenommene Untersuchung der Gelenke wird bereits ermessen lassen, ob die Funktionsstörung durch Muskelatrophien oder Muskelkontrakturen, durch Entzündungsprozesse, die einer Rückbildung fähig sind, oder durch derbe bindegewebige und verknöcherte Ankylosen und Exostosen, Spangenbildungen, Randwucherungen hervorgerufen sind. Damit erhält man auch bereits in weitgehendstem Maße Unterlagen für die Prognose.

Eine Untersuchung der inneren Organe kann ätiologische Hinweise geben. Erkrankungen am Herzen (Klappen und Myokard) oder an den Gefäßen und der Niere deuten auf überstandenen akuten Gelenkrheumatismus oder auf einen ernsteren, bakteriellen Infekt (Streptokokkensepsis, Lues). Dann ist das Augenmerk zu richten auf eine tuberkulöse Erkrankung und auf Krankheitserscheinungen an den Sexualorganen (Gonorrhöe, endokrine Störungen). Wegen der Möglichkeit einer chronischen Sepsis sind alle jene Organe zu studieren, die als Infektherd in Frage kommen können. Die Tonsillen- und Gebißuntersuchung wird spezialärztliche Untersuchung nötig machen, wenn man nicht genügend eigene Fertigkeiten für diese besondere Sorgfalt und Übung erfordernde Technik besitzt. Im Stuhl ist auf Parasiten zu achten. Das Blut ist stets auf seine Bestandteile (Hämoglobin, Erythrocyten, Leukocyten) zu untersuchen und in einem Abstrich auf „Linksverschiebung" und Eosinophilie zu prüfen. Stets sollte man die Blutkörperchensenkungsgeschwindigkeit prüfen. Die Anstellung der Wassermannreaktion möglichst auch mit Gelenkpunktat darf *niemals* unterbleiben.

In gewissen Fällen empfehle ich die Anstellung von Hautreaktionen durch Verimpfung von Nährstoffen, um etwaige Überempfindlichkeiten gegen bestimmte Nahrungsmittel aufzudecken.

Ob die von STRAUSS versuchte Impfung von Pondorfmischung B (Gemisch von Toxinen und Proteinsubstanzen aus Tuberkelbacillen, Streptokokken, Staphylokokken, Pneumokokken genügend Unterlagen geben wird, um aus einer etwaigen Reaktion auf einen Infekt schließen zu können, muß doch noch sehr eingehend geprüft werden.

Ein hervorragendes Hilfsmittel ist die Röntgenphotographie erkrankter Gelenke. Sie gibt uns, wie keine Methode sonst, tiefe und oft überraschende Einblicke in das Krankheitsgeschehen. Die wesentlichen Merkmale sind bereits an anderer Stelle besprochen. Es wird auch auf die sehr große Spezialliteratur verwiesen (ASSMANN u. a.).

Hat man sich auf die angegebene Weise ein Bild von dem vorliegenden Prozeß gemacht, so mag man ihn in einer der folgenden, in seinen klinischen Erscheinungen noch ausführlicher zu beschreibenden Gruppen einreihen:

a) Sekundärer, chronischer Gelenkrheumatismus.

Es sollen zu ihm nur die nach typischem akutem Gelenkrheumatismus zurückbleibenden chronischen Entzündungen und Deformationen gezählt werden. Er ist mehr weniger eine Erkrankung des jüngeren Alters, einschließlich des Kindesalters, schon deswegen, weil der akute Gelenkrheumatismus nach dem 40. oder 50. Lebensjahr sehr selten ist. Er neigt sehr dazu, schmerzhaft exsudativ und in Schüben, häufig mit mäßigem Fieber, zu verlaufen, wobei alle Gelenke befallen sein können.

Bei einer größeren Gruppe kommt es zur Ausheilung des Prozesses, wobei irreparable Synovialis- und Knorpelschäden zurückbleiben können. Bei einer kleineren Gruppe aber kann der Prozeß auch einen bösartigen, schmerzhaften, chronisch-progressiven Verlauf nehmen mit dem Endeffekt teilweiser oder auch vollkommener Versteifung der Gelenke.

Hierher möchte ich auch die mehr chronisch verlaufende Form des *Rheumatismus nodosus* (s. S. 44) einreihen.

Es ist zwar eine Verlaufsform des akuten Gelenkrheumatismus (einen größeren Beitrag lieferte FRANK, ferner ZWEIG), aber manchmal werden diese über den Sehnen und Aponeurosen sitzenden Knötchen auch beobachtet ohne schwere akute Gelenkerscheinungen. Auch HIS hat auf derartige Fälle aufmerksam gemacht. Ich selbst sah drei Fälle dieser Art. In allen Fällen von mir kam es nach Salicylbehandlung zur vollkommenen Ausheilung der Knötchen.

b) Primäre Polyarthritis chronica.

Hierzu zählt jene meist symmetrisch, oft an den Fingern- und Zehengelenken beginnende, allmählich und oft schubweise, bald fieberlos, bald mit Temperaturschüben verlaufende Form, der kein akuter Gelenkrheumatismus vorausgegangen ist. Einmal kommt es zu mehr oder weniger großen entzündlichen Ergüssen in die Gelenkhöhlen, in die Bursae und die Sehnenscheiden mit Kapselwucherung, einer Polyarthritis chronica *exsudativa* (Abb. 29, 30 u. 31), ein andermal zur Kapselschrumpfung ohne Erguß mit Gelenkdeformation, einer Polyarthritis chronica *sicca*. Bei beiden Formen kann es zu Knorpeldegeneration und Knochenneubildungen kommen, die dann zum typischen Bild der *deformierenden Arthritis* führen (Abb. 32 u. 33).

Doch kann sich der Charakter des Prozesses im Verlauf der Krankheit bei ein und demselben Patienten ändern, ja es können beide Formen nebeneinander bestehen. Die Krankheit kommt in *allen* Lebensaltern zum Ausbruch. Das Kindesalter ist keineswegs verschont, IBRAHIM, ferner RHONHEIMER, hatten hierüber eine ausführliche Zusammenstellung veröffentlicht; aber den ungleich

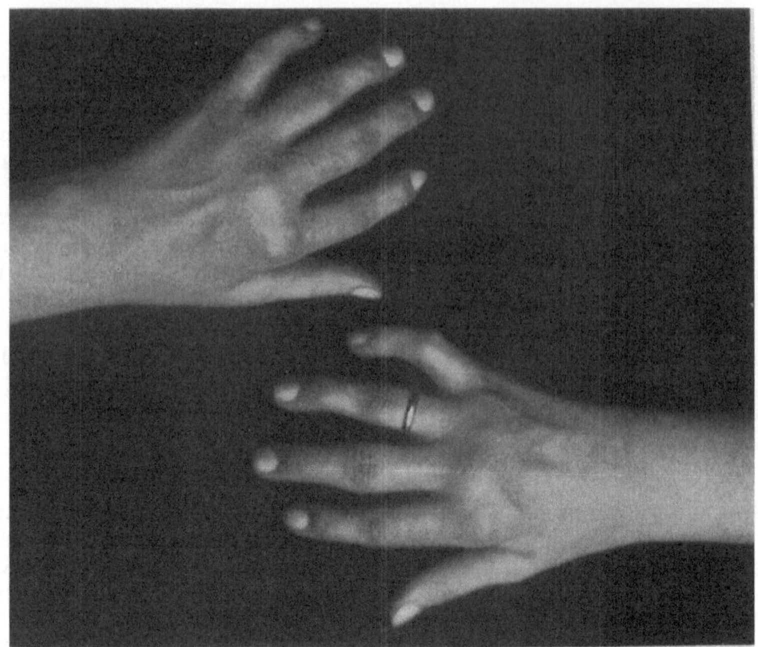

Abb. 29. Lichtbild der in Abb. 30 röntgenologisch dargestellten Hand.

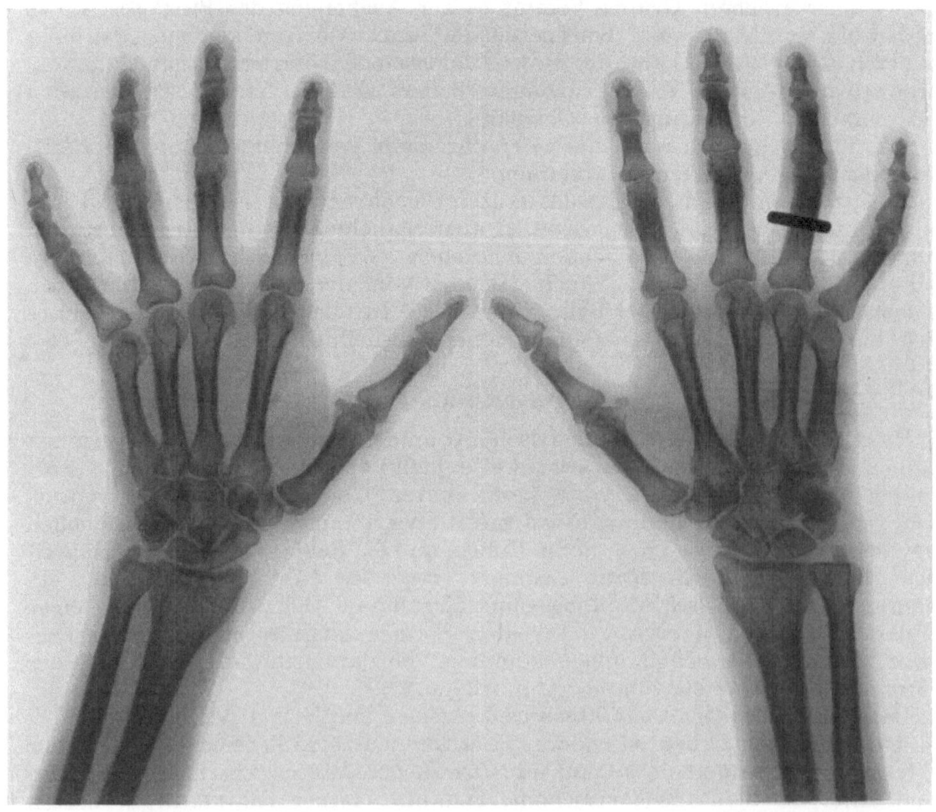

Abb. 30. Primäre chronische Arthritis. Verdickte Gelenke. In dem Köpfchen der Metacarpie (links II, rechts III) sieht man seitlich scharf gerandete Defekte. Die Gelenkspalten sind noch überall erhalten.

höheren Prozentsatz gibt doch das fortgeschrittene Lebensalter ab. Wie schon an anderer Stelle hervorgehoben, überwiegt auffälligerweise das weibliche Geschlecht, mit einem Gipfel in der Menopause. Vorherrschend ist hier die mehr trockene Form, doch gibt es viele Ausnahmen und viele gemischte Formen, so daß ein typisches Krankheitsbild nicht existiert.

Die größere Gruppe dieser Form nimmt einen *bösartigen,* schmerzhaft-progredienten Verlauf. Die Krankheit ist unheilbar. Kürzeren Stillständen folgen immer neue Schübe; das geht unter Schmerzen und seelischen Depressionen so Jahre hindurch, 5, 10, 15 Jahre; allmählich kommt es unter mehr oder weniger schweren Ankylosierungen zum Stillstand; die Schmerzen lassen nach, die Exsudationen schwinden. So durchlebt der Patient noch viele Jahre, meist an Rollstuhl und Zimmer gefesselt, wenn nicht eine interkurrente Krankheit dem Leiden ein früheres Ziel setzt.

Bei einer kleineren Gruppe kommt der Prozeß schon früher zum Stillstand, oder der Verlauf ist ein derart chronischer, daß er wie Stillstand erscheint. Diese mehr *gutartige* Form ist häufig bei Frauen in der Menopause zu finden. Auch hier beobachtet man die verschiedensten Grade, manchmal mit, manchmal ohne Exsudationen, obschon zweifelsohne die trockenen Formen häufiger sind. Diese gutartigen Formen scheinen auch dem höheren Alter beider Geschlechter eigen zu sein. Man findet hier oft geringe Schmerzhaftigkeit und kaum merkbare Schwellung eines oder auch mehrerer Gelenke. Die Intensität des Prozesses schwankt, es gibt sogar Zeiten vollkommener Beschwerdefreiheit, nur das feinere oder gröbere Knirschen und Knacken in den Gelenken legt Zeugnis ab von stattgehabten oder vielleicht noch bestehenden arthritischen Veränderungen. Das sind wohl jene Fälle, die GOLDSCHEIDER fälschlicherweise zur atypischen Gicht zählt.

Natürlich kommen diese so leicht verlaufenden Formen auch im jüngeren Lebensalter, wenn auch weniger häufig, vor. Beim Mangel eines objektiven Befundes werden sie dann oftmals als rein nervös bedingt gehalten und der in keiner Weise zu objektivierenden „Gelenkneuralgie" zugezählt.

Die Therapie findet bei diesen gutartigen Formen ein dankbares Objekt. Mit geeigneten Maßnahmen, die allerdings von sachkundiger Hand durchgeführt werden müssen, läßt sich oft volle Heilung erzielen. Da, wo der Prozeß irreparable Schäden gesetzt hat, wird oft durch funktionelle Anpassung nach dem Stillstand des Leidens ein an Heilung grenzender Zustand erreicht.

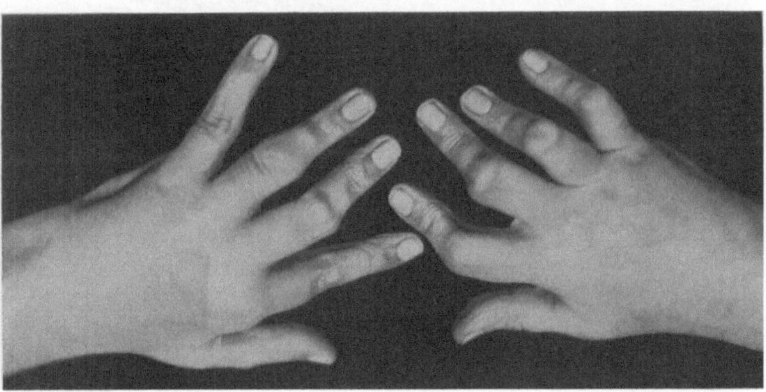

Abb. 31. Lichtbild der in Abb. 32 u. 33 röntgenologisch dargestellten Hand.

11*

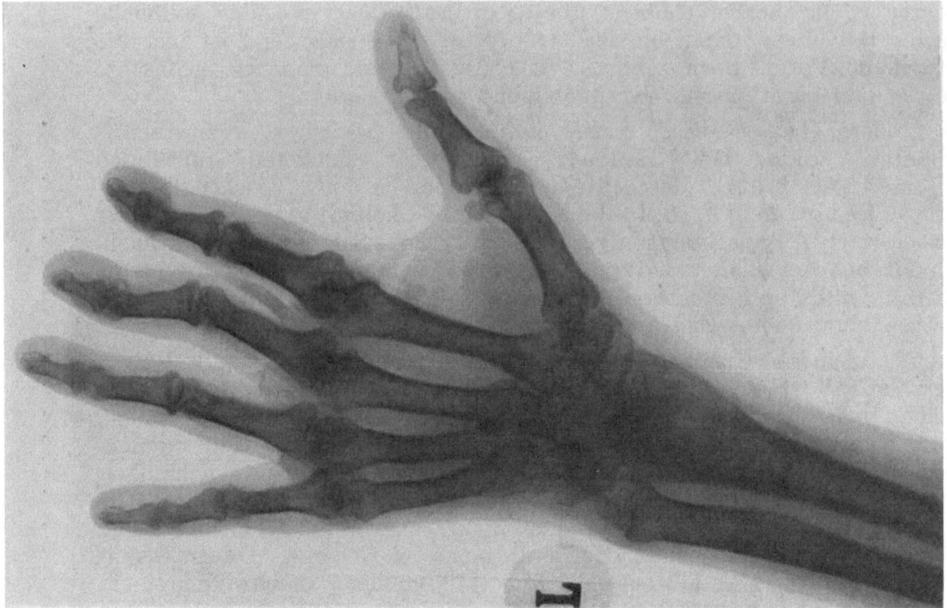

Abb. 33. Röntgenbild der vorseitig abgebildeten Hände. Verschmälerung und teilweise Verödung fast aller Gelenkflächen, besonders jedoch im Handgelenk und zwischen den Handeinzelknochen. Subluxation der Finger.

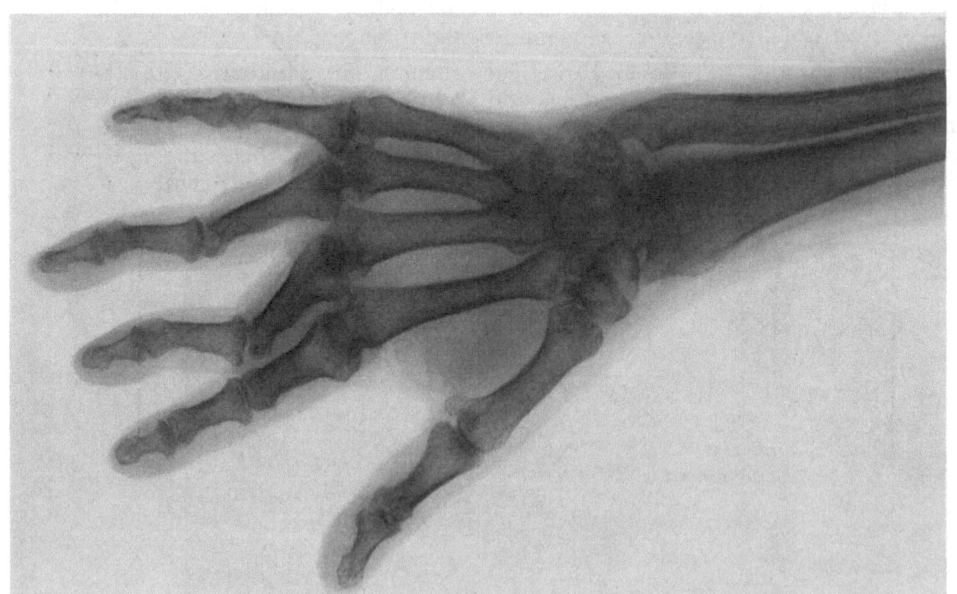

Abb. 32. Röntgenbild der vorseitig abgebildeten Hände. Verschmälerung und teilweise Verödung fast aller Gelenkflächen, besonders jedoch im Handgelenk und zwischen den Handeinzelknochen. Subluxation der Finger.

c) Die ankylosierenden Wirbelsäulenversteifungen und ihre von PIERRE-MARIE, BECHTEREW und STRÜMPEL beschriebenen Unterarten.

Diese Krankheitsgruppe umfaßt entzündliche und degenerative Veränderungen an den Bestandteilen der Wirbelsäule, den Wirbelkörpern, den Gelenkflächen und Gelenkverbindungen, den Zwischenwirbelscheiben und den verbindenden Ligamenta.

Pathologisch-anatomisch unterscheiden sich diese Veränderungen in keiner Weise von jenen an den Gelenken der Extremitäten; es kommen auch in ätiologischer Beziehung die gleichen Momente in Frage.

Nur ihre funktionelle Auswirkung bedingt manchmal auffällige und charakteristische klinische Bilder, die einzelnen Autoren in Verkennung dieser allerdings erst durch die spätere Forschung klargelegten Tatsachen Veranlassung gaben, bestimmte klinische Zustandsbilder als besondere Erkrankungen herauszuheben.

So beschrieb BECHTEREW eine Form, für die er eine Reihe rein klinischer Kennzeichen angibt: teilweise oder vollkommene Unbeweglichkeit der Wirbelsäule, Kyphose, Paresen der zugehörigen Muskeln, Parästhesien, Schmerzen, Reizerscheinungen im erkrankten Gebiet. Die großen Gelenke der Extremitäten bleiben frei, das Leiden steigt langsam von oben nach unten herab.

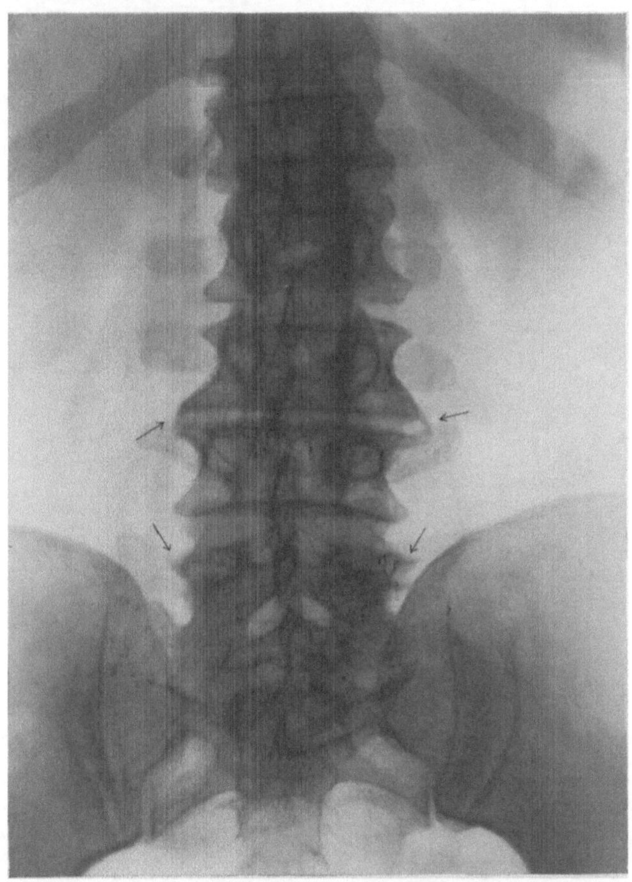

Abb. 34. Spondylitis deformans. Zackenbildungen an den Wirbelkörpern oben und unten, die sich teilweise zu einer festen Brücke vereinigt haben. Verschmälerung des Wirbelzwischenraumes von Lendenwirbel III zu IV.

Das *Primäre* ist eine Erkrankung der Pia und daraus folgende Kompression der hinteren Wurzeln, die sekundäre Folge sind Muskelparesen, veränderte Statik und darausfolgende deformierende Arthritis der Wirbelsäule.

STRÜMPEL und PIERRE-MARIE beschreiben eine Form, die dadurch gekennzeichnet ist, daß die Kyphose fehlt und auch die Extremitätengelenke beteiligt sind. Ebenso fehlen Nervenerscheinungen.

Schon SENATOR zeigte, daß eine scharfe Trennung beider Formen bei der Vielfältigkeit übereinstimmender klinischer Bilder und der vielen vorkommenden Misch- und Übergangsformen nicht gut möglich ist. Deswegen sollte man diese an

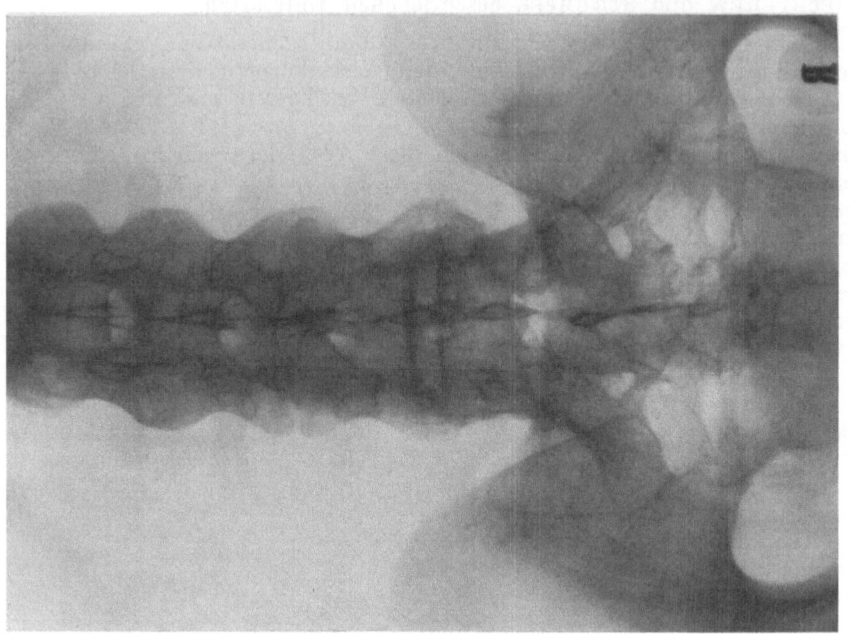

Abb. 36. Spondylarthritis ankylopoetica. Vollkommene Versteifung der Wirbelsäule infolge Überbrückung der Zwischenwirbelscheiben durch Knochenspangen. Wellenförmige Kontur der Wirbelsäule mit durchgehender Knochenstrukturzeichnung. Lendenwirbelsäule.

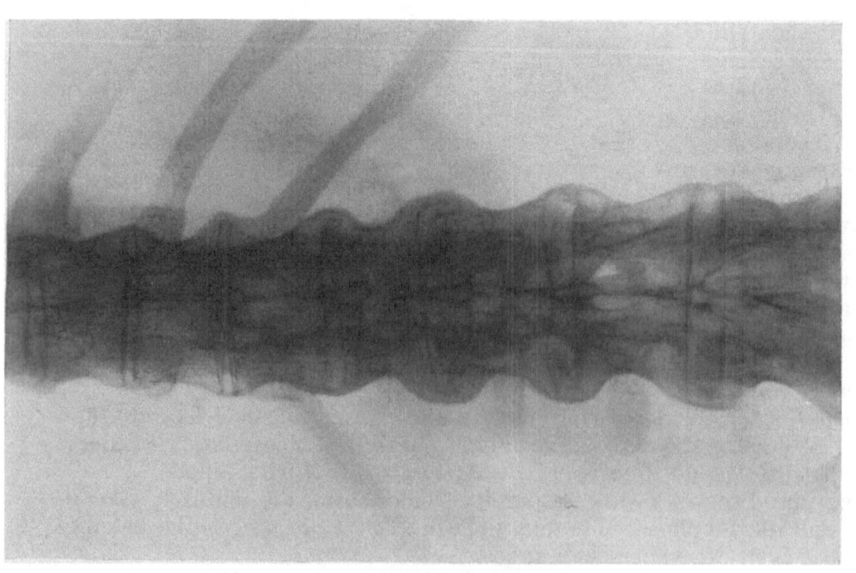

Abb. 35. Spondylarthritis ankylopoetica. Vollkommene Versteifung der Wirbelsäule infolge Überbrückung der Zwischenwirbelscheiben durch Knochenspangen. Wellenförmige Kontur der Wirbelsäule mit durchgehender Knochenstrukturzeichnung. Brustwirbelsäule.

Autornamen geknüpfte Einteilung fallen lassen. Die spätern antomischen Befunde im Verein mit Röntgenbefunden insbesondere von A. FRÄNKEL, ANSCHÜTZ, SCHLEYER ebneten die Bahn zu einer Einteilung, die zwei Formen unterscheidet:

a) die *Spondylarthritis ankylopoetica* (Abb. 35 u. 36); hierbei sind die Gelenke zwischen den einzelnen Wirbeln und die zwischen den Wirbeln und Rippen meist im Verlauf der ganzen Wirbelsäule erkrankt und zeigen die ganze Skala der Veränderungen, wie bei dem primären, chronischen Gelenkrheumatismus der Extremitäten.

b) *Chronische Spondylitis deformans* (Abb. 34). Hierbei sind die Zwischen-wirbelscheiben, die Wirbelkörper und die Gelenkfortsätze der Wirbel Sitz degenerativer Vorgänge mit sekun-dären Reizerscheinungen in gleicher Weise wie bei der Osteoarthropathia deformans der Extremitäten.

Das klinische Bild beider Formen ist gekennzeichnet durch den *Schmerz* bei Bewegungen, der nur selten fehlt und durch *Funktionsbehinderungen* verschiedener Art, je nach dem Sitz in der Wirbelsäule. Manchmal be-ginnt der Prozeß an dem unteren Ende, dann ist der obere Teil noch ganz gut beweglich, bis auch dieser beim Weiterschreiten des Prozesses versteift. Manchmal ist der Gang der Erkrankung auch umgekehrt. Häufig kommt es zur Kyphose, die zusammen mit der Ankylose je nach der Lage in der Wirbelsäule dem Kranken charakteristische Stellungen verleiht (Abb. 37).

Hinzutreten manchmal Störungen von seiten des *Nervensystems*, wie Zuckungen und Contracturen in den benachbarten Muskelgebieten, Par-ästhesien, Hyper- und Hypästhesien, manchmal wohl auch geringere Lähmungen.

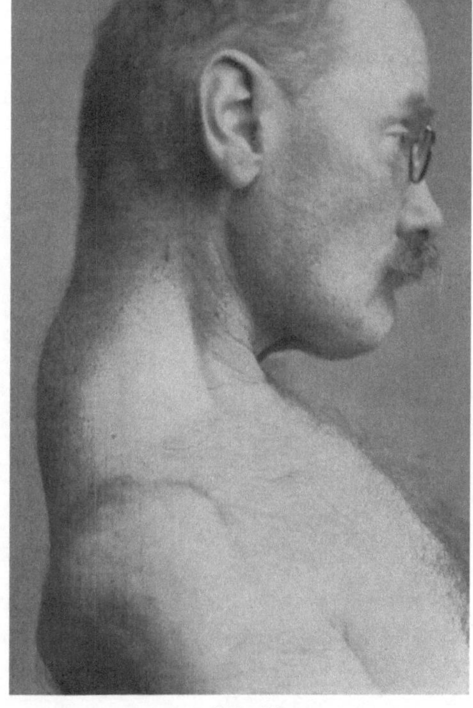

Abb. 37.

Neuerdings hat v. RAD mehrere Fälle mit spinalen Reizerscheinungen bei diesen Wirbelsäulenerkrankungen mitgeteilt.

Die Lähmungen werden offenbar hervorgerufen durch Übergreifen des entzündlichen Prozesses auf die Nervenscheide, die Nervenwurzeln oder gar die Pia, oder vielleicht auch durch Druck von Exostosen, Randwülsten und Knochen-spangen. Nach BERTOLOTTI sind 80% von Ischias durch derartige Prozesse verursacht. Die den Prozeß begleitenden *Muskelatrophien* können bei den Kranken im Gebiet des Brustkorbs, zumal wenn sie sich mit einer *Arthritis deformans* mit nachfolgender Ankylose der Rippengelenke vergesellschaften, zu einer er-heblichen *Insuffizienz der Atmung* führen und dadurch auch, ungünstig auf Herzarbeit und Zirkulation einwirken (PLESCH, POLGAR). *Knochenatrophien* fehlen selten. Auch manche Fälle von *Nackenschmerzen* und Occipitalneuralgien ent-puppen sich bei guter Röntgenuntersuchung als Arthritis deformans der Halswirbelsäule oder auch, worauf POLGÁR aufmerksam macht, als Arthritis deformans zwischen oberen Rippen- und Wirbelquerfortsätzen.

Der Verlauf des Prozesses ist in den meisten Fällen ein sehr chronischer, manchmal unterbrochen durch längere Stillstände. Eine Heilung ist nicht zu erwarten. Bei vollkommener Versteifung der Wirbelsäule wird der Patient schon außerordentlich unbeholfen und schwer beweglich. Manchmal ist das Leiden mit einer chronischen ankylosierenden Arthritis der Extremitätengelenke kombiniert. Dann entwickelt sich ein im höchsten Grade bedauernswerter Zustand. Die Kranken sind ganz unbeweglich und starr wie ein Stock. Keine Verrichtung kann selbsttätig vorgenommen werden. So, wie sie gebettet werden, bleiben sie liegen. Das einzig bewegliche sind die Augen, die traurig nach Hilfe suchen, welche ihnen doch nur eine interkurrente, tödliche Krankheit bringen kann.

d) Die Arthritis deformans oder die Osteoarthropathia deformans.

Die pathologisch-anatomischen Vorgänge und die für die Entstehung in Betracht kommenden Momente sind bereits an anderer Stelle geschildert

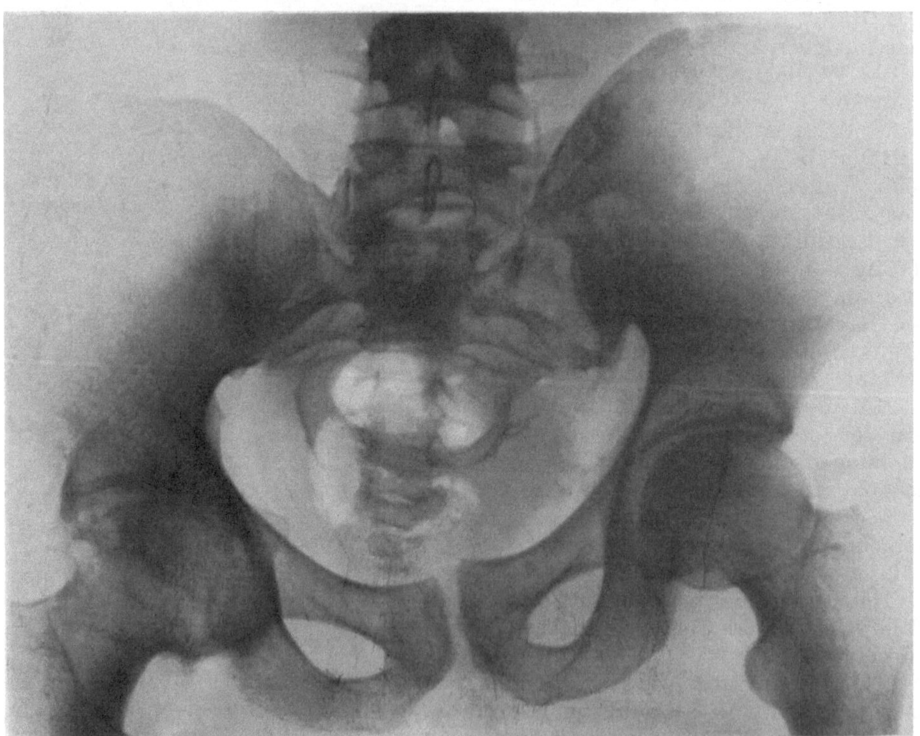

Abb. 38. Beckenhälften, durch alte Verletzung gegeneinander verschoben. Zackige und dornige Osteophytenbildung oben und unten von dem Ileosacralgelenk und dem Sakrum aus. Der rechte Schenkelkopf zeigt bei erhaltener Begrenzung leichte Atrophie. Pfanne und Kopf zeigen leichte arthritische Knochen-Neubildungsprozesse.

worden. Diese Erkrankungsform ist der eigentliche Typ der degenerativen Form unter den chronischen Arthritiden. An Häufigkeit tritt sie gegenüber den entzündlichen Formen zurück. Sie ist eine Erkrankung des fortgeschrittenen Lebensalters, wenngleich Ausnahmen vorkommen, sie ist sogar bei Kindern beobachtet worden (Schulte, Saupe, Tichy u. a.) und befällt vorwiegend nur eines, seltener mehrere der Wurzelgelenke — Hüft- und Schultergelenk —, äußerst selten die kleinen Gelenke (Abb. 39). Die oft beobachtete Erkrankung eines Hüftgelenks im hohen Alter, das Malum coxae senile, ist ein typisches Beispiel für diese Form.

Das Leiden beginnt äußerst schleichend. Schmerzempfindung und Erschwerung der Beweglichkeit im erkrankten Gelenk sind die ersten Symptome. Dabei lokalisieren die Patienten bei einer Hüftgelenkerkrankung die Schmerzen

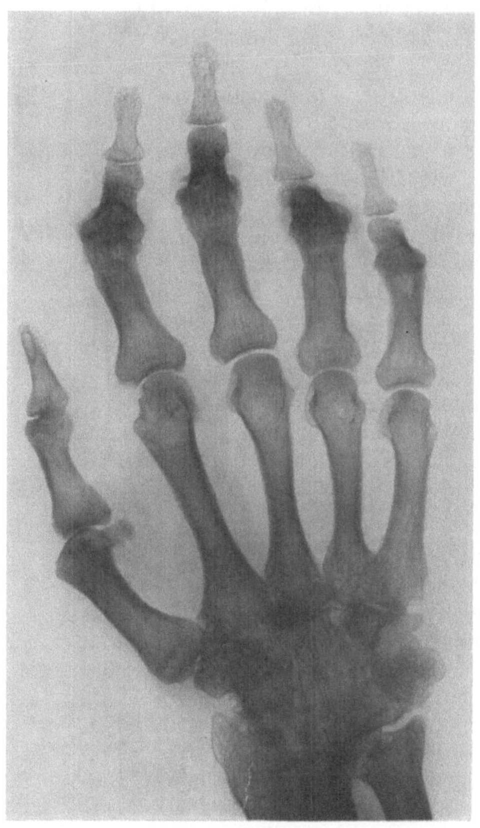

Abb. 39. Zerstörung des Knorpels in den Mittelgelenken. Knochenneubildungsprozesse.

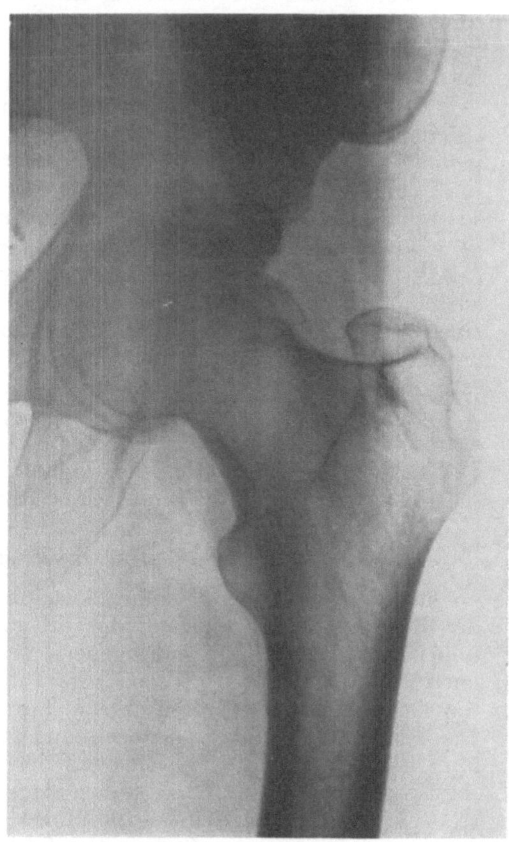

Abb. 40. Verschmälerung und Verschleierung des Gelenkspaltes. Am oberen Rand von Pfanne und Kopf Knochenneubildungsprozesse.

häufig nicht in die Gelenkgegend, sondern ausstrahlend nach dem Oberschenkel, zum Knie hin oder auch nach dem Kreuz zu. Schon frühzeitig fühlen die Patienten ein leichtes Knarren und Knirschen, das sich im späteren Stadium zu einem heftigen, auch vom Untersucher hörbaren Krachen steigern kann. Bei der Besichtigung des Gelenks zeigt im Gegensatz zu den entzündlichen Arthritiden die Gelenkkapsel keine auffälligen Verdickungen, aber in die Augen springend ist die Atrophie der zugehörenden Muskulatur. Druck auf die Gelenkgegend ist häufig schmerzhaft. Der Schmerz steigert sich bei passiven Bewegungen. Diese sind dann immer mehr oder weniger gehemmt. Schon früh zeigt sich beispielsweise die Hemmung der Rotation, insbesondere im Hüftgelenk, weiterhin ist die *Ab- und Adduktion* eingeschränkt, in gleicher Weise Flexion und Extension. Man prüft am zweckmäßigsten in Rückenlage. Schmerzempfindung kann auch hervorgerufen werden durch einen kurzen, nicht allzu heftigen Stoß gegen die Ferse in Richtung der erkrankten Hüfte. Dieses Schmerzzeichen ist mir oft bei der ersten Untersuchung ein guter Wegweiser gewesen.

Eine Röntgenphotographie des Gelenks bringt in häufig ungeahnter Weise Aufklärung über den Krankheitsprozeß. Charakteristische Zeichen sind Verschmälerung und Verschleierung des Gelenkspalts, die osteophytären Wucherungen und Exkrescenzen, die Atrophie des Knochens, die schon an anderer Stelle beschriebenen Lochdefekte, die manchmal isoliert, manchmal in Wabenform vorkommen (Abb. 38, 39 u. 40).

Die Krankheit verläuft gewöhnlich äußerst chronisch, manchmal von Stillständen unterbrochen. Eine Heilung, d. h. eine Institutio ad integrum wird nicht beobachtet. Im günstigsten Fall kommt es zu dauerndem Stillstand mit funktioneller Besserung. Infektionssymptome wie Fieber, Drüsen- oder Milzschwellung fehlen. Auch das Blutbild ist nicht verändert.

Mit der Steigerung der Bewegungseinschränkung, insbesondere am Hüftgelenk, vermehren sich die Beschwerden. Das Gehen, Bücken und Wenden ist schmerzhaft und nur im beschränkten Grade möglich. Tritt die Erkrankung eines zweiten symmetrischen Gelenks hinzu, etwa des 2. Hüftgelenks, so werden die Patienten fast unbeweglich. Nur der Lehn- und Rollstuhl geben dann noch erträgliche Daseinsbedingungen.

Differential-diagnostisch kommt, abgesehen von neuropathischen Gelenkerkrankungen (Tabes, Syringomyelie u. a.), in Frage jene merkwürdige Atrophie und Phthise der Epiphysen, die als SCHLATTERsche, KÖHLERsche und PERTHESsche Krankheit bekannt sind. Das Röntgenbild gibt die Aufklärung.

e) Die HEBERDENschen Knoten (Abb. 41).

Fast nur im höheren Alter, Ausnahmen kommen aber vor, entstehen auf der Rückseite am Endgelenk der dreigelenkigen Finger charakteristische, fast schmerzlose oder nur vorübergehend schmerzhafte Knoten, die den Gelenken herzförmige Gestalt verleihen. Sie fühlen sich hart an; allmählich werden die Gelenke unter Versteifung in Flexions- oder Abductionsstellung fixiert. Das Röntgenbild zeigt Exostosen und Randwucherungen an den Gelenkenden. Man hat diese Knoten als Zeichen der Harnsäuregicht aufgefaßt; aber schon ihr Entdecker HEBERDEN hat sich dagegen verwehrt. Wir wissen heute, daß sie gelegentlich bei Gicht vorkommen können, daß sie sich aber auch zuweilen bei chronischen Arthritiden finden, meist aber als isolierte und einzige arthritische Erscheinung bei sonst Gesunden angetroffen werden.

Ihre Entwicklung vollzieht sich äußerst chronisch. Dem Patienten werden sie zuweilen lästig durch die Schmerzen und die Bewegungsbehinderung. Nach mehr oder weniger langer Zeit scheint der Prozeß zum Stillstand zu kommen; die Schmerzen verschwinden und eine gewisse funktionelle Anpassung würde den Patienten seine Erkrankung vergessen lassen, wenn die auffällige Deformität der Finger ihn an sein Leiden nicht erinnern würde.

Anhangsweise sei hier noch aus differential-diagnostischen Gründen Erwähnung getan einer langsam ossifizierenden Periostitis und Ostitis mit Weichteilschwellung der Finger-, weniger häufig der Zehenenden, der *Trommelschlägelfinger*. Die Krankheit wird aufgefaßt als *toxigene Osteoperiostitis ossificans* — auch als Osteoarthropathie hypertrophiante pneumique bezeichnet — im Gefolge von Lungenerkrankungen und manchen anderen Infektionen.

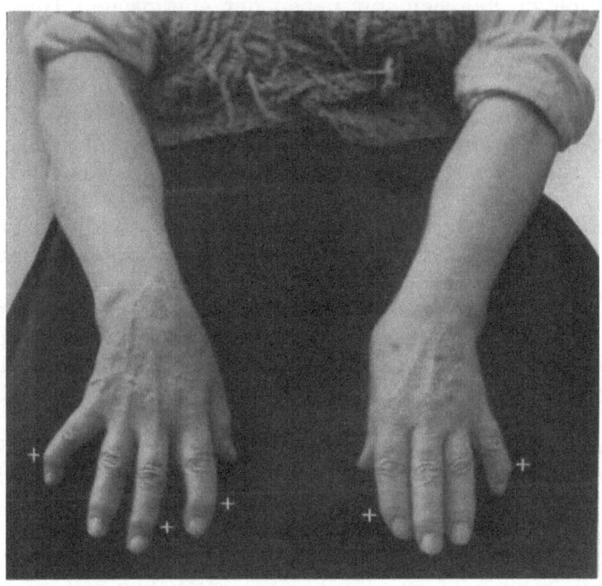

Abb. 41.

6. Die Behandlung der chronischen Arthritiden.

So mannigfaltig und in ihren ursächlichen Zusammenhängen schwierig erkennbar die verschiedenen Krankheitsbilder und Verlaufsformen der chronischen Arthritiden sind, so überaus vielseitig und oft schwer auffindbar sind die Mittel und Wege, die zur Linderung der Beschwerden, zur Besserung und vielleicht zur Heilung führen. Bei der Behandlung dieser Krankheiten offenbart sich oft der rechte Arzt. Das so häufig sich viele Jahre hinziehende, meist sehr schmerzhafte und mit seelischen Verstimmungen und Depressionen verbundene Leiden erfordert neben medizinisch-wissenschaftlichem Können fast mehr noch hohe persönliche Eigenschaften. Gerade bei diesem Leiden ist dem Patient nicht mit einem Rat allein gedient. Der Erfolg liegt, soweit die Art des Leidens und der Verlauf eine solche erwarten läßt, eigentlich nur in der sachgemäßen Durchführung der Behandlung über Wochen und Monate, ja Jahre. Sein Ausmaß wird gegeben durch den vorliegenden anatomischen Krankheitszustand.

Wie dieser festzustellen ist, wurde bereits auf S. 139 ff. ausführlich erörtert. Man wird alsdann ein Bild darüber zu bekommen suchen, welche Veränderungen noch reparabel, welche unreparabel sind. Jedenfalls wird man einen Behandlungsplan entwerfen. Bei den unreparablen Veränderungen wird sich unser Blick auf Behandlungsmethoden richten, die auf die eingeschränkte oder verloren gegangene Funktion bessernd einwirken (Massage, Gymnastik, orthopädische und chirurgische Maßnahmen). Bei reparablen Veränderungen wird man dahin streben, die ursächlichen Schäden zu beseitigen, um dann mit allen verfügbaren Methoden und Mitteln Stillstand und Ausheilung herbeizuführen.

a) Ätiologische Merkmale.

Soweit *ätiologische* Merkmale sicher erkennbar sind, wird man die Behandlung in erster Linie nach den hierbei bekannten Gesichtspunkten durchführen.

Bei *luetischer* Ätiologie hat sich mir neben der energischen Durchführung von Quecksilber-, Wismut- oder Salvarsankuren das Jod in Form von Injektionen als recht wirksam erwiesen.

Bei *gonorrhoischer* Infektion ist das lokale Grundleiden mit größter Konsequenz zu behandeln und zur Ausheilung zu bringen. Nach Ablauf der akutentzündlichen Gelenkerscheinungen hat mit Sorgfalt und Umsicht die spezifische Vaccinetherapie, etwa mit *Arthigon*, einzusetzen. Wie bei keiner anderen Form bringt sie hier häufig weitgehende Beseitigung der Residuen der akuten Entzündung und Mobilisation der Gelenke. Daneben sind alle noch später zu besprechenden Methoden (Hitze, Stauung, physikalische Therapie usw.) in geeigneter Form und Auswahl anzuwenden.

Bei der an sich seltenen *tuberkulösen* Form im Sinne PONCETs treten Behandlungsmethoden in ihre Rechte, die man bei diesem Leiden anwendet. Der Fortbestand des Leidens wird auch hier vom Grundleiden abhängen. Wo dieses es gestattet, wird man Behandlung in Luft und Sonne, vor allem im Hochgebirge oder an der See, anstreben.

Über den Wert der spezifischen *Tuberkulintherapie* gehen die Meinungen doch sehr auseinander. Die von PONDORF eingeführte Methode der Hautscarifikationen mit Tuberkulinen hat die überschwenglichen Erwartungen, die PONDORF und seine Anhänger an sie stellten, zweifellos nicht erfüllt. Vielleicht ist die Indikationsstellung zu breit. Ich glaube aber, daß man in geeigneten Fällen doch eine Tuberkulintherapie versuchen soll, wenn auch meine eigenen Mißerfolge und das, was ich bei von anderer Seite behandelten Kranken sah, nicht zu große Hoffnungen auf Erfolg berechtigt erscheinen lassen.

Bei *anderen akuten Infekten* — Typhus, Ruhr, Scharlach u. a., ist die Behandlung des Grundleidens die vornehmste Sorge. Das gleiche gilt vom akuten *Gelenkrheumatismus* und der *Serumkrankheit*.

Es ist daran zu denken, daß bei abgelaufenem Typhus eine infizierte Gallenblase, bei Ruhr ein chronischer Dickdarmkatarrh, bei Scharlach eine chronische Tonsillitis subakute und chronische Gelenkentzündungen aufrecht erhalten können. Man muß dann mit allen Mitteln versuchen, eine Heilung dieser Infektherde herbeizuführen.

Viel umstritten ist die Frage der *chronischen Sepsis* oder der *fokal infektion* der Amerikaner. Ich habe bereits an anderer Stelle (S. 150) zu ihr ausführlich Stellung genommen. Nach meinen Erfahrungen führt die konsequente Durchführung der Forderung ihrer Anhänger, jeden irgendwie verdächtigen Herd chirurgisch zu beseitigen, auf Abwege. Aber auch ich vertrete den Standpunkt, daß in jedem Falle nach Infektherden (Tonsillen, Rachen, Nase, Nebenhöhlen, Zähne, Darm, Gallenblase, Appendix, Nierenbecken, Blase, Prostata u. a.) zu suchen ist. Besondere Sorgfalt ist den Tonsillen und den Zähnen zuzuwenden. Aber nur da, wo über einfach chronisch-entzündliche Zustände hinausgehende Veränderungen, wo *Eiterherde* gefunden werden, sind diese, falls von einer konservativen Behandlung Erfolg nicht zu erwarten ist, chirurgisch zu beseitigen. Neben manchem erfreulichen Erfolg wird aber auch bei dieser eingeschränkten Indikation ein Mißerfolg nicht ausbleiben.

Wenig geklärt ist die Wirkung von Stoffen, welche *antiseptisch* wirken sollen, wie die Silberpräparate (Kollargol, Argoflavin u. a.), ferner die verschiedenen Seren (Streptokokken-, Staphylokokkenserum u. a.), dann die *Vaccine* und *Autovaccine*. Man sieht manchmal Besserungen, ohne sich doch davon überzeugen zu können, daß diesen Präparaten eine besondere Wirkung innewohnt. Das gleiche gilt auch von den PONDORFschen Hautimpfungen mit Tuberkulin und den von PÁUL propagierten Hautimpfungen mit PONDORF-Mischung B.

Gleichen Schwierigkeiten begegnen wir in der Frage der *endokrinen* Ätiologie (s. S. 153). Wo der Verdacht einer solchen besteht, soll aber konsequent und ausgiebig von allen Mitteln Gebrauch gemacht werden, die uns bei der Behandlung von Dysfunktionen der endokrinen Drüsen zu Gebote stehen.

Wird die Ursache in einer Hyperfunktion der Schilddrüse (Basedow, Thyreotoxikose) vermutet, so ist diese einer *Röntgen-* oder noch besser *Radium*bestrahlung zu unterziehen; dabei ist die Thymus mitzubestrahlen; denkt man an eine Hypofunktion, so empfiehlt sich eine *Thyreoidin*behandlung. Auch Behandlung mit *Adrenalin* wurde vorgeschlagen (Schmidt, R.). Bei Verdacht auf Störungen seitens der Sexualorgane (Klimax, Ovariotomie) sind neben anderen Methoden Ovariumpräparate angezeigt. Es kann auch in zweifelhaften Fällen ein Versuch mit einer Kombination von mehreren Organprä, araten, etwa mit *Hormin* gemacht werden.

Ob aber allen diesen Präparaten ein Heileffekt innewohnt, ist doch sehr zweifelhaft. Die Beurteilung wird noch dadurch erschwert, daß gerade Gelenkerkrankungen in der Menopause an sich prognostisch günstig sind und wohl auch ohne eine derartige Behandlung sich bessern oder zur Ausheilung kommen.

b) Antineuralgica und Antiphlogistica.

Nur in einer verschwindend geringen Anzahl von Krankheitsfällen kommen wir mit der besprochenen rein ätiologisch eingestellten Therapie zum Ziele. Es ist ja hier wie auch sonst bei den meisten Krankheiten in erster Linie der *Schmerz*, der den Patienten zum Arzt führt, und dessen Linderung und Beseitigung er fordert. Seine Ursache sind die primär und sekundär entzündlichen Veränderungen am Gelenk, weniger oder wahrscheinlich überhaupt nicht die rein degenerativen.

Zur Linderung des Schmerzes stehen uns eine große Reihe von *antineuralgisch* oder *antiphlogistisch* wirkenden Arzneimitteln zur Verfügung.

An erster Stelle nenne ich die *Salicylsäure* mit ihren vielen Derivaten und Kombinationen, dann die Gruppe des *Chinins*, des *Pyramidons* und des *Atophans*. Sie kommen in Pulver- und Tablettenform, als Suppositorien, in flüssiger Form zur intramuskulären und intravenösen Injektion, als Salben und ölige Flüssigkeiten in den Handel. Die deutsche pharmazeutische Industrie genießt wegen ihrer Zuverlässigkeit bei der Herstellung dieser Präparate hohes Ansehen. Allerdings machten sich gerade auf diesem Gebiete auch betrügerische und schwindelhafte Unternehmungen breit. Der Arzt sollte Mittel von derartigen Firmen unter keinen Umständen verordnen.

Colchicum ist bei chronischen Arthritiden wirkungslos.

Man soll öfters unter den Mitteln wechseln, weil manche bei dem betreffenden Krankheitsfall besonders wirksam sind. Vorübergehend soll man sich auch vor *großen* Dosen nicht scheuen, z. B. bei Salicylsäurederivaten und Atophan bis 5 g pro die, einige Tage hindurch, geben. Von allen Wegen der Einverleibung soll man Gebrauch machen: peroral, rectal, percutan als Einreibung, subcutan und intravenös als Injektion. In kluger Fürsorge soll der behandelnde Arzt sich für die Zeiten der Exarzerbationen als besonders wirksam erprobte Medikamente und Wege der Einverleibung reservieren.

Bei sehr schmerzhaft verlaufenden Krankheitszuständen ist das *Morphium* und seine Derivate nicht zu entbehren. Zwar ist Gefahr vorhanden, daß Patienten Morphinisten werden, aber bei den Rheumatikern mit ihrer an sich gesunden Psyche scheint diese Gefahr sehr gering zu sein.

c) Indirekt wirkende Arzneimittel.

Die gelegentliche Beobachtung, daß Bienenstiche bei chronischer Arthritis gute Wirkung hatten, führte zur Anwendung der *Ameisensäure*. Im Volke weit verbreitet ist die Einreibung mit Ameisenspiritus, der dadurch gewonnen wird, daß man Ameisen in eine Flasche kriechen läßt und dann Spiritus hinzutut. Vielfach wird die ·Ameisensäure unter dem Deckmantel eines Geheimmittels injiziert. Die diese Therapie anwendenden Ärzte rühmen die Wirkung. Ich sah viele so behandelte Patienten, die keinen Erfolg meldeten. Eine eigene größere Versuchsreihe ergab einen vollkommenen Mißerfolg.

Dagegen sah ich Gutes bei den nicht oder wenig fieberhaften, mehr trocken verlaufenden chronischen Arthritiden und bei der Arthritis deformans vom *Arsen* und seinen Derivaten. Wieweit *Antimon* das Arsen ersetzen kann, wird noch von mir untersucht. Als Grundwirkung beider Substanzen ist bekanntlich eine Capillargefäßerweiterung anzusehen. Es wird dadurch wahrscheinlich ein gesteigerter Übergang von Ernährungsmaterial aus dem Blute in die Gewebe herbeigeführt.

Ferner findet das *Jod* bei rheumatischen Erkrankungen weitgehende Anwendung, am häufigsten wohl in Form der *Jodtinktur* zu Pinselungen der Haut über den erkrankten Gelenken, dann wohl auch als *Salbe* oder auch kombiniert mit anderen Einreibemitteln, schließlich in seinen Salzen, vornehmlich als *Jodkalium*, auch innerlich.

Bei der äußerlichen Anwendung der Jodtinktur erzielt man durch die Reizung, die das Mittel verursacht, an der Applikationsstelle eine chronisch verlaufende Entzündung oder auch nur eine Steigerung der gewöhnlichen Ernährungsvorgänge, unter deren Einfluß pathologische Produkte häufig zur Resorption gelangen. Das Jodkalium wirkt wahrscheinlich ganz allgemein auf den Stoffwechsel und die Ernährungsvorgänge der rheumatisch erkrankten Gelenke ein.

d) Proteinkörpertherapie.

Aus der Immunitätswissenschaft heraus erwuchs eine Behandlungsmethode mit parenteral zugeführten Eiweißkörpern oder auch deren Spaltprodukte, die sich bei manchen Infektionen und Intoxikationen als wirksam erwies. Man übertrug diese als *Proteinkörpertherapie* bezeichnete Methode alsbald auch auf die chronischen Arthritiden (SCHMIDT) und verwandte zu Injektionen die verschiedensten Eiweißkörper, wie sterile *Milch, Aolan, Casein, Knorpelextrakt (Sanarthrit), Novoprotein* und viele andere.

Intramuskuläre und intravenöse Injektionen dieser Proteinkörper rufen allgemeine und lokale Reaktionen hervor: wie Fieber, starkes Krankheitsgefühl, Abgeschlagenheit einerseits und Steigerung der Schmerzen und der Entzündung am erkrankten Gelenk andererseits. In dieser sog. „Heilentzündung" sehen die Anhänger dieser Therapie das wesentlichste Moment der therapeutischen Wirkung — ohne Reaktion keine Heilwirkung.

Nach WEICHARDT beruht die Wirkung auf einer Leistungssteigerung der Zelle und er spricht direkt von einer *Protoplasmaaktivierung*. Doch hat seine Auffassung nicht überall Zustimmung gefunden. Jedenfalls besteht über die Vorgänge im Organismus nach der Injektion von Eiweißstoffen noch ziemliches Dunkel.

Es gab eine Zeit, in der man glaubte, in der Proteinkörpertherapie ein wertvolles Heilmittel gegen chronische Arthritiden gefunden zu haben. Es waren insbesondere SCHMIDT, HEILNER und ZIMMER, die in immer neuen Arbeiten ihre Anwendung empfahlen. Die vielerorts vorgenommenen Nachprüfungen haben aber die Erwartungen nicht erfüllt (HIRSCH und STERNBERG, HOFSTEE u. a.). Ich selbst bin nach vielfacher Anwendung zur vollständigen Aufgabe dieser Therapie gekommen. Ganz abgesehen davon, daß die Heilerfolge nicht überzeugend sind, bedeutet diese Methode für den Patienten durch die Erscheinungen der Reaktion eine erhebliche Belästigung und durch das gelegentliche Auftreten anaphylaktischer Erscheinungen auch eine gewisse Gefahr. Man hat oft den Eindruck, daß die von den Patienten angegebene Besserung eigentlich nur der Ausdruck des relativen Wohlbefindens nach der überstandenen Reaktion ist. Die Versuche, durch Verkleinerung der Dosis die Beschwerden der Reaktion zu mildern, zeitigen nach eigener Erfahrung keine besseren Resultate.

Offenbar aus der Empfindung von der ungenügenden Wirksamkeit der Proteinkörpertherapie heraus hat man einen Nichteiweißkörper, das *Yatren* (eine Jodverbindung) und seine Kombination mit Eiweiß, das *Yatrencasein*, ferner das *Mirion* (eine Jod-Eiweißverbindung) eine Zeitlang stark propagiert. Aber auch hiermit waren die Heileffekte keine besseren.

Bessere Resultate scheint die von MEYER-BISCH nach dem Vorgange von DELAHAYEN und PIET eingeführten *Schwefeltherapie* in Form von intramuskulären Injektionen zu geben, insbesondere nachdem die Dosis sehr verringert und das Injektionspräparat sehr verbessert wurde. MEYER-BISCH verwendet jetzt eine $0{,}3\%$ ige Schwefelgelatine (Suffrogel HEYDEN); es werden davon $0{,}2$—$0{,}4$ ccm intragluteal im Abstand von 8 Tagen verabreicht. Mehr wie 6 Injektionen werden im Verlauf einer Kur nicht gegeben. Die Allgemeinreaktion ist sehr gering, Fieber tritt überhaupt nicht auf, Anaphylaxie ist nicht zu befürchten. Dagegen entwickelt sich ganz regelmäßig eine zum Teil erhebliche Leukocytose.

Eigene Beobachtungen mit dieser Therapie haben nicht sehr befriedigt. ISAAK-KRIEGER und G. NOAK sprechen sich im gleichen Sinne aus.

e) Die Strahlentherapie (Licht, Röntgen, Radium).

Den *ultravioletten* Strahlen scheinen spezifische Einwirkungen bei chronischen Arthritiden nicht zuzukommen, vielleicht mit Ausnahme der PONCETschen Form. Als recht wirksam haben sich aber die Strahlen der *Röntgenröhre* und des *Radiums* und *seiner Zerfallprodukte* erwiesen.

Merkwürdigerweise vernachlässigt man gerade in Deutschland diese Art der Therapie, von der ich behaupte, daß sie, richtig angewandt, die besten Resultate gegenüber den anderen Behandlungsmethoden ergibt. Sie setzt freilich Spezialkenntnisse voraus und Erfahrung in ihrer Anwendung.

Bei der *Röntgenbestrahlung* kommen lediglich die γ-Strahlen zur Anwendung. STANNING gibt für die Dosierung folgendes an: Die Gelenke werden in siebentägigen Intervallen, und zwar abwechselnd in anterior-posterior und posteriorer-anteriorer Richtung bestrahlt und jedesmal eine Oberflächendosis von 7 H, im ganzen etwa 15—16 H, verabfolgt. Das Erythem erscheint bei dieser Strahlungsdosis etwa in 12—14 Tagen. Nach 6 Wochen kann eine Wiederholung erfolgen.

Bei allen Autoren besteht Einigkeit, daß die Erfolge gut sind. Nach einer gewissen Steigerung der Beschwerden tritt Rückgang der Schmerzen und der Entzündung ein mit Besserung der Beweglichkeit. In vielen Fällen bleibt diese Besserung über Monate, teils mehrere Jahre, bestehen. Natürlich sind irreparable Prozesse nicht rückbildungsfähig, es wird aber doch über weitgehende Besserung der Knochenstruktur bei Arthritis deformans berichtet.

Genau das gleiche gilt von der Bestrahlung mit Radium. Ich nehme die Behandlung in der Weise vor, daß ich mit 1,5 mm Messing gefilterte Radiumpräparate in 1 cm Hautabstand um die erkrankten Gelenke herumlege und sie etwa 3—4 Stunden auf jedem Feld liegen lasse. Nach 6—8 Wochen kann Wiederholung erfolgen. Diese Art der Therapie ist nur etwas kostspielig und wird praktischer und billiger mit der *Röntgenröhre* durchgeführt. Einen unvollkommenen Ersatz geben die sog. Radiumkompressen. Sie enthalten nur Spuren von radioaktiven Substanzen und können infolgedessen wochenlang zur Bestrahlung angewandt werden, ohne die Haut zu schädigen. Sie haben zwar häufig schmerzstillende Wirkung, aber intensivere Wirkung kommt ihnen nicht zu.

Dagegen ist die *interne Behandlung mit radioaktiven Stoffen,* insbesondere mit *Radiumemanation,* eine wohlfeile und wirkungsvolle Therapie. Ich habe ihre Technik auf S. 113 eingehend beschrieben.

Hier kommen neben den γ-Strahlen vornehmlich die β- und α-Strahlen zur Wirkung.

Wie kaum bei einem anderen Heilmittel sind hier die biologischen und therapeutischen Wirkungen erforscht worden. Ich verweise hierbei auf meinen Grundriß zum Studium der Radiumtherapie und auf das von H. MEYER herausgegebene Lehrbuch der Strahlentherapie, beide Bücher im Verlag Urban und Schwarzenberg, Berlin, 1919 und 1926. Dort findet sich auch eine genaue Literaturangabe. Neuerdings hat wieder VATERNAHM über therapeutische Studien bei chronischen Arthritiden mit hohen Dosen von Radiumemanation berichtet. Er gibt bei $70^0/_0$ der Patienten gute Erfolge an. Der therapeutische Effekt zeigt sich genau in der gleichen Weise, wie bei der Röntgenbestrahlung. Im Beginn der Behandlung setzt gewöhnlich eine *Reaktion* ein, der dann in jenen Fällen, es waren nach meiner Statistik etwa $60—70^0/_0$, welche günstig beeinflußt werden, Nachlassen der Schmerzen, Rückgang der Exsudationen und Schwellungen, bessere Beweglichkeit, folgt.

In neuerer Zeit wird die Aufmerksamkeit auf ein Kombinationspräparat von Radium und Atophan, *das Radiophan* (S. 115) gelenkt, das sich bei chronischen Arthritiden als sehr wirksam erwiesen hat. Zu der antineuralgischen und antiphlogistischen Wirkung der Phenylchinolincarbonsäure gesellt sich in gleicher Zeit die Heilwirkung interner Radiumstrahlung hinzu.

Von allen Injektionspräparaten gebe ich dem *Radiophan* den Vorzug. Gewöhnlich tritt fast momentan nach der intravenösen Injektion eine große Schmerzerleichterung ein, die mehrere Stunden hindurch anzuhalten pflegt. Diese Zeit benutze ich, um mit den versteiften Gelenken passive und aktive Bewegungen vornehmen zu lassen. Man sieht dann nach etwa 20—30 Injektionen einen Erfolg, der mit anderen Methoden in dieser Zeit wahrscheinlich nicht zu erreichen ist.

f) Die Heilquellen- und Klimatherapie.

Von jeher suchten Menschen, die an chronischer Arthritis litten, bestimmte Quellen auf, denen Heilwirkungen bei dieser Krankheit nachgerühmt wurden. Die Zahl solcher Heilquellen ist sehr groß und fast jedes Land verfügt über besonders gut eingerichtete und wegen ihrer Heilwirkung weithin gekannte Badeorte. Deutschland darf sich rühmen, von der Natur besonders bevorzugt worden zu sein. Eine gute Zusammenstellung gibt das Reichsbäder-Adreßbuch nach amtlichen Quellen bearbeitet. Verlag des Reichsbäderadreßbuchs, G. m. b. H., Berlin 1925.

Ich nenne folgende bekanntere Bäder:

Aachen,	Kösen,	Pyrmont,
Altheide,	Kreuznach,	Reichenhall,
Baden-Baden,	Kudowa,	Reinerz,
Badenweiler,	Landeck,	Salzschlirf,
Brambach,	Mergentheim	Salzuflen,
Driburg,	Münster a. St.,	Schmiedeberg i. Schl.
Eilsen,	Nauheim,	Soden,
Elster,	Nenndorf,	Tölz,
Flinsberg,	Neuenahr,	Warmbrunn i. Schl.
Homburg i. Taunus,	Oberschlema,	Wiesbaden,
Joachimsthal,	Oeynhausen,	Wildbad,
Kissingen,	Polzin,	Wildungen.
Kohlgrub,		

In *Rußland* gibt es einige gute Badeorte im Kaukasus und in der Krim; in der *Tschecho-Slowakei* finden wir die altberühmten deutschen Badeorte Karlsbad, Franzensbad, Marienbad, Teplitz-Schönau, ferner Pystian, in *Österreich* Baden bei Wien, Bad Gastein, in der *Schweiz* Tarasp-Schulz, Ragatz, Schinzach, in *Frankreich* Vichy, in *Belgien* Spaa, in *England* Brixton, Bath. Die Wirkungsfaktoren von Heilbädern auf den Organismus sind schon an anderer Stelle gewürdigt worden. Dort sind auch die Einrichtungen einiger sich durch ihren Reichtum an Radiumemanation besonders hervortretenden Bäder genauer beschrieben. Es sind das vornehmlich das Wasser, die Wärme, die gelösten anorganischen und organischen Bestandteile wie Salze, Gase, gewisse organische Säuren, dann die radioaktiven Substanzen. Dazu treten die klimatischen und psychischen Faktoren. Einige Badeorte erzielen lokale Wirkungen durch Moor- und Schlammumschläge in Teil- und Vollbädern.

Wiederholt sind Untersuchungen in Deutschland durchgeführt worden, denen das Ziel zugrunde lag, die empirisch gefundenen Tatsachen von der Heilwirkung der Bäder bei chronischen Arthritiden durch exakte wissenschaftliche Prüfung und Beobachtung an größeren Kliniken vor und nach der Behandlung zu kontrollieren und die Kenntnisse von der spezifischen Wirkung der einzelnen Heilquellen zu vertiefen. Ich selbst habe derartige Untersuchungen in *Teplitz-Schönau* (GUDZENT, STEIN und BERGER) und Bad *Landeck* (GUDZENT, FRÖMMER und LACHMANN) geleitet und die empirisch gefundenen Heilwirkungen nur bestätigen können.

Trockene und sonnige Länder scheinen auf chronische Arthritiden günstig einzuwirken. Es gibt einige klimatische Stationen in Ägypten, wie Assuan und Heluan. Wo die Mittel vorhanden sind, wird man einen Versuch empfehlen können.

g) Die physikalische- und Ernährungstherapie.

An erster Stelle ist die *Wärme* zu nennen. Der Rheumatiker empfindet Kühle und Feuchtigkeit unangenehm und sucht instinktiv Trockenheit und Wärme, vor allem die strahlende Wärme. Eine *natürliche* Wärmequelle ist die *Sonne*. Sie hat zudem vor den künstlichen Wärmequellen den Vorzug, daß sie die sämtlichen Strahlen des Sonnenspektrums besitzt. Man sollte von ihr so oft als irgendmöglich Gebrauch machen. Bei einiger Aufmerksamkeit findet sich immer ein Platz im Hause, wo zu gewissen Zeiten die Wärmestrahlen der Sonne hintreffen. Über *künstliche* Wärmequellen verfügen wir bekanntlich in einer fast übergroßen Zahl, vom heißen Tuchumschlag, dem Moor-, dem Lehm-, dem Fango-, dem Radiumerdeumschlag, der heißen Kompresse, der Wärmeflasche, dem elektrischen Heizkissen, bis zur elektrischen Sonne und zur Solluxlampe. Eine andere Form sind die *Heißluftkästen* nach BIER, in denen entweder durch eine Spiritusflasche oder durch elektrische Glühbirnen hohe

Temperaturen — bis zu 120⁰ — erzeugt werden können. Die Hauttemperatur des erwärmten Gelenks steigt dann beträchtlich, auch etwas die Tiefentemperatur, die Haut wird *hyperämisch,* es kommt zu starker Schweißbildung und Verdunstung. Sie haben sich als äußerst wertvoll durch Linderung der Schmerzen und Erleichterung der Bewegung des erkrankten Gelenks erwiesen (PLATE). Größere derartige Apparate gestatten, den ganzen Körper einer solchen Durchwärmung auszusetzen (WOLFFsches Glühlichtbad). Warme Bäder, die Dampf- und Heißluftkammern, dienen dem gleichen Zweck. Doch setzt die Anwendung dieser Methoden ein gutes Herz voraus. Hierzu sind auch die *Sandbäder* zu zählen (nach Köstritzer Muster). Sie erfordern allerdings eine größere Apparatur.

Eine Methode, die auch eine merkliche Tiefendurchwärmung des erkrankten Gelenks bewirkt, ist die *Thermopenetration* oder die *Diathermie.* Ich mache von ihr vielfachen Gebrauch, weil sie mir von allen Methoden die besten Wirkungen hinsichtlich Schmerzlinderung und Steigerung der Beweglichkeit zu geben scheint.

Die BIERsche *Stauung,* welche eine Stauungshyperämie (passive venöse Hyperämie) herbeiführt, hat sich weniger bei der chronischen als wie bei den akut-entzündlichen Prozessen wirksam erwiesen, am auffälligsten bei der akutgonorrhoischen Gelenkentzündung. Ihr wesentliches Wirkungsmerkmal ist eine oft geradezu überraschende Schmerzlinderung, die nun aktive und passive Bewegungen des Gelenks gestattet.

Mehr Hilfsmittel als Heilmittel sind *passive und aktive Bewegung* — Massage, Gymnastik. Sie dürfen wegen ihres Einflusses auf die Atrophie der Muskulatur und der Erhaltung der Beweglichkeit der Gelenke unter keinen Umständen vernachlässigt werden.

Schwierig ist naturgemäß immer die Entscheidung, wann und mit welchem Ausmaße mit dieser Behandlung begonnen werden soll, ferner über das Maß zwischen Ruhe und Bewegung.

Es leuchtet ein, daß ein *akut entzündetes* Gelenk ruhig gestellt werden muß. Aber alsbald nach dem Abklingen der hochentzündlichen Erscheinungen wird man unter Zuhilfenahme von Medikamenten, der BIERschen Stauung, des warmen Bades vorsichtig mit passiven Bewegungen beginnen. Führer für das Ausmaß der Bewegung wird in erster Linie immer der Schmerz sein.

Nach dem Abklingen der akuten Entzündung und bei den an sich chronisch verlaufenden Fällen können dann Geh- und sonstige Bewegungsübungen, unter Umständen im warmen Bade, Massage, Gymnastik, sportliche Beteiligung in ihre Rechte treten. Aber immer ist daran zu denken, daß eine einzige Überanstrengung schmerzhafte Rückfälle hervorrufen kann, die oft monatelange erfolgreiche Arbeit wieder zunichte macht. Hier helfen leider keine noch so genauen Vorschriften, der Erfolg wird nur beim *erfahrenen* Arzt sein.

Von dem Einfluß einer bestimmten *Ernährung* auf die chronischen Arthritiden ist nichts Sicheres bekannt. Bei akut entzündlichen und exsudativen Formen könnte bei sonst gutem Körperzustand der Versuch einer SCHROTTschen Kur, einer Trockenkost, gemacht werden. Überzeugende Wirkungen habe ich in 2 Fällen gesehen. Fettleibige Gelenkkranke sind zu entfetten, schon um durch die Verminderung des Gewichts Erleichterung der Beweglichkeit herbeizuführen. Die schweren Formen der chronischen Arthritiden bewirken aber meistens eine erhebliche Abmagerung; man spricht hier mit Recht von einer *Zehrkrankheit.* In diesen Fällen ist mit allen Mitteln der Ernährungstechnik der Abzehrung entgegenzuarbeiten.

Ob die von TURNBULL angeregte Untersuchung auch für den Patienten nicht verträgliche Nahrungsmittel zu einer therapeutisch nutzbaren Auswertung der Ernährung führen wird, muß noch näher untersucht werden (siehe auch S. 157 u. 160).

h) Orthopädische und chirurgische Therapie.

Es liegt auf der Hand, daß bei polyartikulären, fortschreitenden Gelenkprozessen von orthopädischen und chirurgischen Eingriffen eine Hilfe nicht zu erwarten ist. Wir wundern uns deshalb nicht, wenn die Patienten die ihnen vielfach von orthopädischer Seite in offenbarer Verkennung des Wesens des vorliegenden Leidens verordneten Stütz- und Gehapparate nach einigen Versuchen wieder fortstellen und nicht benutzen wollen.

Dagegen wird in bestimmten Einzelfällen die orthopädische Hilfe äußerst wertvoll sein, sei es zur Beseitigung eines Plattfußes oder zur Ausgleichung schädlicher einseitiger Belastungen infolge von Haltungsanomalien. Bei monoartikulärer Erkrankung wird unter Umständen auch ein sachgemäß angefertigter Stützapparat gute Dienste leisten. Handelt es sich in einem solchen Falle um Contracturen, die eine schwere Beeinträchtigung der Beweglichkeit des Patienten bedingen, so wird man an eine gewaltsame Geraderichtung des Gelenkes denken, vielleicht auch an eine blutige Durchtrennung der verkürzten Sehnen und Fascien.

Wir können hierher auch rechnen die Behandlung chronischer Arthritiden mit *Injektionen von Substanzen,* die einerseits *schmerzlindernd* wirken sollen, andererseits durch Beeinflussung der Synovialmembran das Gelenk beweglicher und schließlich durch Reize auf die Synovialmembran Ausheilungsvorgänge anfachen sollen. Seit Jahren wende ich für diese Zwecke eine $^1/_2$—$1^0/_0$ige Novocain-Adrenalin-Lösung an, mit der ich die erkrankten Gelenke umspritzte. Geeignet hierfür ist die deformierende Gelenkentzündung ohne oder allenfalls mit sehr geringer Exsudation. Die Schmerzlinderung war meistens sehr gut. Die Patienten konnten nach der Injektion das Gelenk besser bewegen. Dadurch wurde einerseits der Ankylosierung entgegengewirkt, andererseits vielleicht auch Anreize zu Heilungsvorgängen gegeben.

Payr hat diese auch noch von vielen anderen Autoren geübte Methode systematisch ausgebaut. Auch er umspritzt das Gelenk mit der angegebenen Flüssigkeit, geht aber noch insofern weiter, als er in das Gelenk eindringt. Zur Lösung und Erweichung von Adhäsionen und Schwielen verwendet er eine *Pepsin-Pregel-Lösung.* Zur Anregung der Resorption von Ergüssen benutzt er *Phenolcampher.* Bei der Synovitis sicca injiziert er ebenfalls Phenolcampher in das Gelenk als Ersatz und zur Anregung der Wiederbildung neuer Gelenkschmiere. Die in dieser Weise vorbereiteten Gelenke werden alsdann Behandlungsmethoden unterzogen, von denen funktionsverbessernde oder heilende Wirkungen zu erwarten sind (Massage, Wärme, Radium, Bäder u. a.).

Bei Arthritis deformans kann in besonders günstig gelegenen Fällen auch ein blutiger chirurgischer Eingriff angezeigt sein (Hildebrand, Payr u. a.). Es kommt dabei die Resektion eines schwer und ausgedehnt veränderten Gelenks oder die Modellierung in Frage. Der letzteren Operation ist der Vorzug zu geben, da sie das Gelenk beweglich macht oder erhält, Verkürzungen vermeidet und häufig die Schmerzen beseitigt. Der Eingriff geschieht durch Bloßlegung des Gelenks, Abtragung der Randwucherungen, Excidierung aufgefaserten Knorpels, verdickter Kapseln, von im Übermaß gebildeter Zotten und von etwaigen Gelenkkörperchen und Verkalkungsherden.

Unter allen Umständen ist aber eine sorgfältige Nachbehandlung mit Massage und Bewegungsübungen erforderlich. Erst diese verbürgt den Erfolg.

Literatur.

ADRIAN: Les arthropaties au cours de la sclerodermie. Ann. de dermatol. et de syphiligr. Tome 1, Nr. 6—9. 1920. ANZILLOTTI: Untersuchungen über die Pathogenese tuberkulöser Arthropathie. Pathologica. Vol. 4. 1912. AXHAUSEN, G.: Beiträge zur Knochen- und Gelenksyphilis. Berlin. klin. Wochenschr. Jg. 50, Nr. 51. 1913. — Die Entstehung der freien Gelenkkörper und ihre Beziehungen zur Arthritis deformans. Arch. f. klin. Chirurg. Bd. 104, H. 3. 1914. — Neue Untersuchungen über die Rolle der Knorpelnekrose in der Pathogenese der Arthritis deformans. Arch. f. klin. Chirurg. Bd. 104. 1914. — Über einfache aseptische Knochen- und Knorpelnekrose, Chondritis dissecans und Arthritis deformans. Arch. f. klin. Chirurg. Bd. 99. 1912. — Über das Wesen der Arthritis deformans. Berlin. klin. Wochenschr. Bd. 50. 1913. — Zur Pathogenese der Arthritis deformans. Arch. f. orthop. u. Unfallchirurg. Bd. 20. 1922. AUERBACH: Samml. klin. Vorträge, H. F. 1903. Nr. 361. ASSMANN: Die klinische Röntgendiagnostik der inneren Erkrankungen. Leipzig 1924.

BASSLER, A.: The colon in connection with chronic arthritis (Arthritis deformans). Americ. journ. of the med. sciences. Vol. 160, Nr. 3. 1920. BERTOLOTTI, MARIO: Les syndromes lombo-ischialgiques d'origine vertebrale. Rev. neurol. Jg. 29. 1922. BECHER: Gelenkuntersuchung bei einem Fall von Periarthritis destruens. Virchows Arch. f. pathol. Anat. u. Physiol. Bd. 264. 1927. BEITZKE, H.: Über die sog. Arthritis deformans atrophica. Zeitschr. f. klin. Med. Bd. 74. 1912. BIERING: Intermittent hydrarthrosis. Journ. of the Americ. med. assoc. Vol. 77, Nr. 10. 1921. BILLINGS: Chronic focal infection as a causative factor in chronic arthritis. Journ. of the Americ. med. assoc. Vol. 61. 1913. — Chronic infections arthritis. Statisticals report, with endresults. Journ. of the Americ. med. assoc. Vol. 78. 1922. — Chronic focal infections and their etiologie relations to arthritis and nephritis. Arch. of internat. med. Vol. 9. 1912. BITTORF, A.: Dtsch. med. Wochenschr. 1919. Nr. 13. — Über Periostitis rheumatica acuta. Dtsch. med. Wochenschr. Jg. 46, Nr. 22. 1920. BLENKE: Zur Frage der Dosierung des Mirion bei der Behandlung der chronischen Gelenkerkrankungen. Münch. med. Wochenschr. 1926. Nr. 12. BOUILLAUD: Journ. l'Expérience 1838. BROCA: Aspects cliniques de la syphilis articulaire-origine traumatique possible. Presse méd. Jg. 29, Nr. 29. 1921. BUCHMANN: Zur Ätiologie der chronischen Arthritiden in Palästina. Dtsch. med. Wochenschr. 1925. Nr. 46. BURBAUH, REGINALD and L. G. HADJOPOULOS: Serologie significan of streptococci in arthritis and allieel conditions. Journ. of the Americ. med. assoc. Vol. 84, p. 637—641. 1925. BURCKHARDT, HANS: Arthritis deformans. Münch. med. Wochenschr. Jg. 71, Nr. 43. 1924. BURNET: Sur un type d'arthrite fréquemment observé chez les cobayes infectés par la micrococcus melitensis. Cpt. rend hebdom. des séances de l'acad. des sciences. Tome 174. 1922. BYFIELD: The etiologie of arthritis deformans in children. Americ. journ. of dis. of childr. Vol. 19. 1920.

CAPOSI, CROUTER and PEMBERTON: The alleged rôle of lactic acid in arthritis and rheumatoid arthritis. Arch. of internal med. Vol. 34, Nr. 4. 1924. CECIL, ROSSELL pp.: Clinica calorimetry. Observations on the metabolisme of arthritis. Arch. of internal med. Vol. 29. 1922. CHAPMAN: The results obtained in the treatment of chronic arthritis by the removal of a distant focus of infection. Ann. of surg. Vol. 71. 1920. CHASANOW: Über die BECKsche Krankheit, zugleich ein Beitrag zur Frage der Zusammenhänge zwischen Gelenkveränderungen und vegetativem Nervensystem. Arch. f. Psychiatrie u. Nervenkrankh. Bd. 79. 1926. CORNELIUS: Die Nervenpunktlehre. Leipzig: G. Thieme. 1909 COSTA et BOYER: Présence de micrococcus arthriticus dans l'épauchement d'une mono-arthrite aiguë et subaiguë du genon. Cpt. rend. des séances de la soc. de biol. Tome 88. 1923. CURSCHMANN sen.: Über Polyarthritis chronica deformans. Berlin. klin. Wochenschr. 1906. Nr. 33. CURSCHMANN, H. und G. DEUTSCH: Polyarthritis chronica deformans progressiva und BASEDOWsche Krankheit. Klin. Wochenschr. Jg. 1. 1922.

DAVIS: Chronic streptococcus arthritis. Journ. of the Americ. med. assoc. Bd. 61. 1913. DELPEUCH: Siehe Kapitel „Gicht". DRAPER: Some observations on chronic arthritis. Americ. journ. of the med. sciences. Vol. 160, Nr. 3. 1920. DUVERNAY: Essai sur la pathogénie du rheumatisme chronique. Le rôle du terrain et l'anaphylaxie. Journ. de méd. de Lyon. Jg. 2. 1921.

ELIAKAM, SALVATOR: Entwicklungshemmungen am Skelet im Gefolge von juveniler Arthritis deformans. Zeitschr. f. Kinderheilk. Bd. 33, H. 1/2. 1922.

FELTY, A. R.: Chronic arthritis in the adult, associated with splenomegaly and leucopenia. A report of five cases of an unusual clinical syndrome. Bull. of Johns Hopkins hosp. Vol. 35, Nr. 395. 1924. FLETCHER: Dietetic treatment of chronic arthritis and its relationship to the sugar tolerance. Arch. of internal med. Vol. 30. 1922. FLINDERS, PETRI: Museum Royal College of surg. 1891. FRAENKEL, EUGEN: Bemerkungen über die chronische anyklosierende Wirbelsäulenversteifung. Münch. med. Wochenschr. Jg. 61. 1914. FRANK, PAUL: Über den Rheumatismus nodosus mit besonderer Berücksichtigung des pathologisch-anatomischen Befundes. Berlin. klin. Wochenschr. 1912. Nr. 49. FREUND: Die Gelenkerkrankung der Bluter. Virchows Arch. f. pathol. Anat. u. Physiol. Bd. 256, Nr. 1. 1905. GALUP: L'arthritisme diathèse d'anaphylaxie. Presse méd. Tome 20. 1912. GARA: Med. Klinik 1914. Nr. 20. GARROD, ARCHIBALDE and EVANS: Arthropathia psoriatica. Quart. journ. of med. Vol. 17, Nr. 66. 1924. GIBNEY: The arthritis and focal infection; a clinical contribution. Journ. of orthop. surg. Vol. 2, Nr. 2. 1920. GOERING, DORA: Über den Einfluß des Nervensystems auf Knochen und Gelenke. Zeitschr. f. d. ges. Neurol. u. Psychiatr. Bd. 92, H. 1/2. GOADBY: The relation of disease of the mouth to rheumatisme. Practitioner. Vol. 88. 1912. GOLDSCHEIDER: Zeitschr. f. physikal. u. diätet. Therapie. Bd. 26. — s. Kapitel „Gicht". GORKE, H.: Über die Kombination von multiplen tuberkulösen Abscedierungen des Unterhautzellgewebes mit einem tuberkulösen Gelenkrheumatismus. Med. Klinik. Jg. 18, Nr. 16. 1922. GUDZENT: Beitrag zur Heilwirkung der radioaktiven heißen Quellen von Teplitz-Schonau. Zeitschr. f. Balneol. Jg. 4. 1913/14. — Beiträge zur luetischen Erkrankung der Gelenke und Muskeln. Charité-Ann. Jg. 35. — Ischisis und Spina bifida occulta. Berlin. klin. Wochenschr. 1921. Nr. 11. — Über den Einfluß größerer Dosen von Radiumchlorid auf den chronischen Gelenkrheumatismus. Gemeinsam mit Graf CASTELL-RUDINGHAUS. Wien. klin. Wochenschr. — Veränderung des Blutbildes bei chronischem Gelenkrheumatismus. Dtsch. med. Wochenschr. Jg. 29, Nr. 19. 1913.

HASS, JULIUS: Über Schmerzen in der Wirbelsäule, ihre anatomischen Substrate und ihre Diagnose. Wien. klin. Wochenschr. Jg. 35, Nr. 7. 1922. HERZBERG: Endokrine Faktoren und chronischer Gelenkrheumatismus. Zeitschr. f. klin. Med. Bd. 103. 1926. HILDEBRAND: Die Arthritis deformans der großen Gelenke und ihre operative Behandlung. Berlin. klin. Wochenschr. Jg. 58, Nr. 19. 1921. HILLEBRECHT: Zur Klinik des Rheumatismus nodosus. Med. Klinik Jg. 9. 1913. HIRSCH, S. und A. STERNBERG: Kritische Anmerkungen zur Frage der Therapie chronischer deformierender Gelenkerkrankungen auf Grund klinischer Beobachtungen. Med. Klinik. Jg. 19. 1923. HIS, W.: Die Gelenkerkrankungen während des Klimax. Monatsschr. f. Geburtsh. u. Gynäkol. Bd. 75. 1926. — Wesen und Formen der chronischen Arthritiden. Berlin. klin. Wochenschr. Jg. 58. 1921. HOFSTEE: Über die Behandlung chronischer Gelenkentzündungen mit Sanarthrit „Heilner". Nederlandsch tijdschr. v. geneesk. Jg. 67. 1923. HÖGLER: Beitrag zur Klinik und Therapie der Erkrankungen der Schleimbeutel im Bereich der Schulter. Wien. Arch. f. inn. Med. Bd. 15. 1928. HOLST, PETER: Über rheumatische Myokarditis und ihr Verhältnis zum Rheumatismus acutus. Acta med. scandinav. Suppl. Vol. 28, p. 3. 1922. HOLSLI, ÖSTEN: Hyperglykämie bei Arthritis. Acta med. scandinav. Supp. 1922. Nr. 3. — Beiträge zur Kenntnis der Tonsillen bei den rheumatischen Gelenkaffektionen (akuten, rezidivierenden und chronischen.) Arb. a. d. pathol. Inst. d. Univ. Helsingfors, neue Folge. Bd. 3, H. 3/4. HOLZWEISSIG: Die Senkungsgeschwindigkeit der Erythrocyten und der Fibrinogengehalt des Blutes bei chronischen Gelenkerkrankungen. Mitt. a. d. Grenzgeb. d. Med. u. Chirurg. Bd. 39. 1926. HUBBARD: Calculating diets containing a minimum amount of carbonhydrate for the treatment of arthritis. Journ. of the Americ. med. assoc. Vol. 78, Nr. 10. 1922.

IBRAHIM: Die chronische Arthritis im Kindesalter. Zeitschr. f. orthop. Chirurg. Bd. 34. 1914. ISAAC-KRIEGER, K. und G. NOAK: Zur Behandlung chronischer Gelenkerkrankungen mit Schwefel. Med. Klinik 1924. Nr. 45. ISRAEL: Beiderseitige Steinniere und Spondylarthritis ankylopoetica. Zeitschr. f. Urol. Bd. 16, H. 7. 1922. JOE, ALEXANDER: Scarlatinal arthritis. Edinburgh med. journ. Vol. 91. 1924.

KAHLMETER, GUNAR: Das weiße Blutbild bei akuter und chronischer Arthritis. Hygiea. Vol. 86, H. 14. 1924. — De l'anémie dans les polyarthritis aigues et chroniques. Acta med. scandinav. Supp. 1922. Nr. 3. KAHN: Anaerobia sporc-bearing bacteria of the human intestine in health and in certain diseases. Journ. of infect. dis. Vol. 35. 1924. KAUFTHEIL und SIMÓ: Über die spezifische Viscosität des Blutserums bei Gelenkerkrankungen. Wien. Arch. f. inn. Med. Bd. 11. 1925. KEESER: Zur Frage der Ätiologie der Polyarthritis rheumatica. Dtsch. med. Wochenschr. Jg. 49. 1923. KLASON: Hemophilia and hemophilic arthropathy. Acta radiol. Vol. 1, H. 1. 1921. KOCH, JOS.: Über experimentell erzeugte Gelenkerkrankungen und Deformitäten. Zeitschr. f. Hyg. u. Infektionskrankh. Bd. 72. 1912. KOLYLINSKA: 2 Fälle von Rheumatismus tuberculosus (PONCETsche Krankheit). Dissertat. Berlin 1912. KWASNIEWSKI und HENNIG: Experimentelle und klinische Untersuchungen über die Streptokokkeninfektion. I. Mitt. Ablauf der Sepsis und septischen Gelenkerkrankungen. Klin. Wochenschr. 1926. Nr. 39.

LANGE, FRITZ und EVERSBUSCH: Die Bedeutung der Muskelhärten für die allgemeine Praxis. Ein Beitrag zur Lehre vom chronischen Muskelrheumatismus. Münch. med. Wochenschrift. Jg. 68, Nr. 14. 1921. LAURIE: The intravenous therapy of rheumatoid arthritis. Med. journ. of Australia. Vol. 1, Nr. 12. 1923. LEDDERHOSE, GEORG: Die chronischen Gelenkerkrankungen mit Ausschluß der mykotischen und neuropathischen Formen. Ergebn. d. Chirurg. u. Orthop. Bd. 15. 1922. LEONTJEWK: Über Veränderungen der Knochen und

Gelenke bei Sklerodermie. Arch. f. klin. Chirurg. Bd. 128, H. 1/2. 1924. Lindemann, A.: Zur Frage der Stoffwechselerkrankungen: Kalkstoffwechseluntersuchungen bei chronisch-deformierenden Gelenkerkrankungen. Zeitschr. f. exp. Pathol. u. Therapie. Bd. 15, H. 3. 1914. Lindstedt: Zur Kenntnis der Ätiologie und Pathogenese der Lumbago- und ähnlichen Rückenschmerzen. Acta med. scandinav. Vol. 55, H. 3. 1921; Vol. 21, p. 235. A contribution to our knowledge of the pathogenesis of lumbago. Acta med. scandinav. Suppl. 3. 1922. Loeper: Rheumatisme chronique et oxalémie. Prog. méd. 1912. Nr. 40. Lorenz: Nothnagels Handbuch d. spez. Pathologie u. Therapie. Bd. 11, S. 3. Lotsch, Fritz: Über Chondromatose der Gelenkkapsel. Dtsch. med. Wochenschr. Jg. 46, Nr. 20. 1920. Luff: The diagnosis and treatment of rheumatoid arthritis and other forms of infective arthritis. Practitioner. Vol. 88. 1912. Lyon, Vincent: Discussion of the treatment of a case of chronic arthritis with lambliasis by duodenal biliary drainage. Med. clin. of North America, Philadelphia. Vol. 4, Nr. 4. 1921.

Melchior und Wolff: Zur Diagnostik von Gelenkerkrankungen vermittels Messung der lokalen Hauttemperatur. Münch. med. Wochenschr. 1912. Nr. 59. Menzer: Rheumatismus und Tuberkulose. Berlin. klin. Wochenschr. Jg. 50. 1913. Meyer-Bisch: Über die Behandlung chronisch deformierender Gelenkerkrankungen mit Schwefel. Münch. med. Wochenschr. Jg. 68, Nr. 17. 1921. Meyer-Bisch und Heubner: Über den Einfluß von Schwefelinjektionen auf den Gelenkknorpel. Biochem. Zeitschr. Bd. 122, H. 1/4. 1921. Meyer-Bisch, Robert: Über die Behandlung chronisch deformierender Gelenkerkrankungen mit Schwefel. Klin. Wochenschr. Jg. 1, Nr. 12. 1922. Meyer, Erich und Meyer-Bisch: Erfahrungen mit einem neuen Schwefelpräparat (Sufragol Heiyden). Klin. Wochenschrift. Jg. 2, Nr. 49. 1923. Michels, G.: Ein Fall von tuberkulösem Gelenkrheumatismus (Poncet). Teitschr. f. Zuberkul. Bd. 33, H. 5. 1921. Miller und Smith: An investigation of gastrio function in chronic arthritis and fibrositis. Quart. journ. of med. Vol. 20. 1927. Müller, A.: Über myogene Schmerzen und Versteifungen der Schulter. Münch. med. Wochenschr. Jg. 71, Nr. 28, S. 936—938. 1924. — Der muskuläre Kreuzschmerz. Zeitschr. f. klin. Med. Bd. 102. 1925. — Zeitschr. f. klin. Med. Bd. 74. H. 1/2. Müller, Friedrich: Differenzierung der unter der Bezeichnung chronischer Arthritis zusammengefaßten Krankheiten. 17. internat. Congr. of med. London 1913.

Neumann, Rudolf und Edith Landé: Zur Ätiologie und Genese der sog. „endokrinen" Arthritis. Zeitschr. f. klin. Med. Bd. 100, H. 1/4. Nobl und Remenovsky: Die Arthropathia psoriatica im Röntgenbild. Fortschr. a. d. Geb. d. Röntgenstr. Bd. 34. 1926.

Paul: Das Wesen der Hautimpfung und ihre Bedeutung für die Bekämpfung des chronischen Rheumatismus als Volkskrankheit. Wien. med. Wochenschr. 1927. Nr. 14. Payr: Therapie der primären und sekundären Arthritis deformans. Konstitutionspathologie der Gelenke. Bruns Beitr. z. klin. Chirurg. Bd. 136. 1926. Peiper, Herbert: Zum Rheumatismus tuberculosus (Poncet), zugleich ein Beitrag zur ossalen Entstehungsform der Arthritis deformans. Perthes, Georg: Über Entwicklung und Endausgänge der Osteochondritis deformans des Hüftgelenkes (Calvé-Legg-Perthes), sowie über das Verhältnis der Taubheit zur Arthritis deformans. Bruns Beitr. z. klin. Chirurg. Bd. 127, Nr. 3. 1922. Pemberton, Ralph etc.: Studies in arthrites: the blood gases and blood flow. Journ. of metabolic research. Vol. 2, Nr. 3. 1922. — The nature of arthritis and rheumatoid conditions. Journ. of the Americ. med. assoc. Vol. 75, Nr. 26. 1920. — Studies on arthritis in the army based on four hundreet cases. Arch. of internal med. Vol. 25. 1920. Pitzen: Die Differentialdiagnose zwischen der beginnenden tuberkulösen Spondylitis und den chronischen Rheumatismus der Rückenmuskeln. Münch. med. Wochenschr. Jg. 69, Nr. 23. 1922. Plate: Erich: Einiges über chronische Gelenkerkrankungen und deren Behandlung. Münch. med. Wochenschr. Jg. 69. 1922. Popper: Chronischer tuberkulöser Gelenkrheumatismus. Wien. med. Wochenschr. 1912. Nr. 62. Polgar, Franz: Über Arthritis deformans im Bereiche der Lungenspitzen. Fortschr. a. d. Geb. d. Röntgenstr. Bd. 32, H. 3/4. 1924. Pommer: Die funktionelle Theorie der Arthritis deformans vor dem Forum des Tierversuchs und der pathologischen Anatomie. Arch. f. orthop. u. Unfallchirurg. Bd. 17. 1920. — Über die mikroskopischen Kennzeichen und die Entstehungsbedingungen der Arthritis deformans (nebst neuen Beiträgen zur Kenntnis der Knorpelknötchen). Virchows Arch. f. pathol. Anat. u. Physiol. Bd. 263. 1927. Poncet, Antonin: Ätiologische Formen der chronischen Gelenkentzündungen. Tuberkulöser Rheumatismus und seine Behandlung. Verhandl. d. dtsch. orthop. Ges. 12. Kongr. Berlin 1913. Pribram: Nothnagels Handbuch d. spez. Pathologie u. Therapie. Bd. 7, 2. Wien 1903. Pringle, Ken and Miller: Glucose tolerance in chronic arthritis and allied conditions. Lancet. Vol. 204. 1923. Proebster: Bemerkungen zum chronischen Gelenkrheumatismus an Hand einiger Fälle von rheumatischer Erkrankung der kleinen Wirbelgelenke. Arch. f. orthop. u. Unfallchirurg. Bd. 21, H. 3. 1923. Pulawski: Ein Fall von periodischer Gelenkschwellung (Hydrops articulosum intermittens.) Wien. klin. Wochenschr. Jg. 27, Nr. 15. 1914.

Quinke: Dtsch. med. Wochenschr. 1907. Nr. 33.

RHONHEIMER, ERNST: Die chronischen Gelenkerkrankungen des Kindesalters. Mit besonderer Berücksichtigung der Differentialdiagnose. Ergebn. d. inn. Med. u. Kinderheilkunde. Bd. 18. 1920. ROSENOW: Etiology of arthritis deformans. Journ. of the Americ. med. assoc. Vol. 62. 1914. — The etiology of acute rheumatisme, articular and muscular. Journ. of infect. dis. Vol. 14. 1914. — Focal infection and electiv localisation in the etiology of myositis. Arch. of internal med. Vol. 28. 1921. ROTHSCHILD: Experimental arthritis in the rabbit, produced with streptococcus mitis. Journ. of exp. med. Vol. 19. 1914.

SAUPE: Über einen Fall multipler chronischer Gelenkerkrankung im Kindesalter. Med. Klinik. Jg. 17, Nr. 10. 1921. SCHADE, H.: Untersuchungen in der Erkältungsfrage. III. Über den Rheumatismus, insbesondere den Muskelrheumatismus (Myogelose). Münch. med. Wochenschr. Jg. 68, Nr. 4. 1921. SCHLESINGER, HERMANN: Die Erkennung chronischer spätsyphilitischer Gelenkserkrankungen (Arthrolues tardica) in ihrer praktischen Bedeutung. Wien. klin. Wochenschr. 1925. Nr. 6. (Berlin: Jul. Springer, Monographie.) SCHLOSS: Experimental streptococcic arthritis in monkeys. Journ. of med. res. Vol. 29. 1913. SCHITTENHELM und SCHLECHT: Polyarthritis enterica. Dtsch. Arch. f. klin. Med. Bd. 126. SCHMIDT, A.: Der Muskelrheumatismus. Bonn 1918. — Noch einmal das Problem des Muskelrheumatismus. Med. Klinik. Jg. 10, Nr. 16. 1914. SCHMIDT, R.: Zur Klinik der Gelenkerkrankungen. Med. Klinik 1912. Nr. 8. SCHULTE, W.: Über Ätiologie und Diagnose der Arthritis deformans des Ellenbogengelenks. Dtsch. Zeitschr. f. Chirurg. Bd. 170, H. 5/6. 1922. SCHULTZE, FRIEDR.: Über rheumatischen Lumbago. Münch. med. Wochenschr. 1920. Nr. 39. — Münch. med. Wochenschr. 1920. Nr. 30. SIMÒ, ALBERT: Die Blutsenkungsgeschwindigkeit bei Gelenkrheumatismus. Wien. klin. Wochenschrift. Jg. 35. 1922. SPIRO, PAUL und F. PFANNER: Über konstitutionelle Eosinophilie bei chronischen Arthritiden. Klin. Wochenschr. Jg. 3, Nr. 50. 1924. STAECKERT: Dtsch. med. Wochenschr. 1920. Nr. 7. STRAUP, W.: Ein Fall von primär chronischem Gelenkrheumatismus mit allgemeiner Lymphdrüsenschwellung (PONCET). Mitt. d. Ges. f. inn. Med. u. Kinderheilk. in Wien. Jg. 13, Nr. 4. 1914. — Über Periostitis und Arthritis typhosa. Berlin. klin. Wochenschr. Jg. 58, Nr. 49. 1921. STRAUSS: Veröffentlich. d. dtsch. Ges. f. Rheumabekämpfung. Berlin: Schoetz 1927. STRÖM, O.: A case of arthropathia psoriatica. Acta radiol. Vol. 1, H. 1. 1921. SUTTER: Relation of intestinal toxemia to chronic arthritis. New York med. journ. a. med. record. Vol. 95. 1912. SWIFT, HOMER: Influence of sodium salicylate upon the arthritis of rabbits inoculated with non hemolytic streptococci. Journ. of exp. med. Vol. 37. 1923. SYNWOLDT: Münch. med. Wochenschr. 1920. Nr. 4.

TANBERG, ANDREAS: Tonsillenaffektionen und chronische Gelenkkrankheiten. Acta oto-laryngol. Vol. 7, H. 2. 1925. TAYLOR: Roentgen gastrointestinal studies of patients with chronic deforming arthritis. Americ. journ. of roentgenol. Vol. 16, Nr. 6. TEISSIER: Jurnal l'Expérience 1838. TICHY: Zwei Fälle von Arthritis chronicas deformans juvenilis mit ausgeprägter Knochenatrophie. Bruns Beitr. z. klin. Chirurg. Bd. 121, H. 2. 1921. TURNBULL, JOHN: The relation of anaphylactic disturbances to arthritis. Journ. of the Americ. med. assoc. Vol. 82, Nr. 22. 1924.

UMBER: Die endokrine Periarthritis. Dtsch. med. Wochenschr. 1926. Nr. 39.

VALLEIX: Bull. soc. méd. hôp. 1851. VIRCHOW: Virchows Arch. f. pathol. Anat. u. Physiol. Bd. 4. VATERNAHM: Weitere Erfahrungen bei der Behandlung von Arthritiden mit hohen Dosen von Radiumanomalien. Med. Klinik. Jg. 18. 1922.

WEICHART W.: Unspezifische Immunität. Fortschr. d. Med. 1926. Nr. 27. WEIL, MATHIAU-PIERRE et GUILLAUMIN: L'hypercalcémie du rheumatisme chronique. Cpt. rend. des séances de la soc. de biol. Tome 88, Nr. 11. 1923. WEINTRAUD: Über die Pathogenese des akuten Gelenkrheumatismus. Berlin. klin. Wochenschr. Jg. 50, Nr. 30. 1913.

ZAGELOW, HERTHA: Zur Entstehung der Polyarthritis rheumatica nach Traumen. Dtsch. med. Wochenschr. Jg. 50, Nr. 25. 1924. ZIMMER, ARNOLD: Schwellenreiztherapie der chronischen Gelenkerkrankungen. Berlin. klin. Wochenschr. Jg. 58. 1922. Veröffentlichung d. dtsch. Ges. f. Rheumabekämpfung. H. 1. 1927. ZOLLINGER, F.: Röntgenbefunde bei Lumbago. Arch. f. orthop. u. Unfall-Chirurg. Bd. 23, H. 2, S. 250—256. 1924. ZWEIG, HEDWIG: Über den Rheumatismus nodosus. Monatsschr. f. Kinderheilk. Bd. 29, H. 2. 1924.

Sachverzeichnis.

Ab-Adduktion 170.
Ablagerungen in Gelenken 65.
— Schleimhäuten 65.
— Sehnenscheiden 65.
Abmagerung 145.
Actinium 105.
Adenase 50, 53.
Adenin 44, 50.
Adenylsäure 45.
Adnexerkrankungen 151.
Adrenalin 66.
Ätiologie der chronischen Gelenkerkrankungen 148.
— endokrine 173.
— gonorrhoische 172.
— luetische 172.
— tuberkulöse 172.
Aggravation des Muskelrheumatismus 125.
Akrotherme, radioaktive 113.
Aktivator 110.
Aktivität 112..
Albumen 37.
Albuminurie 30.
Alkalisierung 43.
Alkaptonurie 100, 156.
Alkoholabusus 10, 80.
Alkylierung 41.
Allantoin 49, 50, 85.
Allantoinausscheidung 67.
— durch Gifte 68.
Allergene 87, 88, 90, 135.
— bei Gelenkrheumatismus 156.
— in alkoholischen Getränken 89.
Allergie 87.
— Gichtkranken 89.
Allergische Erkrankungen 92.
— — Heufieber 92.
— — angioneuritisches Ödem 92.
— — Bronchialasthma 92.
— — Dermatosen 92.
— — Ekzeme 92.
— — Epilepsie 92.
— — Gelenkrheumatismus 92.
— — Heufieber 92.
— — intermittierende Gelenkschwellung 92.
— — Migräne 92.

Allergische Erkrankungen,
— — Muskelrheumatismus 92.
— — QUINCKEsches Ödem 92.
— — Urticaria 92.
— Krankheiten 87, 89, 92, 93.
— Reaktion und Gichtanfall 87 ff., 90.
Allergischer Zustand 98.
Alterssklerose 35.
Altertum 77.
Ameisensäure 174.
Aminopurine 48.
Amphibien 44.
Anämie, sekundäre 146.
Anaphylaxie 176.
— Besonderheiten im klinischen Bild und Ablauf bei akutem Anfall 6.
Angina 152.
Ankylose 167.
Ankylosen, bindegewebig 23.
— knöchern 23.
Ankylosierung 142.
Ausschwemmungsstadium, postkritisches 92.
Antimon 174.
antiseptisch 173.
Aortensklerose 35.
Apoplexie 29, 38.
Appendixeiterung 151.
Argenin 46.
Arsen 174.
Arteriosklerose 29, 34, 55.
Arthritis alcaptonurica 156.
— anaphylaktische Diathese 157.
— ankylopoetica 169.
— deformans 25, 137, 140, 141, 142, 149, 167, 168.
— deformierende 141.
— — des Ellenbogengelenkes 158.
— — genuin, Ätiologie 158.
— — Knorpelnekrosen 158.
— — und statische Ursache 158.
— endogen-endokrine 152.
— gonorrhoica 97.
— und Psoriasis 156.
— und Zentralnervensystem 157.

Arthritismus 81, 82, 92.
Arthritis 1, 137, 165.
— urica 3, 147.
Arthrose 137.
Articulatio sacro-iliaca 130, 131.
Asthma 11.
— bronchiale 81, 135.
Atheromatose 29, 34.
Atherome 94.
Atochinol 98.
Atophan 90, 97, 135.
Atrophie 169.
— des Knochens 141.
Atrophien der Muskeln 144.
Atypische Gicht 77, 163.

Bäder, emanationshaltige 113.
Baden-Baden 109.
Bad Kreuznach 110.
— Landeck 111.
— Münster a. St. 112.
Badekur 108.
Badezellen 112.
Bakterien 48.
Bandscheiben 140.
BECKsche Krankheit 154.
Begleiterscheinungen 11.
Behandlung 171.
Bewegungsabweichungen bei Muskelrheumatismus 125.
Bindegewebsproduktion 141.
Bindegewebswucherung 140, 144.
Bindehautkatarrhe 39.
Bleigicht 80.
Bleiniere 66, 80.
Bleivergiftung 10, 31, 80.
— und Uratablagerungen 31.
Blut, uricolytische Fähigkeit des 51.
Blutdruck 30.
Blutdrüsen 77.
Blutdrucksteigerung 37.
Blutfarbstoff 146.
Blutgefäßsklerose 147.
Blutharnsäurebestimmung 93.
Blutharnsäurekurve 70, 72.
Blutharnsäurespiegel bei
— Exostosen 55.
— Gelenkknirschen 55.
— Glomerulose, akute 55.

Blutharnsäurespiegel bei
— Lumbago 55.
— luetischer Nephrose 55.
— Myalgie 55.
— Nephritis chronica 55.
— Nephrose 55.
— Nephrosklerose 55.
— Neuralgie 55.
— Tabes 55.
Blutharnsäurevermehrung 10.
Blutharnsäurewerte 65, 69, 93.
Blutmorphologie, Störungen 36.
Blutveränderungen 146.
Bodenkörper 43.
Bradytrophie 82.
Brambach 107, 109.
Bursitis 132.
Buttquelle 106.
Byzantinismus 1.

Calciumgehalt 39.
Calciumwirkung 67.
Capillargefäßerweiterung 174.
Capillargift 95.
Caput obstipum 124, 132.
Chinolincarbonsäurepräparate (Atophan u. a.) 90.
Chiragra 1.
Chirurgische Therapie 179.
Cholecystitis 9.
Cholesterinablagerung 94.
Cholesterinämie 39.
Cleisagra 1.
Colchicum 90.
Colorimeter nach Dubosque 57.
Contracturen 167, 179.
Corticalis 141.
Cysten 141.
Cystenbildung 28.

Darmbakterien 48, 63.
Deformität 170.
Deformitäten 9.
Depressionen 171.
Depressionsstadium, prä-kritisches 92.
Dermatosen 81.
Desensibilisierung 89.
Deviation 145.
Diabetes 81, 93.
Dialyse 42.
Diarrhöen nach Colchicin 95.
Diarthrose 138.
Diät und Gicht 88.
Diathese, gichtische 9.
— harnsaure 82.
Digestionsapparat bei Gicht 36.
Dissoziationskonstante 41, 42.
Drüsen, endokrine 147.
Dupuytrensche Contractur 39.

Durchfälle 11.
Dyalisiermethode der Blutharnsäurebestimmung nach Gudzent 56.

Eau medicinal de Husson 96.
Einatmungskammern 113.
Einreibemittel 175.
Eiterherde 173.
Eiweiß im Harn 12.
Eiweißkörper 174.
Eiweißstoffwechsel 39.
Ekzem 39.
Elektrolytkolloide 43.
Emanation 105.
Emanationsbäder 111.
Emanationsdosis 114.
Emanationsluft 111.
Emanationsräume 111.
Endokarditis 32, 147.
England 78.
Entzündung 142.
— akute gichtische 12.
— des Gelenks 93.
Eosinophile Zellen 12.
Eosinophilie 147.
— und akuter Gichtanfall 90.
Epiguanin 53.
Epilepsie 2.
Epiphysen 141, 171.
Episkleritis 147.
Erblichkeit 79.
Erguß 142.
Erkältung und Lumbago 131.
Ernährung 178.
Ernährungstherapie der Gicht, 88.
Erreger, spezifische 150.
Erysipel 148.
Erythem 175.
Enolisierung 41.
Exantheme, akute 148.
Exostosen 141, 168, 170.
Exsudat 105, 142.
Exsudation, akute 143.
Exsudationen, rheumatische 127.
Extrasystolie 37.

Fascien, Veränderungen bei Gicht 36.
Fettleibigkeit und Gicht 82.
Fettsucht 81, 93.
Ferment, urocytolytisches 85.
Fermente 49, 67.
Fermentanomalie 71.
Fieber 11.
Fibrinflöckchen 142.
Fleischgenuß 80.
Flexion 170.
Frauen 79.
Funktion der Gichtgelenke 25.
Funktionsbehinderung 167.

Galea aponeurotica 132.
Gallenblasenentzündung 38.
Gallenkolik 9.
Ganglien 94.
Gärung 48.
Gasstoffwechsel bei Injektionsversuchen mit Harnsäurevorstufen 52.
Gastein 109.
Gastritis anazida 63.
Gefäßerkrankungen 31.
Gefäßsklerose 35.
Geheimmittel 96.
Gehirngicht 8.
Gele 135.
Gelenke 25.
Gelenkentzündung 1.
Gelenkerguß 94.
— durch Uratbreie 14.
Gelenkerkrankung 107, 141.
Gelenkgicht, primäre Eppstein 3.
Gelenkkapsel 169.
Gelenkknorpel 86, 138, 139.
Gelenkkörper 142.
Gelenkmaus 140.
Gelenkmembran 12.
Gelenkneuralgie 163.
Gelenkrheumatismus 97.
— akuter, 93, 142.
— chronischer 136.
— sekundärer chronischer 137, 161.
Gelenkrheuma
— Alter 164.
— Anamnese 160.
— und Dauerreize 157.
— Einteilung 161 u. f.
— — nach Umber 159.
— und endogene Fettsucht 153.
— und Gefäßsklerose 157.
Gelenkversteifungen 161.
— und Hämophilie 157.
— Heilung 160.
— Heredität 159.
— und Infantilismus 153.
— und innere Organe 160.
— Impfungsdiagnostik 161.
— und innersekretorische Störung 153.
— im Klimakterium 153.
— konstitutionelle Ätiologie 158.
— und Ovarialdysfunktion 153.
— und Parasiten 160.
— physikalische Ätiologie 158.
— Röntgendiagnostik 161.
— Prognose 160, 164, 165.
— und Sepsis 160.
— statische Belastung 157.
— und Thyreotoxikose 153.
— Trauma 157.
— trophisches cerebrales Zentrum 157.

Gelenkspalt 170.
Gelenktuberkulose 149.
Georgenquelle 111.
Geschlecht 78/79.
Gewebstemperatur 146.
Ghida 2.
Gicht 2, 141, 170.
— atypische 165.
— — (GOLDSCHEIDER) 4.
— irreguläre (CULLEN) 3.
— leukämische (BRUGSCH-
    SCHITTENHEIM) 4.
— polyartikuläre Form 6.
— reguläre (CULLEN) 3.
— zurücktretende (SCUDA-
    MORE) 3.
— Bewegungstherapie 102.
— Fleischdiät 100.
— geographische Verbreitung
    77.
— Heilbad und Kontraindika-
    tion 104.
— Heilbädertherapie 103.
— Massage 102.
— Mäßigkeit 102.
— Pathogenese 75.
— Prophylaxe durch ausge-
    wählte Kost 100.
— Radiumtherapie 103.
— Therapie 99 u. f.
— der Herzbeschwerden 104.
— des Kopfschmerzes 104.
— der Leberschwellung 104.
— des Schwindels 104.
— vegetarische Diät 100.
Gichtallergene 101.
Gichtanfall 83, 86, 93.
Gichtanfall 1, 2, 83, 86, 93.
— akuter 9.
— durch Alkoholgetränke
    101.
— und Allergie 101.
— Therapie 99.
— nach Überanstrengung 103.
Gichtanfälle:
— bei Magendarmstörungen
    89.
— okulare 7.
Gichtanfälle nach Genuß von:
— Alkohol 88.
— Fleisch 88.
— Mehlspeisen 98.
— Milch 98.
— Milchkur 88.
— purinreicher Kost 88.
— Tomaten 88.
— vegetar. Diät 88.
Gichtbrüchig 1.
Gichtforschung 2.
Gichtfuß 25.
Gichtgelenke 25.
Gichtgift 92.
Gichthand 25.
Gichtknoten 1, 40.
Gichtniere 3, 66, 92.
Gichtnoxe 11.

Gichtschmerz 5.
Gliederreißen 2.
Glykokoll 50.
Gonagra 1.
Gonokokkus 150.
Gonokokkeninfektion 148.
Gonorrhöe 142.
Greisenalter 79.
Grippe 132.
Grundgelenk:
— der großen Zehe 7.
— andere Gelenke 7.
Grundumsatz 39, 145.
Grubenwässer 109.
Guanin 44, 50.
Guanose 50.
Guanylsäure 45.
— spezifisch dynamische Wir-
    kung 52.
Gutta 1.
Gymnastik 178.

Haltungsabweichungen bei
    Muskelrheumatismus 125.
Harnmenge 12.
Harnsaures Natrium 4, 12.
Harnsäure 2, 9, 12, 40, 87.
— Ablagerung 73.
— und Abführmittel 66.
— bei Anurie 65.
— und Atophan 66.
— Ausschwemmung durch
    Bäder 104.
— — nach dem Gichtanfall
    73.
— bei Bleigicht 65.
— in Blut und Gewebe 75.
— und Blutdrüsenerkrankung
    68.
— und Calcium 66.
— δ-Ribose 57.
— als Endprodukt 64.
— in Ergüssen 62.
— exogene endogene 47.
— in Exsudaten 62.
— Fadenexperiment 2.
— in Galle 62.
— gesamte 47.
— in Gewebe 62.
— Gewebshaftung 73, 74.
— im Gichtanfall 73.
— Haftungsbestreben der 69.
— intermediäre 49.
— und Jod 66.
— in Leber 73.
— Menge der 73.
— in Ödemen 73.
— und Radium 66.
— und Röntgenstrahlen 66.
— im Schweiß 63.
— im Speichel 62.
— in Transsudaten 62.
— und Zuckerausscheidung
    68.
Harnsäureanhäufung 85.

Harnsäureausscheidung 64, 86.
— — verschleppte 72.
Harnsäureausscheidungsreize
    68.
Harnsäureausscheidungswerte
    63.
Harnsäurebestimmung 61.
Harnsäurebildung 64.
— endogene 97.
Harnsäureblutwerte 61.
Harnsäuregehalt im Blute 37.
— des Knorpels 60.
— von Organen 58, 59, 60.
Harnsäurehaftung 85.
— bei allergischen Erkran-
    kungen 74.
Harnsäurehaushalt 82.
Harnsäureinfarkte 85.
Harnsäurelöslichkeit 86.
Harnsäuremobilisierung 97.
Harnsäuremuskelwerte 61.
Harnsäureretention 68.
Harnsäuresalze, primäre, se-
    kundäre 42.
Harnsäuresättigungsgrenze 84.
Harnsäurespiegel im Blut 5.
Harnsäurestapelung im Ge-
    webe 90.
Harnsäuresteine 85.
Harnsäurestich 68.
Harnsäurestoffwechsel 82, 84,
    95.
— und Lithium 104.
Harnsäurevorstufengehalt im
    Gewebe 60.
Harnsäurewerte in Geweben
    84.
— bei Leukämie 84.
— bei Nierenerkrankungen
    84.
Harnsäurezerstörung 64, 97.
— im Darm 101.
Harnstickstoff 69.
Haut 144.
Hautquecksilberthermometer
    146.
Hautreiz 105.
Hauttemperatur 146.
Hautveränderungen 36.
— über Uratherden 15.
Heberdensche Knoten 94, 129,
    137, 159, 170.
Hefezellen 44.
Heilentzündung 174.
Heilquellen 105.
Hermodactylus 96.
Herpes zoster 129.
Herpetismus 81.
Herzdegeneration 29.
— fettige 32.
Herzdilatation 32.
Herzerkrankungen 29.
Herzerweiterung 29.
Herzgicht 9, 29.
Herzhypertrophie 32.
Herzinsuffizienz 31, 38.

Herzruptur 29.
Herzschwielen 32.
Heteroxanthin 53.
Heufieber 135.
Heuschnupfen 39.
Hexenschuß 2, 124, 131, 134.
Hyperalgesie der Nerven 134.
Histidin 46.
Homöopathie 2.
Huhnversuch 61.
Humor 1.
Hydrops articulorum intermittens 142, 148.
Hypercholesterinämie bei Gicht 14.
Hyperleukocytose 146.
Hyperurikämie 5, 10, 14, 64.
— ohne Gicht 55.
— Schrumpfniere 56.
Hypertonie 30.
Hypoxanthin 53.

Idiosynkrasien 87.
Ikterus, hämolytischer 83.
Immunität der Gichtkranken 89.
Inaktivität 141, 144.
Infekt, akuter 148, 173.
Infektarthritis 138, 152, 155.
Infektherde 172.
Infektionsherd 151.
Infektionskrankheiten 97, 132.
Infection purulente 123.
Infiltrate, rheumatische 127.
Inhalation 107.
Inkrete 77.
Innere Organe 147.
Inosinsäure 45.
Insertionsknötchen 127, 144.
Insuffizienzerscheinungen des Herzens 12.
Insulin 77.
Intercostalneuralgie 132.
Iridocyclitis 147.
Iriphan 98.
Iritis 147.
Ischiagra 1.
Ischias 2, 9, 81, 131.

Joachimsthal 109.
Jod 174.
Jugendliches Alter bei Gicht 36.

Kachexie 145.
Kalkretention 145.
Kalkschalen 140.
Kältehämoglobinurie 135.
Kälteschaden 134.
Kapselbänder 138.
Karageen 126.
Kernmauserung 47.
Kernzerfall 68.

Kinder 79.
Knirschen 169.
Knochen 141.
Knochenbrücken 141.
Knochenlamellen, subchondrale 141.
Knochentumoren 131.
Knorpel und Urate 17.
Knorpelabsprengung 139.
Knorpeldefekte 141.
Knorpedegeneration 137.
Knorpelfissuren 140.
Knorpel, hyaliner 138.
Knorpelkalkablagerung 140.
Knorpelknochen 141.
Knorpelnekrosen 140.
— durch Entzündung 158.
— durch Trauma 158.
Knorpelschleiffurchen 140.
Knorpelusur 149.
Knorpelzerstörung durch Urate 14.
Kochsalzgehalt des Knorpels 86.
Kohlenhydrattoleranz 145, 146.
Kolloid 42.
Konstitution 25.
Konstitutionsanomalie 147.
Kopfgicht 8.
Körperhaltung bei Muskelrheumatismus 125.
Kryptenexsudat 152.
Kupferrohr 112.
Kyphose 140, 165, 168.

Lamblia intestinalis 152.
Lebensalter 78, 161.
Lebensdauer bei Gicht 34.
Leber 12.
Lebercirrhose 62.
Leberschwellung 38.
Leukämie 10, 32, 83, 66, 94.
— Uratablagerungen 31.
Leukocytenzahl 147.
Leukocytose 12, 175.
Linksverschiebung 12, 146.
Lipoma arborescens 142.
Liqueur de Laville 97.
Lithämie 81.
Lochdefekte 23, 28, 170.
Löslichkeitswert 43.
Lösungskoeffizient 108.
Lues 31, 132, 142.
Luftreinigungskreislauf 111.
Lumbago 11, 124, 129, 132.
— und Trauma 131.
Lungengicht 9.
Lymphocytose 147.

Magen-Darmstörungen 38.
Magensaft 48.
Malum coxae senile 129, 140, 169.

Mandelgrubeninfektion 151.
Markräume subchondrale 141.
Marktophi 21.
Massage 178.
Massenwirkungsgesetz 42.
Mauserung 47.
Meningitis cerebrospinalis 132.
Meningokokkeninfektion 148.
Methodik der Blutharnsäurebestimmung 56.
1-Methylxanthin 53.
Micrococcus mucosus 150.
— rheumaticus 150.
Migräne 17, 81, 129.
Milchsäurevermehrung 146.
Milzschwellung 147.
Mineralstoffwechsel 39, 146.
Mineralwasser 68.
Mirion 175.
Modellierung 179.
Molekulardispers. 43.
Monarthritis gonorrhoica 93.
Monoarthritis deformans 137.
Mononatriumurat 21, 24, 42, 52, 69, 90, 92.
— und Löslichkeit 84.
Moor 108.
Murexidprobe 94.
Muskeln 144.
Muskelatrophie 167.
Muskelhärte 134.
Muskelhärten bei Muskelrheumatismus 126.
Muskelknoten bei Muskelrheumatismus 126.
Muskelcontractur 144, 145.
Muskelrheumatismus 123ff., 132, 133.
— und Abkühlung 132.
— und Bewegung 132.
— chronischer 129.
— Differentialdiagnose 127.
— und Eosinophilie 135.
— und Kälteeinwirkung 132.
— und LANGEsche Lösung 136.
— und Massage 136.
— pyknischer Habitus 132.
— und Radiumbestrahlung 135.
— und Röntgenbestrahlung 135.
— und Temperaturdifferenz 132.
— und Therapie 135.
— und Wärme 136.
Muskelschwiele 128.
Muskelspannung 134.
Myalgia abdominalis 132.
— capitis 132.
— cervicalis 132.
— deltoidos 132.
— intercostalis 132.
— pectoralis 132.
— scapularis 132.
Myalgie 81, 97, 123, 124, 134.

Myelose, aleukämische 83.
Myogelose 135.
Myokarditis 32, 147.

Nackenschmerz 167.
Nephritis, chronische 66.
Nephrosklerose 66.
Nervenpunkte (CORNELIUS) 127.
Nervenscheide 167.
Nervensystem:
— Störungen 36.
— sympathisches 68.
Neuralgie 81, 97, 134.
Neuralgien 9, 11.
Neutrophilie 147.
Nierenerkrankung 32.
— chronische 93.
— gichtische 37.
Nierenfunktionsanomalien bei anderen Krankheiten 91. (schwere Nierenerkrankungen, glomeruläre und pyelonephritische Schrumpfnieren, tubulären Nephropathien nach Vergiftungen [Oxalsäure, Salvarsan], bei senilerInvolution,sub finem vitae, Hydrops, Bleikolik).
Niere:
— Funktionsschwäche bei Gicht 91.
— und Gicht 91.
Nierengefäßerkrankung 35.
Nierengefäßsklerose 35.
Nierengicht 28, 31.
— primäre (EPPSTEIN) 3.
— (BRUGSCH-SCHITTENHELM) 4.
Niereninsuffizienz 31.
Nierenkolik 9.
Nierenreizung 67.
Nierenschädigung 147.
Nierensklerose 92.
Noduli rheumatici 144.
Novatophan 98.
Novocain 179.
Nuclease 49.
Nucleinsäure 44.
Nucleinsäuren 49.
Nucleinstoffwechsel 64.
Nucleoisid 46.
Nucleoiside 48.
Nucleoproteide 44, 66.

Oberschlemma 107, 112.
Occipitalneuralgie 132.
Ochronose 140, 156.
Omagra 1.
Organe, viscerale 38.
Orthopädische Therapie 179.
Osteoarthritis deformans 156.
Osteoarthropathia deformans 138.
Osteomyelitis 148.
Osteophytäre Wucherung 170.

Osteophyten 141.
Osteosklerose 83.
Oxalämie 146.
Oxypurine 48.
Ozonisierungsapparat 111.

Packungen 108.
Palpationsbefund bei Muskelrheumatismus 126.
Parasiten, tierische 152.
Paratyphus 148.
Parästhesien 165, 167.
Paraxanthin 53.
Paresen 165.
Parotitis urica 8.
Paroxysmale Tachykardie 37.
Pechyagra 1.
Periarthritis destruens 138, 155.
Perichondrium 138.
Perikarditis 9.
Periost 141.
Periostitis fibrosa 141.
— ossifizierende 170.
Perlbäder 110.
Phagocytose 105.
Phenolcampher 179.
Phosphorsäure 45, 69.
Phthise 145.
Phthisis 35.
Pia 165, 168.
Piperazin 69.
Pleuritis 9, 132.
Pneumonie 66.
Pneumoinfektion 148.
Podagra 1.
Polyarthritis 150.
— chronica 11, 25.
— — primäre 161.
— — progressiva 137.
— — sicca et exsudat. 161.
Polynucleotide 45.
Porphyr 110.
Präsklerose 81.
Prodromalerscheinungen des Muskelrheumatismus 128.
Proteinkörpertherapie 174.
Protoplasmaaktivierung 174.
Psoriatische Erkrankungen 145.
Puls 12.
Purin 40.
Purinbasen 49.
Purinbilanz 48.
Purindesamidase 49.
Purinhaushalt 62, 64, 97.
Purinkern 41.
Purinstoffwechsel 69, 85, 94, 106, 145.
— und Blutdrüsenprodukte 67.
— und Gifte 67.
— und innere Sekretion 67.
— und Parasympathicus 68.
— und Schilddrüse 68.
— und Stoffwechselgifte 68.

Pyelocystitiden 151.
Pyorrhoea alveolaris 151.
Pyrimidinbasen 45.

Quadratus lumbalis 131.
QUINKEsches Ödem 135, 148.

Rachenring, lymphatischer 151.
Rachisagra 1.
Radioaktive Bäder 110.
Radioaktivität 109, 113.
Radioelektrische Luftbäder 110.
Radiogenwasser 106.
Radiolpräparat 110.
Radiophan 98, 115, 136, 176.
Radiothor 110.
Radium 175.
Radium-Atophanlösung (Radiophan) 115.
Radiumbad Oberschlemma 112.
Radiumbadekur 114.
Radiumbäder 113.
Radiumbestrahlung 176.
Radiumbromid 114.
Radiumchlorid 114.
Radiumemanation 67, 105, 106, 113, 114, 176.
— Lösungskoeffizient imWasser 114.
Radiumemanatorium 113.
Radiuminhalation 113.
Radiuminjektion 114.
Radiumkompressen 114, 176.
Radiumtherapie, interne 136.
Radiumtrinkkur 114.
Randexostosen 23, 140.
Randwülste 141.
RAYNAUDsche Krankheit 145.
Reaktion 107.
Reizkörperinjektion 147.
Resektion 179.
Resorptionshöhlen 141.
Reststickstoff 37.
Rheumatismus 2, 117 ff.
— und Gicht 81.
— in Ländern mit starker Besonnung 123.
— nodosus 144, 161.
— und Statistik 122.
Rheumatoid 148.
Ribose 45.
Röntgenbild 141, 143.
— der Gelenke 25, 28.
— der Gewebe 28.
— der Knochen 26, 28.
Röntgendiagnostik des endokrinen Gelenkrheumas 156.
Röntgenologie und chron. Gelenkrheuma 161.
Röntgenstrahlen, Untersuchung mit 94.
Rotation 169.
Rotlauf 2.

Rötung 107.
Ruhr 142.

Sacrolumbalmuskulatur 130.
Salicylderivate in der Gicht-
    therapie 90.
Salicylsäure 135.
Säugling 47.
Sclerodermie 145.
Sclerose der Blutgefäße bei
    Gicht 92.
Sclerose der Körpergefäße 37.
Scharlach 142.
Schilddrüse, Hyperfunktion
    173.
Schlamm 108.
Schleimbeutel 142, 144.
Schmerz 107.
Schmerzen bei Lumbago 131.
SCHROTTsche Kur 178.
Schrumpfniere 31, 35.
Schwefeltherapie 175.
Schwellung 107.
Schwielen, rheumatische 127.
Schwitzen 145.
Sehnen 144.
Sehnenscheiden 144.
Sehnenverkürzung 144, 145.
Senkungsgeschwindigkeit 147.
Sensibilisierung 89.
Sepsis 150.
Seren 172.
Serumkrankheit 142, 172.
Sexualorgane 173.
Shock, anaphylaktischer 87.
Silberpräparate 172.
Simulation des Muskelrheu-
    matismus 125.
Sinnesorgane, Störungen 36.
Sinter 110.
Sodbrennen 11.
Solquellen 110.
Splanchnicusgefäße 95.
Spondylarthritis ankylo-
    poetica 131, 140, 167.
Spondylitis ankylopoetica 167.
— deformans 131, 167.
Spondylose rhizomilique 137.
Steinbildung 38, 81.
Stickstoffhaushalt 44.
Spina bifida 131.
STILLsche Krankheit 147.
Stoffwechselgicht, BRUGSCH-
    SCHITTENHELM 4.
Strahlung 108.
Strahlentherapie 175.
Streptokokken 150.
Stoffwechsel 93, 145.
Stütz-Gehapparate 179.
Subluxation 144, 145.
Synarthrose 138.
Synovia 138.
Synovialentzündung 137.
Synovialis 138, 142.
Synovialmembran 142, 179.
Synovialzotten 138.

Synovitis 146.
— exsudativa fibrinosa 141.
— sicca fibrinosa 143, 145.
Syphilis 148, 149.

Tartarus 1.
Temperatur der Quelle 108.
Temperaturen, subfebrile 152.
Tetanus 132.
Theorien der Gichtkrankheit:
— BRUGSCH-SCHITTENHELM
    19.
— GUDZENT 92.
— LICHTWITZ 91.
— THANNHAUSER 91.
Therapie 151.
Thorium-X 106, 115.
Thoriumemanation 115.
Thormineralien 105.
Thymus 173.
Thymonucleinsäure 46.
Todesursache:
— der Gichtiker 28.
— und Gicht 35.
Tonsillen 151.
Tonsillektomie 151.
Tophi 32, 42.
Tophus 1, 9, 12, 28, 84, 86.
— Analyse 13.
— Anatomie 16, 17.
— Bildung 4, 20, 21, 24, 82,
    83, 91, 92.
— — mesodermale 16.
— Diagnose 15.
— Erweichung 16.
— Fehldiagnose 16.
— Größe 15.
— Konsistenz 15.
— Riesenzellen 16, 20.
— Schwinden nach Heil-
    bädern 104.
— Sitz 15.
— Wachstum 20.
— Zerstörung 17.
Toxine 152.
Traubenzuckerinjektion 146.
Trigeminusneuralgie 132.
Trinkkur 107.
Triphosphornucleinsäure 46.
Trismus 132.
Trommelschlägelfinger 170.
Tuberkulose 132, 149.
Tuberkulinreaktion 149.
Tuberkulintherapie 172.
Tumor albus 7.
Typhus 148.

Überempfindlichkeit 87.
Ulceration 145.
Ulcus:
— duodeni 63.
— ventriculi 9.
Uran 105.
Uranerz 109.
Uranylacetat 60.
Uranylacetatwert 60.
Urämie 36, 62.

Uratablagerung 10, 12, 14, 15,
    16, 83, 84, 94, 140, 141.
— experimentelle 85.
— und Entzündung 85.
— und Nekrose 85.
Urate:
— Ablagerung 18.
— Entfernung aus dem Ge-
    webe 20.
— Experimentelle Entzün-
    dung durch 19.
— Gewöhnung an 20.
— Nekrose der Gewebe durch
    18, 19.
— und Gewebsreaktion 17.
Urathaftungsbestreben 72.
Uratherde 22.
Uratkonzentration 86.
Ureterenunterbindung 37.
Uricämie 54, 91, 93.
Uricolyse 49, 50, 52.
— intermediäre 49, 50.
Uricolytisches Ferment 49, 91.
Uricooxydase 67.
Urinharnsäure 71.
Urobilinogenausscheidung 12.

Vaccinetherapie 172.
Vascularisierung 141.
Vasomotorische Verände-
    rungen 147.
Veitstanz 2.
Verdauung 1.
Verdauungsapparat 12.
— Störungen des 11.
Verdauungsdrüsen 47.
Verdauungstätigkeit 105.
Verheben 128.
Verknöcherung 141.
Versteifung 170.
Verstopfung 11.
Viscosität 147.
Vögel 44.
Vorerscheinungen 11.

Wärme 105, 177.
Wassermannreaktion 149.
Wasserstoffionenkonzentra-
    tion 41.
Wassersucht 2.
Weingenuß 1.
Wirbelkörperexostose 170.
Wirbelsäuleankylose 140.
Wirbelsäulenversteifung 137,
    165.
Wirbeltuberkulose 131.

Xanthin 53, 45.
Xanthinoxydase 49.

Yatren 175.

Zähne 151.
Zehrkrankheit 145, 178.
Zellkernstoffwechsel 44.
Zipperlin 2.
Zirkulationsapparat 28.
Zwischenwirbelscheiben 167.